JASMIN & JOSEPHINE JEß

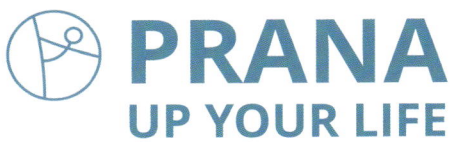 **PRANA** MIT **AYURVEDA** UND
UP YOUR LIFE **MINDFUL EATING** ZU MEHR
LEBENSENERGIE

L·E·O

IMPRESSUM PRANA UP YOUR LIFE

*Die in diesem Buch vorgestellten Informationen und Empfehlungen sind nach bestem Wissen und Gewissen geprüft.
Dennoch übernehmen die Autorinnen und der Verlag keinerlei Haftung für Schäden irgendwelcher Art,
die sich direkt oder indirekt aus dem Gebrauch der hier beschriebenen Methoden ergeben. Bitte nehmen Sie bei
ernsthaften Beschwerden immer professionelle Hilfe durch ärztliche Diagnose und Therapie in Anspruch.*

*Dieses Buch enthält Links zu externen Webseiten Dritter, auf deren Inhalte der LEO Verlag keinen Einfluss hat.
Deshalb können wir für diese fremden Inhalte auch keine Haftung übernehmen. Für die Inhalte der verlinkten Seiten
ist stets der jeweilige Anbieter oder Betreiber der Seiten verantwortlich. Die verlinkten Seiten wurden zum Zeitpunkt
der Verlinkung auf mögliche Rechtsverstöße überprüft, rechtswidrige Inhalte waren nicht erkennbar.
Bei Bekanntwerden von Rechtsverletzungen werden wir derartige Links umgehend entfernen.*

*In diesem Buch sind selbstverständlich immer beide Geschlechter angesprochen. Um den Lesefluss nicht zu stören,
wurde auf die explizite Nennung beider Formen durch »und«, »Schrägstrich« oder »Binnen-I« verzichtet.*

LEO Verlag ist ein Imprint der Scorpio Verlag GmbH & Co. KG

1. Auflage
© 2019 LEO Verlag in der Scorpio Verlag GmbH & Co. KG, München
Gestaltung: Kerstin Fiebig // ad-department.de
Grafiken: Sarah Gilgien, Stuttgart
Lektorat: Angela Kuepper, Katharina Lisson (Rezeptteil)
Umschlagfoto der Autorinnen: © Maximilian Frank
Alle Fotos im Innenteil: © Cecilia Aretz
Außer Seite 8: © Alysa Aeschbacher [alyaesch.com]
Seite 13, 14, 23, 52, 56, 86, 92, 94–95, 103, 106, 112–119, 166: © Maximilian Frank
Seite 35 unten, 67, 69, 72–73: © Sören Wolff
Seite 58: © Oezlem Oezsoy
Seite 44, 59, 101, 131, 135, 136, 151, 164, 168, 173, 175, 184: © Jasmin Jeß

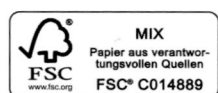

Druck und Bindung: Pustet, Regensburg

ISBN 978-3-95736-128-8
Alle Rechte vorbehalten.

—

DIESES BUCH IST FÜR DICH GESCHRIEBEN

Für dich und deinen Weg zu mehr PRANA,
zu mehr Lebensenergie. Wenn du jetzt diese Zeilen liest,
gehst du schon den ersten Schritt, um die Verbindung
zu deiner inneren Mitte zu finden.

Wir möchten unser erstes Buch dir und den Menschen widmen,
die uns tagtäglich begleiten und die Möglichkeit geben, durch
PRANA eine Veränderung in der Welt zu schaffen.

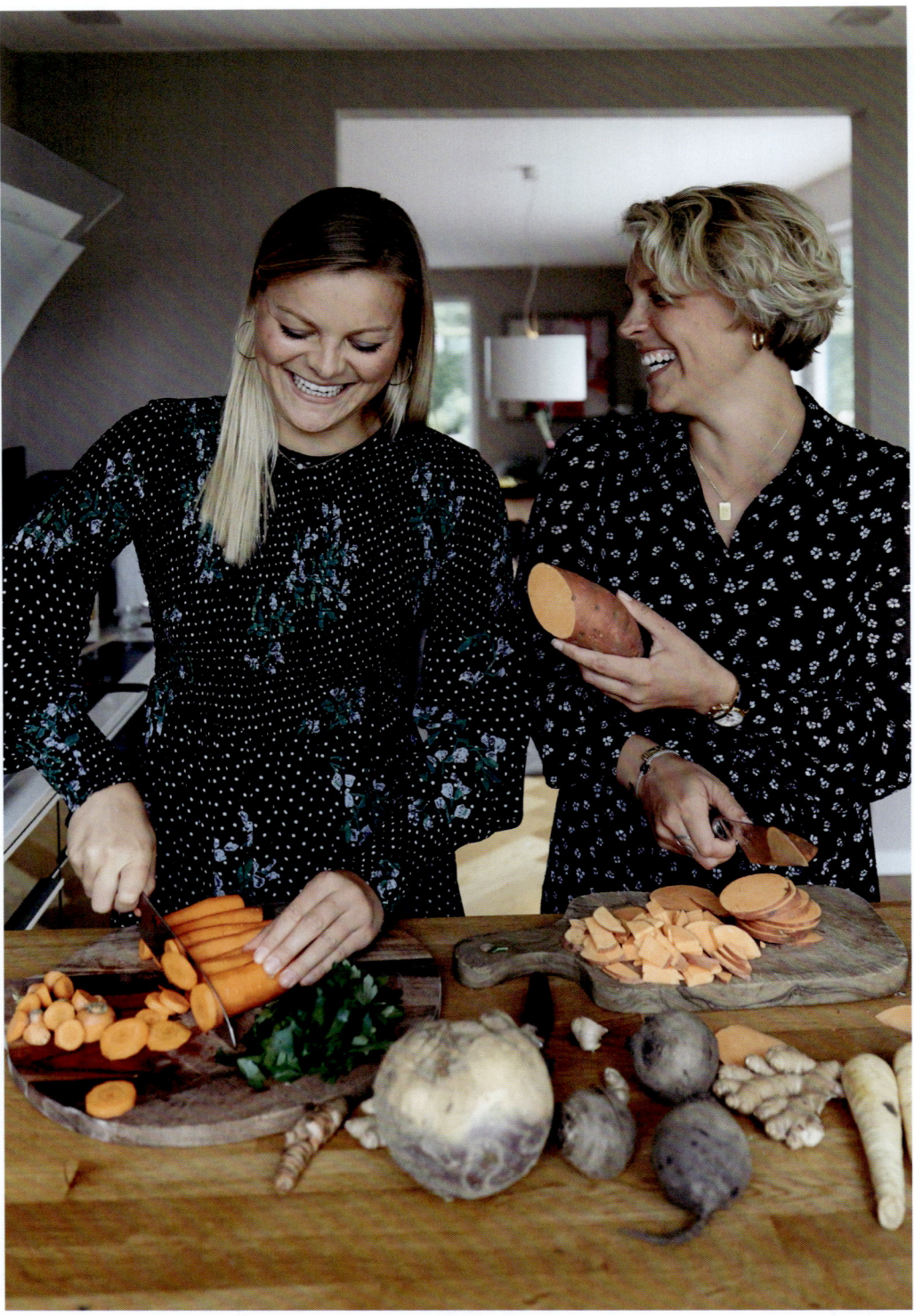

INHALT

AYURVEDA

Du erhältst einen Einblick in die Ayurveda-Welt
und in die Gründe, warum wir Ayurveda lieben. Wir erklären dir
die Basics, die Grundprinzipien der ayurvedischen Küche und
wie du deine Ayurveda-Natur erkennen kannst.

ACHTSAMKEIT

Du erfährst, was Achtsamkeit bedeutet, was die Wissenschaft
dazu sagt, wie du Achtsamkeit in deinen Alltag integrierst, wie dich
Yoga unterstützt und warum Prana dein Lebenselixier ist.

MINDFUL EATING & COOKING

Wir erklären dir, warum ein liebevolles Bewusstsein für unsere
Ernährung so wichtig ist, was es mit der mentalen Ebene der Verdauung auf sich hat, und wir zeigen dir, wie du im Alltag, auch im
beruflichen Kontext achtsam mit Körper und Geist umgehst.

JOY FOOD

In diesem Kapitel stellen wir dir unsere Lieblingsrezepte vor:
köstlich schmeckendes Joy Food, das trotzdem ganz unkompliziert
zuzubereiten ist und das Körper und Seele guttut!
Plus: Einkaufs- und Vorratslisten.

Quellenangaben, Empfehlungen, Rezeptregister und Dank.

VORWORT

—

DR. JANNA SCHARFENBERG

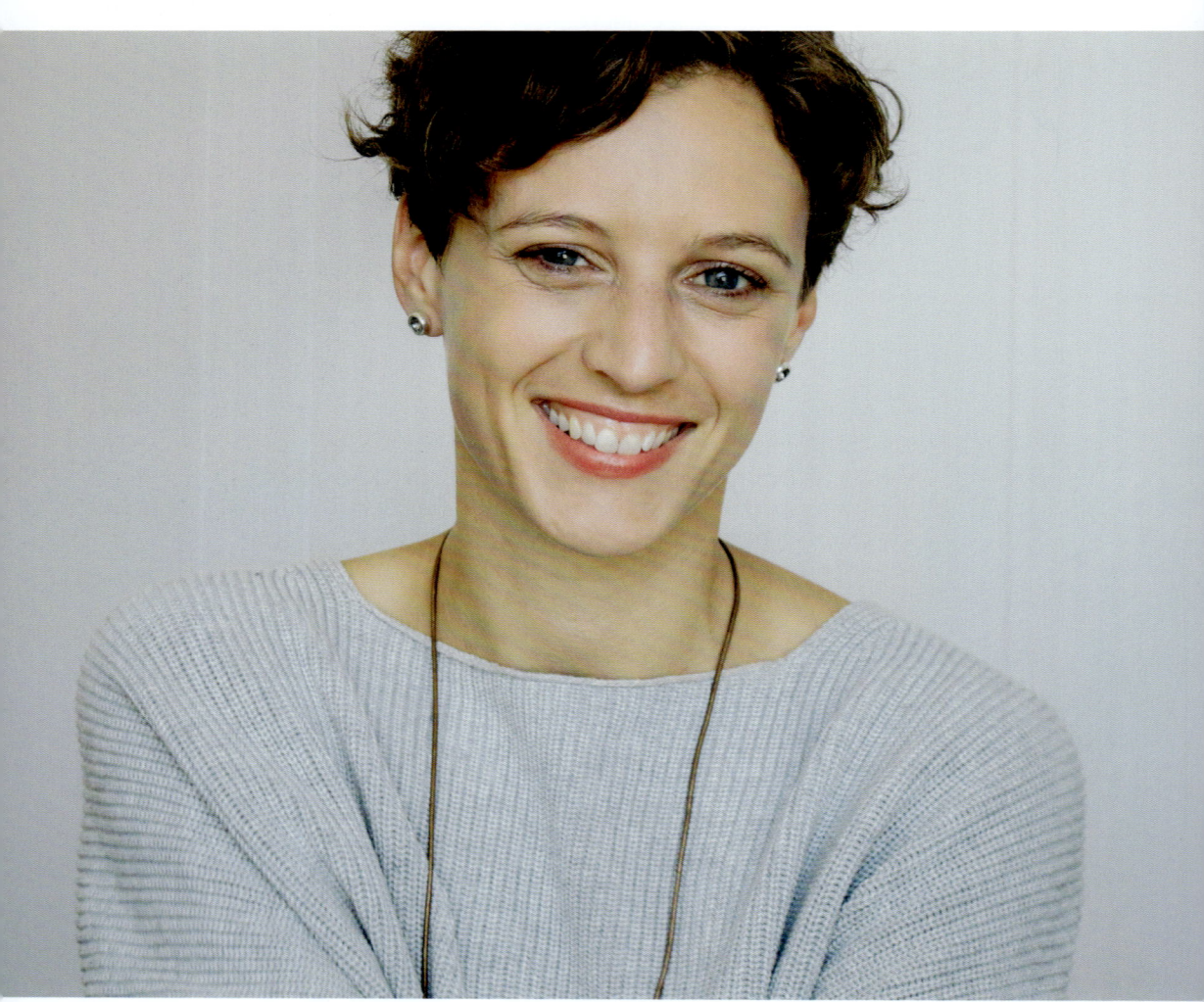

Als Ayurveda-Ärztin und Schulmedizinerin sehe ich mich häufig vor die große Herausforderung gestellt, den Ayurveda meinen Klientinnen und Klienten alltagstauglich, praktisch und vor allem intuitiv zu vermitteln. In unserer westlichen Gesellschaft sind wir sehr kopflastig geprägt, analysieren gerne und finden unsere Sicherheit in genauen Angaben und Guidelines. Wenn wir aber versuchen, eine achtsame und sehr auf das Gefühl bezogene Wissenschaft des Lebens nach diesen Grundwerten umzusetzen, wird der Ayurveda häufig unnötig kompliziert und im Alltag schwer zu realisieren sein.

Ayurveda ist vor allem eines: eine gelebte Wissenschaft, die mit allen Sinnen, mit Achtsamkeit und ohne jegliche Dogmen genossen werden darf. Aus diesem Grund benötigen wir zeitgemäß angepasste Empfehlungen und praktische Tools, die wir alle problemlos in unser oftmals hektisches Leben integrieren können.

Im deutschsprachigen Raum entwickelt sich aktuell eine junge Generation an Ayurveda-Expertinnen und -Experten, die sich auf die Fahnen schreiben, den Ayurveda modern und einfach umsetzbar auszulegen und möglichst vielen Menschen mit Freude näherzubringen. Jasmin und Josephine Jeß gehören für mich definitiv zu den führenden und ganz wichtigen Personen dieser Bewegung.

Prana up your life – der Begriff ist bei Jasmin und Josephine nicht nur von Berufs wegen, sondern auch ganz persönlich Programm. Prana ist unsere wichtigste Lebensenergie, die für Vitalität, Leichtigkeit und Lebensfreude sorgt. Dabei finden wir aus ayurvedischer Sicht Prana in jeder einzelnen Zelle unseres Körpers.

Es ist die wichtigste Essenz, über die wir verfügen, um ein zufriedenes, erfülltes und gesundes Leben zu führen.

Mit ihrem wöchentlichen Podcast, ihrer Präsenz auf unterschiedlichen Social-Media-Kanälen wie auch in ihren unzähligen Events, Vorträgen, Workshops und ihrem PRANA COOKING CLUB gelingt es den beiden Schwestern, immer mehr Menschen für unsere gemeinsame Leidenschaft Ayurveda zu inspirieren und für mehr Prana im Alltag zu sorgen.

Ich habe die große Freude und Ehre, Jasmin und Josephine schon eine Weile auf ihrem (ayurvedischen) Weg begleiten zu dürfen, und bin immer wieder dankbar für den engen Austausch und Kontakt, den wir pflegen. Die beiden sprühen nur so vor Begeisterung für ihr Lebensthema, tragen unglaublich viel Prana in sich und sind wahre Meisterinnen in der Vermittlung von Achtsamkeit und Mindful Eating.

Und wann immer ich in Hamburg bin und Josephine und Jasmin treffe, hoffe ich vor allem eines: dass sie für andere und mich kochen! Ich kenne kaum jemanden, der die ayurvedische Küche mit so viel Kreativität, Freude und Geschmack interpretiert und dabei mit einer unglaublichen Einfachheit umsetzt.

Genau diese Verknüpfung von gutem Geschmack und ausgewogenen Gerichten findet sich in ihrem wunderbaren Buch wieder, welches du nun in Händen hältst. Die Kombination aus Mindful Eating & Cooking, Achtsamkeit und Ayurveda ist unschlagbar. Josephine und Jasmin schaffen es, uns nicht nur kulinarisch zu verzaubern, sondern unterstützen uns dabei, Geist und Seele zu nähren. Und wenn Körper, Geist und Seele im Einklang sind, kann unser Prana frei fließen, egal wie turbulent der Alltag ist.

Ich hoffe, dass dich dieses Buch genauso begeistern und inspirieren wird, wie es bei mir der Fall ist.

Dr. Janna Scharfenberg, im Februar 2019

EINFÜHRUNG

—

DAS IST UNSERE VISION: MEHR LEBENSENERGIE

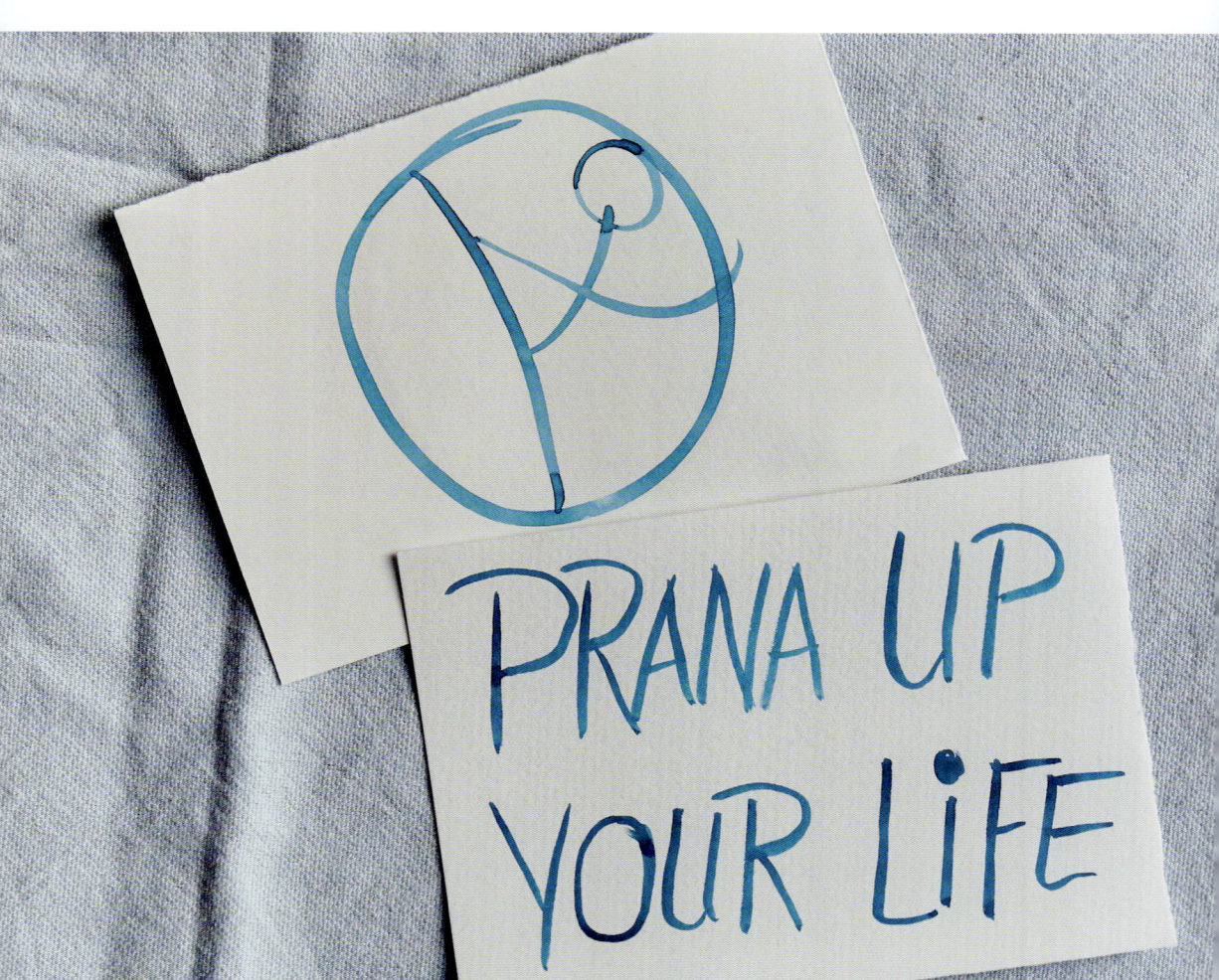

Unsere Vision ist, gemeinsam mit dir mehr Lebensenergie zu kreieren. Deshalb haben wir »Prana up
your life« gegründet, eine Mischung aus Community,
Cooking Club und Coaching. Dabei geht es um viel
mehr, als leckere und gesunde Gerichte auf ayurvedischer Basis zu kochen und zu genießen.

»Life« bedeutet für uns nicht nur, zu leben, lebendig zu sein, sondern jede Menge Lebensfreude zu spüren und in unser ganzes
Potenzial zu kommen. Und was »Prana« angeht – vielleicht hast du den Begriff schon einmal gehört. Prana ist Lebensenergie – die
Essenz für ein langes, glückliches Leben. Diese
Kraft kann immer dann entstehen und fließen,
wenn wir uns mit unserem Körper, unseren Gedanken und Gefühlen verbinden. In dem Moment, in dem unsere Mind-Body Connection
zustande kommt, verfügen wir über unser volles Potenzial. Diese Verbindung können wir auf
vielfältige Weise bewusst stärken, zum Beispiel
durch Yoga, Atemübungen, Meditation und
durch achtsames Essen. Die Magie liegt dabei

nicht allein in der Zusammensetzung der Speisen, sondern auch und vor allem in der Aufmerksamkeit dem Essen gegenüber. Wie dir
das gelingen kann und wie facettenreich Mindful Eating ist, zeigen wir dir in diesem Buch.

Alle Tipps und Anregungen in diesem Buch
haben wir selbst ausprobiert und in unser
Leben integriert. Sie helfen uns, mehr Energie
und Gelassenheit im Alltag zu erlangen, weniger Stress zu empfinden und körperliche Beschwerden zu reduzieren. Auch wenn diese
Rituale aus all den Erfahrungen erwachsen
sind, die wir in den vergangenen Jahren gewonnen haben, handelt es sich bei diesem
Buch um ein Mitmach-Buch. Probiere also einfach für dich selbst aus, welche Anregungen

für dich stimmig sind, und erspüre die Magie der Achtsamkeit und des Ayurveda am eigenen Leib. Bei der wahren, individuellen Suche nach dem persönlichen Gleichgewicht kannst nur du die notwendigen Veränderungen in deinem Leben schaffen.

Prana (प्राण / prāṇa)

Das Wort *Prana* stammt aus der altindischen Hochsprache Sanskrit. Es bezeichnet die Urenergie, die oft mit dem Atem gleichgesetzt wird, der durch unseren Körper fließt. Wörtlich übersetzt bedeutet Prana »die nach vorne strömende Luft«: Die Energie fließt nach innen und steuert den Empfang der Nahrung, der Luft, der Sinneseindrücke und der geistigen Erfahrungen. Somit berührt Prana alle Bereiche unseres Seins. Es schenkt uns die Kraft, die wir brauchen, um uns vital zu fühlen. Es gibt all unseren Fähigkeiten die notwendige Energie. Prana hilft uns auch, Ideen umzusetzen, sie in Bewegung zu bringen und zu lenken. Du kannst dein Prana besonders gut im Bereich des dritten Auges spüren, denn dort wird dein Gehirn mit Energie versorgt.

Prana ist aus Sicht des Ayurveda raumfüllend, es lenkt unsere Aufmerksamkeit von unserem Kopf in den gesamten Körper. Prana wirkt erneuernd auf unsere Zellen, es ist pure Lebenskraft. Die Energie steht hinter der Einatmung, sie wirkt belebend und erhebend. Etwas subtiler wirkt Prana im Herzen wie eine Stimulation und sorgt gleichzeitig für Weite und Licht im Körper.

Wenn wir etwas tiefer in die Materie einsteigen, begegnen wir fünf Prinzipien von Prana, die auch als Vayus – die Kräfte der Luft – bezeichnet werden. Die Vayus repräsentieren die fünf Arten der Energie, die in uns zirkulieren und mit dem ganzen Universum verbunden sind. Zu ihnen zählen neben Prana Vayu, das den Atem und den Bereich des Herzens umfasst, auch Apana, das die Beseitigung negativer sinnlicher, emotionaler und geistiger Erfahrungen reguliert, Udana, welches das Wachstum des Körpers, die Fähigkeit zu stehen, die Sprache, die Begeisterung und den Willen steuert, und Samana, das die Verdauung und die Verarbeitung auf allen Ebenen unterstützt. Vyana schließlich ist die vitale Energie im Herzen und in den Lungen, von wo sie sich in einem kontinuierlichen Pulsieren ausdehnt und in den ganzen Körper strömt.

Wir können uns das so vorstellen: *Prana* steuert die Aufnahme von Substanzen, *Samana* deren Verdauung, *Vyana* den Nährstoffkreislauf, *Udana* die Freisetzung von positiver Energie nach der Verdauung und *Apana* die Ausscheidung. Prana ist also der Treibstoff, Samara verwandelt den Treibstoff in Energie, Vyana transportiert die Energie dorthin, wo sie gebraucht wird, Apana entfernt Abfallprodukte, und Udana entscheidet darüber, wie die produzierte Energie genutzt wird.

Auch wir haben als Schwestern in den vergangenen Jahren ganz unterschiedliche Entwicklungen durchlebt und wieder gelernt zu spüren: uns selbst, andere und die Natur. Gern möchten wir unsere Geschichten mit dir teilen, um dich auf deinem Entwicklungsweg zu unterstützen und vielleicht auch zu inspirieren.

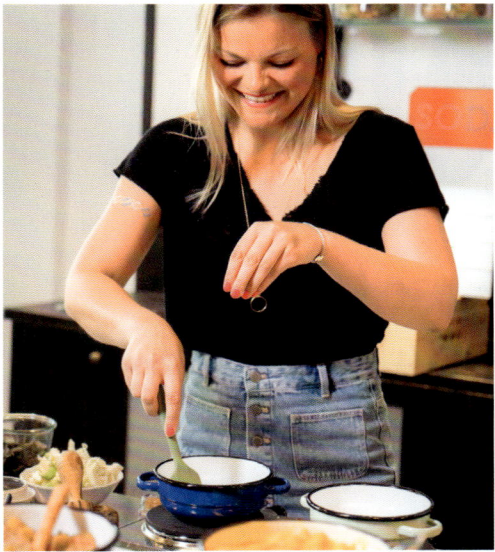

Josephine

Vor einigen Jahren gab es einen großen Wandel in meinem Leben – beruflich und privat. Ich hatte gerade erfolgreich mein Studium in Wirtschaftspsychologie abgeschlossen und ging alleine für sieben Monate beruflich nach San Francisco. Dort hatte ich meinen ersten intensiven Kontakt zur digitalen agilen Welt und stieß durch Google auf das Thema »Mindfulness in der Arbeitswelt und in der Wissenschaft«. Es war für mich eine völlig neue Art zu leben, mit vielen Eindrücken, anderen Kulturen und einem Paradies an Essen. Durch weitere persönliche Veränderungen war ich auf einmal auf mich allein gestellt und geriet durch das neue Umfeld, das Fehlen meiner Familie und Freunde ganz schön aus dem Gleichgewicht. Getrieben von Neugier, fühlte ich mich manchmal ohne Basis und leer, sodass ich versuchte, meine Stabilität im Außen und im Essen zu finden. Es dauerte einige Zeit, bis ich verstand, dass das nicht die Lösung sein konnte. Dann kam der Wandel: Ich praktizierte intensiver Yoga, beschäftigte mich mit alternativer Ernährung und lernte im Bereich Achtsamkeit zunächst im Unternehmenskontext viel dazu. In jener Zeit fing ich an, mich kennenzulernen, und hatte dabei eine wundervolle Unterstützung an meiner Seite: meine Schwester Jasmin. Trotz der 8.888 Kilometer Entfernung war sie immer für mich da. Damals tauschten wir unsere Erfahrungen in unterschiedlichen Bereichen des Lebens aus. Ich teilte alle Food-Trends aus der Bay Area mit ihr, und so wurde eine alternative, gesunde Ernährung parallel ein wichtiges Thema für uns beide.

Zurück in Deutschland ging die Reise dann richtig los. Hier haben wir unsere Bestimmung in der ayurvedischen Lebensphilosophie gefunden, denn diese vereint eigentlich alles, wofür wir stehen: gesunde Ernährung, die Integration einer typgerechten Körperwahrnehmung und eine eigene innere Stabilität durch Routinen. Zusammenfassend kann ich sagen, dass die letzten Jahre, inklusive der beruflichen Erfahrung im Bereich als Co-Trainer im Design Thinking der agilen, digitalen Welt, mich in der Entscheidung bestärkt haben, meine Erfahrungen zu meinem Beruf zu machen. Die Seminare und Fortbildungen im Bereich Achtsamkeit, Yoga und ein eigenes Coaching haben mich auf persönlicher Ebene auf diesen Schritt vorbereitet, und ich freue mich auf den kommenden Weg.

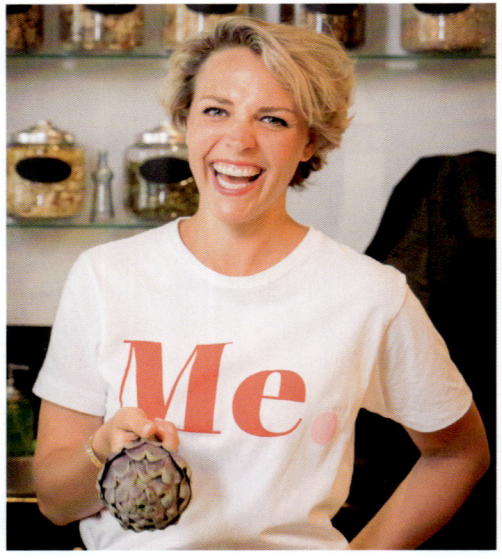

lel zu meinem Corporate Job eine Ausbildung zum Ayurvedischen Koch- und Ernährungscoach und absolvierte mein 200-Stunden-Yoga Teacher Training.

Seitdem ist mein Dharma, meine Bestimmung, andere Menschen zu inspirieren, ihren eigenen Weg zu gehen und ihr Dharma zu finden – insbesondere mit einfachen, alltagstauglichen Tools, die es im Ayurveda, Yoga und der Achtsamkeit zu finden gibt. Routinen und Rituale sind da besonders hilfreich und haben mir immer wieder auf meinem Weg geholfen, meine Stabilität und innere Mitte zu finden.

Ich renne nicht länger hoffnungsvoll irgendeinem Ziel hinterher, sondern mein Ziel ist jetzt der Weg, und ich folge dem, was sich richtig für mich anfühlt.

Jasmin

Meine Vision ist es, Menschen dabei zu inspirieren, ihr volles Potenzial zu erkennen und auf ihre innere Stimme zu hören. Ich selbst bin immer irgendwelchen Zielen hinterhergejagt, die nicht wirklich die meinen waren, und habe alles gleichzeitig gemacht, um möglichst schnell anzukommen. Ich studierte in Maastricht, Singapur und Hamburg International Business sowie Global Management and Governance und arbeitete währenddessen als berufsbegleitender Master, Trainee und Projektmanagerin in einem weltweit agierenden Unternehmen. Mein Körper zeigte mir sehr deutlich, dass ich nicht wirklich bei mir war: Bauchschmerzen, Übelkeit und sämtliche Allergien waren nur einige der Anzeichen. Schließlich fing ich an, mich mit gesunder Ernährung zu beschäftigen, und kam durch das meditative Kochen und ganz viel Yoga zurück ins Fühlen. Ab da stand die Welt auf einmal Kopf. Ich folgte meinem Herzen, startete paral-

Wir als Schwestern

Zusammen haben wir die letzten Jahre unser Ayurveda-Wissen vertieft, unsere Yoga-Praxis intensiviert und unsere eigene Achtsamkeit geschult. Dadurch haben wir unglaublich viel Energie, insbesondere Lebensenergie aufgebaut und sind in unser Potenzial gekommen. Ayurveda ist uns dabei eine große Stütze und das Heilsystem in unserem Leben, und das möchten wir in die Welt tragen und mit anderen Interessierten teilen.

Was dich in diesem Buch erwartet

Auf den folgenden Seiten geben wir dir einen Einblick in die Ayurveda-Welt und in die Gründe, warum wir Ayurveda so sehr lieben. Wir erklären dir die Basics und wie du deine Ayurveda-Natur erkennen kannst. Ein großes Tool ist dabei die ayurvedische Ernährung mitsamt den Grundprinzipien der ayurvedischen Küche.

Ein weiterer wichtiger Teil unseres Lebens, den wir lieben, ist die Achtsamkeit. Mindfulness bedeutet für uns, sich selbst, aber auch andere und die Umgebung bewusst wahrzunehmen, mit allen Sinnen. Diese bewusste Wahrnehmung kann nur im jeweiligen Augenblick passieren, aber sie wirkt sich auf das gesamte Leben aus. Wir können Achtsamkeit auf ganz unterschiedliche Arten trainieren – in der Stille, in der Bewegung, beim Atmen und über ein liebevolles Bewusstsein für unsere Ernährung. Denn die Nahrung ist der direkte Weg der Energieversorgung und die Substanz, aus der wir bestehen. Dabei geht es nicht nur um die physische Nahrung, sondern auch um alle Emotionen und Gedanken, die wir haben und in uns aufnehmen. Darauf baut alles auf. Mindful Eating & Cooking bilden das Herzstück dieses Buches. Mit unseren Rezepten zeigen wir dir, wie einfach die alten Prinzipien des Ayur-

veda zu verwirklichen sind, wie köstlich die Gerichte aus saisonalen und regionalen Zutaten schmecken und wie sie dich darin unterstützen, dich zu entfalten und voller Energie dein Leben zu genießen.

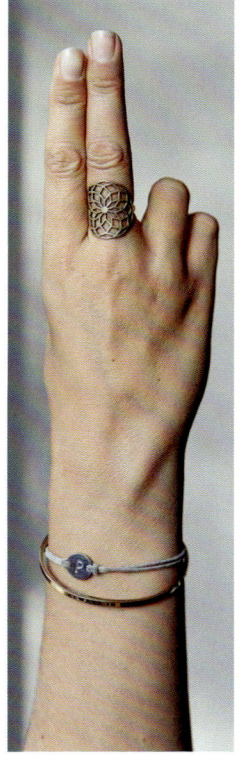

Mudras – im Sanskrit मुद्रा, mudrā – sind Gesten, die dazu dienen, unsere Energie zu lenken. Das Prana Mudra hat für uns eine besondere Bedeutung, denn es ist das Mudra oder Siegel des Lebens. Es harmonisiert und aktiviert die Energien im Körper und versorgt uns mit neuer Lebenskraft, stärkt das Immunsystem und aktiviert die innere Stärke. Ganz automatisch wird so der Stress im Körper reduziert.

»Erwarte *Wunder...*«

AYURVEDA

—

WOFÜR STEHT AYURVEDA EIGENTLICH?

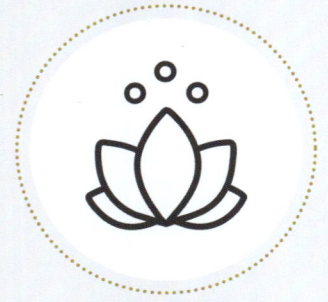

Ayur·ve·da

आयुर्वेद; ajʊrˈveːda

/āyur - LEBEN; veda - WISSEN /

SUBSTANTIV, MASKULIN [DER]

Die Wissenschaft des langen glücklichen Lebens.

Ayurveda ist das älteste holistische Heil- und Medizinsystem der Welt, das heute noch praktiziert wird. Es basiert auf immens vielen Erfahrungswerten und hat somit einen ziemlich großen Vorsprung vor etlichen neueren Trends – nämlich rund fünf- bis siebentausend Jahre.

Was wir vorwegnehmen möchten, ist, dass Ayurveda keine Ideologie oder Philosophie ist, sondern auf Einsichten, Entdeckungen und praktischen Erfahrungen basiert. Es ist eine gelebte Wissenschaft, die deshalb so viel Anklang findet, weil sie auf den Prinzipien der Natur beruht. Mit Ayurveda kehren wir zu unseren Ursprüngen zurück, können die Natur besser greifen und unseren Platz darin finden, uns logisch in den Kosmos einordnen.

Seinen Ursprung hat der Ayurveda in Südindien. Das Wort selbst stammt aus dem Sanskrit und steht für das Wissen über ein langes, glückliches Leben. Und das sagt eigentlich schon alles, oder? Die ersten Aufzeichnungen sind in den Veden zu finden, einer der ältesten überlieferten Schriften der Menschheit.

Trotz seines Ursprungs in einer weit zurückliegenden Epoche und einer anderen Kultur sind die Lebensweisheiten des Ayurveda zeitlos. Sie besagen nichts anderes, als dass du so leben solltest, wie es für dich von der Natur her vorgesehen ist. Die Gegebenheiten sehen hierzulande natürlich ganz anders aus als für Menschen, die in Indien leben. Deshalb ist es für uns so wichtig, undogmatisch an den Ayurveda heranzugehen, nach Gemeinsamkeiten zu suchen, die alle Menschen betreffen, und zugleich die Individualität in den Fokus zu stellen. Du kannst das uralte Wissen nämlich sehr gut an dich, deinen Alltag und die persönlichen Lebensumstände anpassen. Und das solltest du auch!

—

SIEBEN FAKTOREN, WARUM WIR AYURVEDA LIEBEN

1. Individuell

Ayurveda ist individuell. Jeder Mensch hat eine ureigene Konstitution. Deswegen tun dir vielleicht Dinge gut, die für einen anderen weniger verträglich sind.

Im Ayurveda klassifiziert man die jeweilige Individualität in drei (Bio-)Konstitutionen oder Doshas, aus denen sich wiederum unzählige Kombinationen ergeben können. Die drei Doshas werden Vata, Pitta und Kapha genannt.

Doshas setzen sich aus den Elementen Erde, Wasser, Feuer, Luft und Äther zusammen, und ihre von Mensch zu Mensch verschiedenen Anteile bestimmen den individuellen Typus.

Übrigens: Das Sanskrit-Wort *doṣha* bedeutet »Fehler« oder »das, was verderben kann«. Es weist uns darauf hin, wie wichtig es ist, eine gute Balance zwischen den drei Doshas zu finden und aufrechtzuerhalten. Dazu erzählen wir später mehr.

Die Verteilung der ayurvedischen Typen repräsentieren deine individuelle Urkonstitution, die im Sanskrit Prakruti genannt wird. Sie wird in dem Moment bestimmt, in dem der Samen auf die Eizelle trifft. Also bist du bereits mit deiner ureigenen Konstitution zur Welt gekommen – und die ist gut so, wie sie ist.

> **Prakruti – ein kleiner Exkurs**
> Der natürliche Grundzustand – die Urkonstitution – wird in zwei Bereiche unterschieden:
> • **Manasika Prakruti** ist der mentale und psychische Grundzustand.
> • **Saririka Prakruti** ist der physische Grundzustand.

Der Grundzustand ist höchst individuell. Kein anderer Mensch hat deine Urkonstitution,

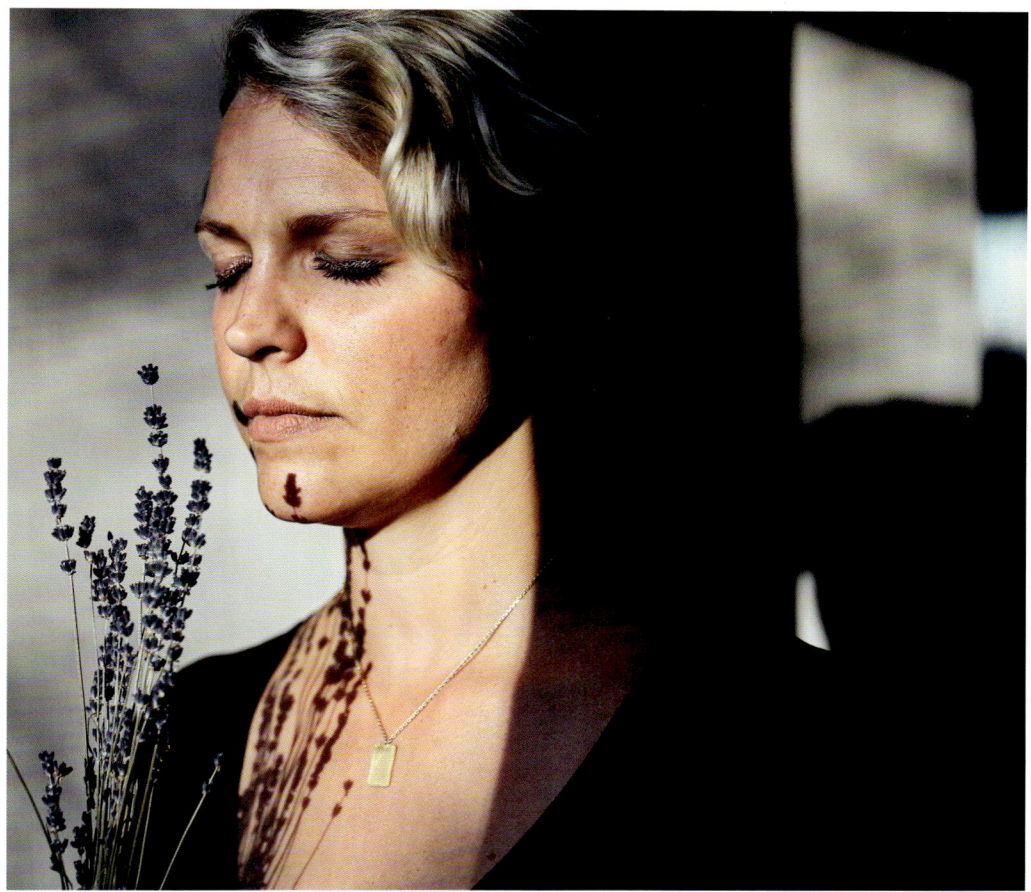

deine Verteilung der Doshas – sie ist wie dein persönlicher Fingerabdruck. In der westlichen Schulmedizin entspricht der Grundzustand den Genen. Im Lauf der Jahre kann die Konstitution eines Menschen durch individuelle Erlebnisse, äußere Einflüsse und den Lebensstil beeinflusst werden.

Ziel ist es, die eigene Urkonstitution kennenzulernen und zu dieser im Laufe des Lebens zurückzufinden. Sie ist der für dich optimale Zustand, in dem du dein höchstes Energielevel erreichen kannst und in dem dein Prana fließen wird.

Oft streben wir nach Idealen oder wollen jemand sein, der wir nicht wirklich sind und auch nie sein werden. Unser Organismus merkt es gleich: »Nein, eigentlich bin ich das nicht«, und kämpft dagegen an. Das kostet Energie.

Vielleicht kennst du das Gefühl, etwas hinterherzulaufen, was von dir erwartet wird oder unbewusst auf dich einwirkt? Manchmal ist es gar nicht so einfach, sich nicht von äußeren Einflüssen, wie Institutionen, gesellschaftlichen Normen und Regeln, familiärem Druck oder Arbeitsbedingungen, beeinflussen zu lassen. Die Außenwelt spiegelt uns diese Anpassung täglich wieder, doch das heißt nicht, dass sie gesund für uns wäre. Unser System gerät ins Ungleichgewicht, weil wir nicht so leben, wie es eigentlich für uns vorgesehen ist.

Ayurveda kann dir dabei helfen, dein individuelles Wesen wiederzuerkennen und anzunehmen. Auf diese Weise fällt es dir auch leichter, dich selbst und andere zu verstehen, wahrzunehmen und zu akzeptieren.

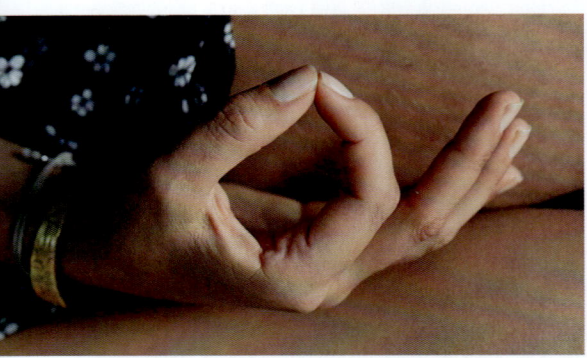

2. Ganzheitlich

Gesundheit wie auch Krankheit werden im Ayurveda ganzheitlich betrachtet. Der Fokus wird immer auf den Ursprung gelenkt und nicht bloß auf das Symptom, wie dies häufig in der westlichen Medizin der Fall ist.

Im Ayurveda wird immer der Mensch im Ganzen betrachtet. Dabei wird nicht nur der Körper – also die äußere Hülle – mit einbezogen, sondern es wird auch auf unsere wunderschöne Innenwelt – auf die Seele und den Geist – geachtet. Außerdem hat Ayurveda all das im Blick, was uns von außen beeinflusst. Sämtliche Aspekte des Lebens im Innen und Außen werden mit einbezogen: wie zum Beispiel Tageszeiten, Jahreszeiten und Lebenszyklen, die Umgebung, das soziale Gefüge und das Land, in dem wir leben, mitsamt dem Klima, dem wir ausgesetzt sind.

Hier kommt auch wieder die Individualität ins Spiel, denn jeder Einzelne ist unterschiedlichen Einflüssen ausgesetzt. Jeder lebt unter anderen Umständen, hat seinen individuellen Lebensstil, ein persönliches soziales Umfeld und, ganz wichtig, eine ureigene Wahrnehmung. Und deshalb tut auch jedem Menschen etwas anderes gut. Dennoch gibt es bestimmte Naturprinzipien, die uns alle gleichermaßen beeinflussen. Das wird im Ayurveda ebenfalls betrachtet.

3. Logisch

Ayurveda basiert auf den Prinzipien der Natur. Die Basis – die Natur mit all ihren Eigenschaften und Erscheinungen – findet sich in der Umwelt wie auch in uns selbst wieder. In der Natur gibt es kein Gut und Böse, kein Richtig und Falsch. Ayurveda ist keine Ideologie und basiert auch nicht auf Dogmen. Ayurveda ist logisch. Und das ist wunderbar!

Das wichtigste Grundprinzip der Natur lautet: Ohne Feuer gäbe es kein Leben. Agni bezeichnet im Ayurveda das Feuer und symbolisiert Schöpfung, Umwandlung und Transformation. In Bezug auf die Ernährung bedeutet dies, dass alle Mahlzeiten möglichst warm gegessen werden sollten. Denn so wird weniger Energie für den Verdauungsvorgang verbraucht. Dadurch werden der Stoffwechsel und die Verdauungsorgane entlastet, und die mit der Nahrung aufgenommene Energie steht für andere Aktivitäten zur Verfügung. Zum Beispiel für deine Leistungsfähigkeit.

Ayurveda ist nicht nur kognitiv logisch, sondern du kannst es spüren – immer dann nämlich, wenn du die Erfahrung gemacht hast, dass es dir besser geht, sobald du nicht mehr gegen deine Urkonstitution lebst.

Ayurveda ist nachvollziehbar. So ist Rohkost sehr schwer verdaulich, was am Beispiel der Kuh verdeutlicht werden kann. Das Hauptnahrungsmittel einer Kuh besteht aus Gras und zählt somit zu Rohkost. Warum die Kuh das vertragen kann? Sie hat vier Mägen, um alles zu verdauen – wir Menschen aber nicht. Deshalb muss unser Körper sehr viel Energie aufwenden, wenn er zum Beispiel einen kalten, rohen grünen Smoothie verdaut.

Zur Logik des Ayurveda gehört auch, dass wir wieder ins Spüren gehen und darauf achten, was uns der Körper sagt.

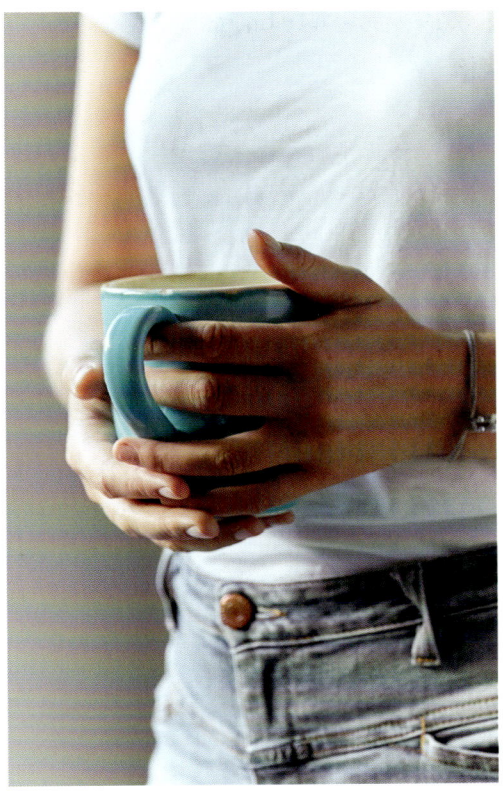

4. Komplex – aber doch ganz einfach

Ayurveda hat ein großes Potenzial und gelebtes Erfahrungswissen, es steckt eine Menge dahinter, und es kann ziemlich komplex sein. In Indien durchlaufen die Ayurveda-Ärzte eine sehr lange, intensive Ausbildung. Sie können umfassende Diagnosen stellen und verschreiben spezielle Kräuter, Gewürze, Öle, Anwendungen, Kuren und Massagen. Das kann hilfreich sein, besonders, um schwere Krankheiten zu heilen oder zu begleiten.

Es geht aber auch ganz unkompliziert. Zum Beispiel kannst du morgens einfach ein Glas warmes Wasser trinken (siehe Seite 34). Das hilft, den Stoffwechsel in Gang zu bringen. Dein Agni wird auf diese Weise aktiviert und dein Verdauungsfeuer angeregt, sodass du bereit bist, Nahrung aufzunehmen. Du kannst also schon durch kleine Dinge einen bemerkenswerten Unterschied erzielen.

Generell wird empfohlen, möglichst frische und hochwertige Nahrung zu essen, die regional und saisonal ist und Bioqualität hat. Damit kannst du nicht viel falsch machen, denn dort, wo wir leben, wächst genau das, was unserem Körper guttut. Und das Beste: Du kannst weiterhin deine Pasta mit Tomatensauce essen. Auf »Ayurvedisch« bedeutet das dann einfach nur, dass du ein paar mehr Gewürze und ein bisschen Gemüse dazu gibst, um alle sechs Geschmacksrichtungen zu kombinieren (siehe Seite 57).

5. Ohne Verbote

Ayurveda ist für uns wie ein Kompass. Es gibt so gut wie nichts, was es nicht gibt, sondern nur unterschiedliche Wege, um die richtige Richtung zu finden. Ayurveda kann dir den Kurs zeigen und dir Hinweise geben, was dir guttun könnte und was nicht. Die Quintessenz dabei lautet: Der Ayurveda stellt keine Verbote auf, sondern bietet Hilfestellungen und Richtlinien an. Er ist sozusagen der Coach an deiner Seite, der dich selbst die Lösung finden lässt. Er zeigt dir, was für deinen Weg wichtig ist, damit du weißt, wie du Fahrt aufnehmen kannst, aber auch wieder Geschwindigkeit rausnimmst, falls es nötig ist.

Aus rein psychologischer Sicht ist dies ein wichtiger Punkt, denn wir handeln immer dann aus der Selbstbestimmtheit heraus, wenn wir in uns hineinhören und spüren, ob uns ein Nahrungsmittel wirklich guttut oder ob uns das bloß so gesagt wird. Wann immer wir Studien lesen oder von neuen Trends hören und uns von diesen beeinflussen lassen, handeln wir nach fremdbestimmten Regeln. Dies ist erst mal schwierig für den Körper, denn der physische Intellekt basiert auf Erfahrungen und nicht auf Neuigkeiten der rational handelnden Ebene. Im Ayurveda darf jeder von uns ins Spüren kommen, die Lebensmittel erfahren und wirklich erkennen, welche gut für uns sind und welche nicht. Dabei geht es nicht um Verbote, sondern viel eher um eine Kombination aus Wissen und Erfahren. Nutze deinen physischen und mentalen Intellekt, dann wirst du schnell merken, dass du keine Listen, Verbote oder Ähnliches brauchst, um in dein Gleichgewicht zu kommen.

Alle Nahrungsmittel sind Teil der Natur und haben einen Sinn und Zweck. Einige haben zahlreiche positive Wirkungen auf uns, aber auch negative Aspekte, wenn wir sie nicht richtig verwenden. Daher blicken wir im Ayurveda sowohl auf das Lebensmittel selbst als auch auf seine Zubereitung und auf die Kombination mit anderen Nahrungsmitteln.

6. Mitmachmedizin

Ayurveda ist für uns eine »Mitmachmedizin«. Um auf das obige Beispiel zurückzukommen: Ayurveda ist dein Kompass und gibt dir die Windrichtung an. Das Steuer musst du aber selbst in die Hand nehmen. Es gibt keine ganzheitliche »Pille« im Ayurveda, zumindest keine, die dich auf allen Ebenen langfristig glücklich und zufrieden sein lässt. Daher heißt es bei uns: Mitmachen ist angesagt. Das bedeutet letztlich, Verantwortung für dich selbst zu übernehmen. Lerne dich kennen, dann kannst du auf deinem Wissen, deinem Gefühl aufbauen. Die große Frage dabei ist: Wie lernen wir uns denn selbst kennen?

Ayurveda hilft dir auf dem Weg der Selbstkenntnis. Sobald du die Aufmerksamkeit auf dich und deine Wahrnehmungen lenkst, wirst du merken, was gut für dich ist und was nicht. Niemand außer dir selbst kann dir sagen, was dir im Innern wirklich guttut. Du kannst dir natürlich Anregungen holen und dir ansehen, was die Schulmedizin, der Ayurveda, die traditionelle chinesische Medizin oder auch neue Konzepte zu sagen haben, aber den Schritt, ins Fühlen zu kommen, kannst nur du machen.

Die Wirkungen aller Behandlungen, Routinen und der Ernährungsweise sind individuell und können kaum von einer außenstehenden

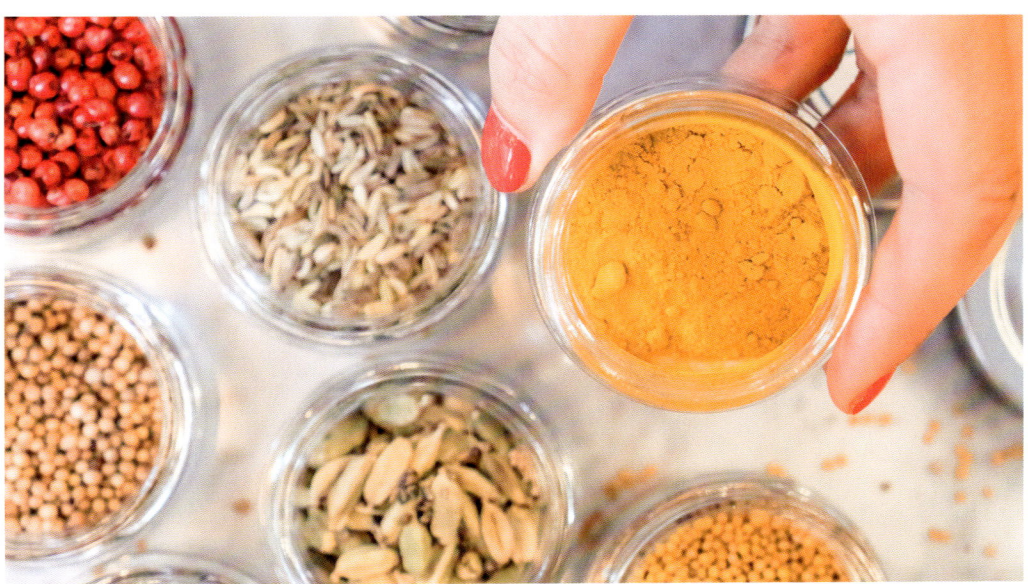

Person beurteilt werden. Daher: Mitmachen! Werde dir bewusst, dass alles in deiner Hand liegt und du die Art von »Medizin« bist, die du brauchst. Kein anderer vermag deine Heilung so voranzutreiben wie du selbst.

7. Präventiv

Ayurveda kann Krankheiten heilen beziehungsweise begleitend die Heilung unterstützen. Doch was Ayurveda primär vermag, ist, präventiv zu wirken, also Krankheiten vorzubeugen und uns zu einem langen Leben zu verhelfen. Warum ist das so?

Man sagt, dass 80 bis 90 Prozent der Krankheiten vermieden werden können, wenn der Stoffwechsel in Ordnung ist. Sobald dein Verdauungsfeuer *Agni* nicht richtig arbeitet, bleibt alles, was nicht verdaut wird, im Körper und in der Seele zurück. Dies wird das Unverdaute ge-

nannt und im Ayurveda als *Ama* bezeichnet. Auf lange Sicht gesehen, hat zu viel Ama ein Ungleichgewicht zur Folge, welches die Basis für die Entstehung von Krankheiten ist. Ama entwickelt sich nicht nur aus unverdauter Nahrung oder Essen, das wir nicht vertragen, sondern auch durch unverdaute Gefühle, Themen, die uns belasten, oder Unstimmigkeiten, die sich beispielsweise durch zwischenmenschliche Beziehungen ergeben. Unser Gehirn, das die feinstofflichen Eindrücke verdaut, und unser Magen, der sich den grobstofflichen Eindrücken widmet, stehen in einer besonderen Verbindung zueinander. Somit bilden Verdauungstrakt und Psyche eine Einheit. Sie beeinflussen sich gegenseitig, und alles Unverdaute wirkt sich immer auf beiden Ebenen aus. Sind unser Stoffwechsel und unsere Gedanken im Gleichgewicht, dann entsteht, wie bereits angedeutet, ein Großteil der Krankheiten erst gar nicht.

AYURVEDA-BASICS

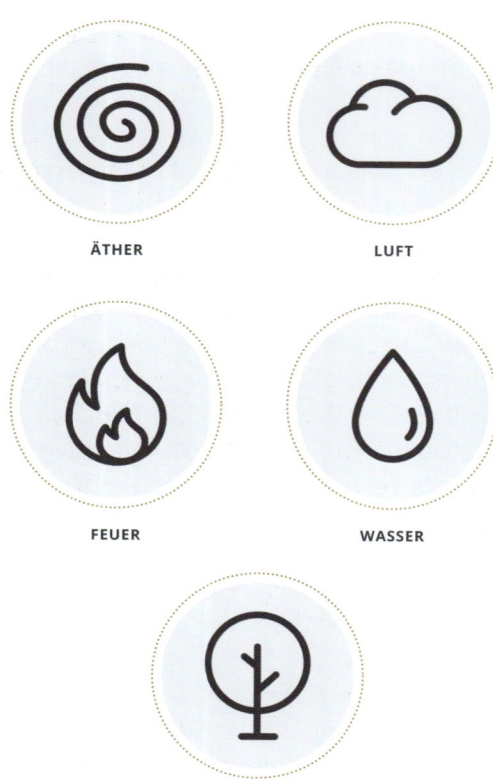

ÄTHER

LUFT

FEUER

WASSER

ERDE

Die fünf Elemente

Wie du bereits weißt, basiert Ayurveda auf den Prinzipien der Natur. Diese baut wiederum auf den fünf Elementen auf: Erde, Wasser, Feuer, Luft und Äther.

Erde

Die Erde repräsentiert alle festen und materiellen Strukturen mit Substanz. Im Körper wird dieses Element den Knochen und Muskeln zugeschrieben sowie Knorpeln, Nägeln und Sehnen.

Wasser

Das flüssige Element Wasser ist im Körper in den Verdauungssäften, Schleimhäuten, Körpersekreten und im Blut zu finden. Dadurch ist dieses Element sehr stark im Körper repräsentiert.

Feuer

Feuer stellt in der Natur wie auch in unserem Körper eine Transformationskraft dar. Das Ele-

In diesem Abschnitt möchten wir dir einen ersten Einblick in die umfangreiche Wissenschaft des Ayurveda geben. Die fünf Elemente und die Konstitutionstypen oder Doshas bilden dabei die Basis. Wenn du dieses Wissen einmal verinnerlicht hast, ist alles gar nicht mehr kompliziert.

ment Feuer in unserem Körper entsprichtdem Stoffwechsel und befindet sich damit vor allem im Magen-Darm-Trakt, es ist aber auch im Zellstoffwechsel vorzufinden. Die Verdauungsprozesse werden durch das Element angeheizt, in Gang gesetzt und ausgeführt. Auch Gedanken und Emotionen werden verarbeitet, von daher gibt es ein zweites Verdauungsfeuer im Gehirn, das ebenso transformierend wirkt.

Es werden außerdem alle enzymatischen Vorgänge zum Element Feuer gezählt.

Luft
Die Luft ist in ständiger Bewegung und findet im Körper ihre Entsprechung als Beweglichkeit. Dieses Prinzip ist in den Muskeln, beim Ein- und Ausatmen, bei jedem Herzschlag und in der Bewegung der Nervenbahnen aktiv.

Äther
Das Element Äther, auch als »Raum« bekannt, wird im Körper durch die Hohlräume repräsentiert. Diese können gefüllt werden oder leer bleiben. Zu ihnen zählen der Magen-Darm-Trakt, der Atem- und Brustraum.

Jeder von uns weist eine individuelle Verteilung der Elemente im Körper auf und ist daher auch auf unterschiedliche Sinne gepolt, denn wir haben fünf Sinnesorgane, mit denen wir die fünf Elemente wahrnehmen können. Sinnesorgane sind wie ein Tor zur Außenwelt, sie schaffen eine Verbindung zwischen Natur und Mensch.

Die drei verschiedenen Konstitutionstypen oder Doshas stehen in wechselseitigen und dynamischen Prozessen mit der Natur und im Körper und bedingen sich gegenseitig. Jedes Dosha hat bestimmte funktionelle Aufgaben in der Natur wie auch im Körper und sorgt für biologische Abläufe und Stoffwechselprozesse.

5 Elemente & Sinneseindrücke

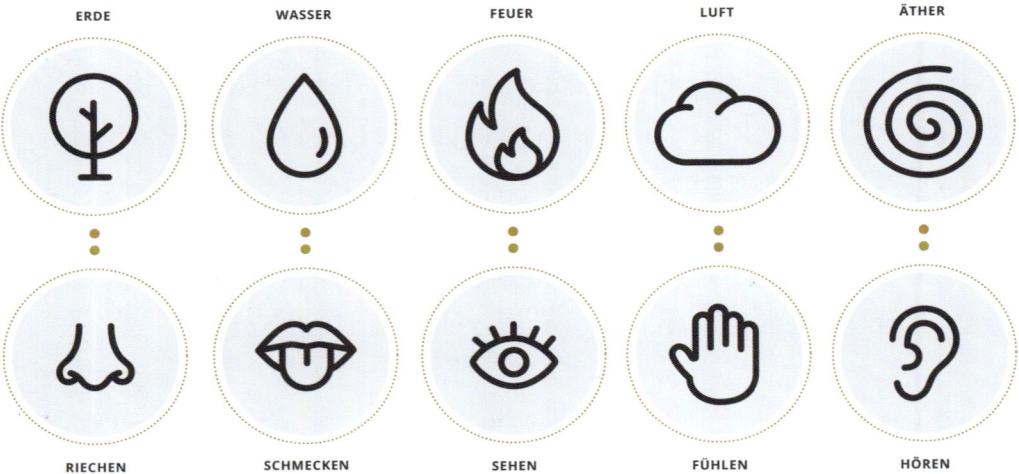

Die Verteilung der Doshas

Du kannst deine Dosha-Verteilung im Körper selbst herausfinden. Nutze dazu einfach die Fragebögen auf den beiden folgenden Seiten. Denke immer daran: Du hast von jeder Bioenergie etwas in dir, von ein oder zwei Doshas jedoch mehr.

Dabei gibt es einen Unterschied zwischen der aktuellen Verteilung der Doshas, *Vikruti*, und deiner Urkonstitution, *Prakruti*, mit der du geboren wurdest. Wenn eines der Doshas im Ungleichgewicht ist, also zurzeit zu viel oder zu wenig davon in deinem Körper vorhanden ist, dann spricht man von einem aktuellen Ungleichgewicht Vikrutis.

Eine Einteilung in Doshas und deren Gewichtung ist nie als Bewertung zu sehen, sondern nur dafür da, sich selbst besser kennenzulernen, einzuschätzen und herauszufinden, was jetzt gerade gut funktioniert und was vielleicht etwas aus den Fugen geraten ist. Hierbei werden zwei Ebenen betrachtet: die mentale sowie die physische Ebene. Das Ziel ist grundsätzlich, zurück in ein Gleichgewicht zu kommen, das für die individuelle Konstitution stimmig ist.

Finde dein Prakruti
(deinen natürlichen Zustand)

Deine Ur-Konstitution hilft dir, besser zu verstehen, was dein Körper von Natur aus anstrebt, um in Balance zu sein. Halte dir bei der Beantwortung der Fragen bei diesem kleinen Quiz vor Augen, wozu dein Körper seit jeher neigt bzw. was typisch für dich ist. Kreuze alles an, was zutrifft!

KATEGORIE 1	KATEGORIE 2	KATEGORIE 3
☐ Ich neige von Natur aus dazu, schnell an Gewicht zuzunehmen, und habe einen kräftigen Körperbau.	☐ Ich bin von Natur aus eher sportlich gebaut & kann schnell an Muskelmasse zulegen (wenn ich will).	☒ Ich habe lange Finger, hervorstehende Knochen und meine Gelenke neigen dazu zu knacken.
☐ Ich habe eine eher glänzende Haut, die sehr dick ist.	☐ Ich neige eher zu Rötungen in meinem Hautbild & bin anfällig für Akne.	☒ Ich habe eher trockene & raue Haut.
☐ Ich habe dicke, dunkle, lockige oder gewellte Haare.	☒ Ich habe eher hellere (blonde oder rötliche), glatte Haare (& neige zu Kahlheit).	☒ Ich habe dünne Haare, die schnell brüchig werden.
☒ Mir wird schnell kalt und ich ziehe warmes & trockenes Wetter vor.	☐ Mir wird schnell heiß und ich kann nicht so gut mit zu viel Hitze umgehen.	☒ Mir wird schnell kalt und ich kann mit viel Wind nicht so gut umgehen.
☒ Ich habe eine ruhige Art & liebe es, meine Hände zum Arbeiten zu benutzen.	☐ Ich bin ehrgeiziger Natur & liebe den Wettbewerb.	☒ Ich bin sehr kreativ und liebe Brainstorming
☐ Ich neige dazu, Traditionen sehr ernst zu nehmen, & liebe Beständigkeit.	☒ Ich neige zu Perfektionismus & habe ein scharfes Gedächtnis.	☒ Ich fange viele Themen neu an, führe sie aber nicht bis zum Ende durch.
		☒ Ich werde schnell unsicher & mache mir oft Sorgen.

Die meisten Kreuze in Kategorie 1	Die meisten Kreuze in Kategorie 2	Die meisten Kreuze in Kategorie 3
=	=	=
KAPHA PRAKRUTI	**PITTA PRAKRUTI**	**VATA PRAKRUTI**

Achtung, du kannst natürlich auch ein Mischtyp sein!

Wir sind zum Beispiel beide Vata-Pitta.

Finde dein Vikruti
(deinen jetzigen Zustand)

Dein jetziger Lifestyle, jedoch auch deine Ernährung und dein Alter können Einfluss auf deine Ur-Konstitution haben. Somit kann es sein, dass du zurzeit in einem temporären Ungleichgewicht bist (das Vikruti). Behalte beim Ankreuzen der zutreffenden Aussagen immer deinen heutigen Zustand im Blick. Wie fühlst du dich momentan?

KATEGORIE 1	KATEGORIE 2	KATEGORIE 3
☐ Ich habe großen Appetit, eine schnelle Verdauung und neige zu Sodbrennen.	☐ Ich habe einen unregelmäßigen Appetit und neige zu Blähungen.	☒ Ich habe einen gemäßigten, aber stetigen Appetit.
Ich tendiere zu...	**Ich tendiere zu...**	**Ich tendiere zu...**
☒ Übersäuerung	☐ Blähungen	☒ Gewichtszunahme
☐ Durchfall	☐ Verstopfung	☐ Wassereinlagerungen
☐ Akne	☒ Angst & Schlafstörungen	☐ Lustlosigkeit & Trägheit
☒ Schweißausbrüchen	☒ körperlichen Verspannungen & Rückenschmerzen	☒ langsamer Verdauung
☐ Entzündungen (innerlich & äußerlich)	☒ konstanter innerlicher Unruhe	☐ häufigen Erkältungen, Husten usw.
☐ rötlicher & irritierter Haut	☐ sehr blasser Haut	☒ depressiven Zügen

Die meisten Kreuze in Kategorie 1	Die meisten Kreuze in Kategorie 2	Die meisten Kreuze in Kategorie 3
=	=	=
PITTA PRAKRUTI	**VATA PRAKRUTI**	**KAPHA PRAKRUTI**

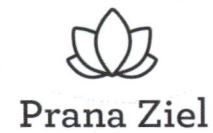

Prana Ziel

Lerne, dein Prakruti & Vikruti voneinander zu unterscheiden. Dein Ziel sollte immer sein, zurück zu deiner Ur-Konstitution (Prakruti) zu kommen, dafür darfst du zunächst deine Aufmerksamkeit darauf lenken, dein aktuelles Ungleichgewicht auszugleichen (Vikruti).

Prana Note

Stress dich bitte nicht unnötig mit der richtigen Bestimmung. Ayurveda-Ärzte nutzen dafür verschiedene intensiv studierte Methoden wie Puls- und Zungendiagnostik. Viel wichtiger ist es, die Grundprinzipien des Ayurveda in dein Leben zu bringen. Wie das geht, erfährst du auf den folgenden Seiten.

Die drei Doshas

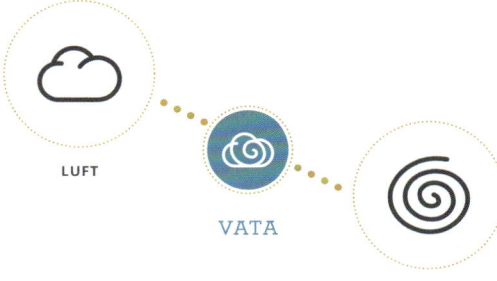

Kapha

Die Elemente Erde und Wasser vereinen sich und bilden das Kapha Dosha, das Strukturprinzip. Die erdigen Typen sind eher langsamer, beständiger und wie ein Fels in der Brandung. Kapha sorgt für den Körperbau und ist verantwortlich für die physische Stabilität. Durch das Element Wasser nährt die Bioenergie das Gewebe und befeuchtet den Organismus.

Die Hauptaufgaben im Körper zeigen sich auch auf mentaler Ebene, denn Kapha-Typen zeichnen sich durch Ausgeglichenheit, Beständigkeit und Geduld aus. Sie sind strukturiert, geerdet und lassen sich somit nicht so schnell aus der Ruhe bringen. Dennoch kann diese Ruhe auch in ein Ungleichgewicht umschlagen, und die Trägheit gewinnt Oberhand. Dann können sich Antriebslosigkeit, verminderte Aktivität und eine innere Hemmung entwickeln. Körperlich zeigt sich das Ungleichgewicht durch Gewichtszunahme, Verschleimungen oder Wassereinlagerungen.

Daher sind bei einem Ungleichgewicht eine gewisse Stimulation und Aktivierung wichtig. Dies kann durch leichte Speisen, viel Bewegung und regelmäßiges Entschlacken erreicht werden.

Prana up your Kapha

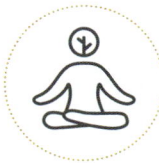

Pitta

Das Pitta Dosha ist die Transformationsenergie und besteht aus den Elementen Feuer und Wasser. Im Körper ist die Bioenergie Pitta primär für den Stoffwechsel zuständig und sorgt für die nötige Hitze und die Aktivierung der Verdauungsprozesse. Die Qualitäten des Doshas sind also heiß, transformierend und auch durchdringend. Menschen mit einer hohen Pitta-Ausprägung sind häufig fit und immer unterwegs, haben ein heißes Temperament, können sehr fokussiert und prozessorientiert handeln. Im Körper sorgt das Pitta Dosha für das Hunger- und Durstgefühl und auch für die individuelle Ausstrahlung eines Menschen. Auf mentaler Ebene zeigt sich das Dosha durch Mut, Durchhaltevermögen und Intelligenz. Hier ist die Umsetzung ein wichtiger Faktor. Allgemein gesprochen sind Pitta-Typen die Leistungsträger, Macher und Alpha-Menschen. Gerät ein solcher Typus ins Ungleichgewicht, kann sich dies durch einen zu hohen Anspruch und Perfektionismus äußern oder sogar Aggression, Ungeduld und Streitlust hervorrufen. Im Körper zeigt sich ein Pitta-Ungleichgewicht durch Entzündungen, Sodbrennen, Magengeschwüre und Herz-Kreislauf-Beschwerden. Um eine Balance wiederherzustellen, können kühlende Lebensmittel, regelmäßige Mahlzeiten und Sport ohne Leistungsgedanken unterstützend wirken.

Prana up your Pitta

Vata

Das Vata Dosha besteht aus den Elementen Luft und Äther und repräsentiert daher das Prinzip der Beweglichkeit. Menschen, die eine hohe Ausprägung des Vata Doshas in sich tragen, tendieren dazu, mobil, geistig aktiv und gerne im Höhenflug zu sein. Das bedeutet, die körperlichen, aber auch die mentalen Prozesse sind sehr flüchtig, aktiv und häufig nicht greifbar. Diese Bioenergie sorgt dafür, dass unsere Atmung aktiv ist und wir stetig die Bewegung der Ein- und Ausatmung ausführen. Darüber hinaus werden bestimmte Stoffwechselprozesse und Körperaktivitäten wie auch natürliche Bedürfnisse initiiert. Auf mentaler Ebene steht das Vata Dosha für Kreativität und Begeisterung.

Ist es im Ungleichgewicht, kann es im Körper zu vermehrter Luft kommen, das heißt, für Blähungen oder einen aufgeblähten Bauch sorgen und generell Verdauungsbeschwerden wie Verstopfung, aber auch Durchfall hervorrufen. Wegen der trockenen Eigenschaft kann sich das Vata Dosha auch durch trockene Haut oder Gelenkprobleme äußern. Schlaflosigkeit ist ebenfall ein häufiges Symptom. Auf mentaler Ebene ist diese Bioenergie sehr stressanfällig, verliert schnell die Bodenhaftung und die Stabilität. Das kann zu innerer Unruhe, verminderter Konzentration, Sprunghaftigkeit, Ängstlichkeit oder Unsicherheit führen. Dementsprechend können Routinen, Stabilität und regelmäßige Mahlzeiten wieder für eine Balance des Vata Doshas sorgen.

Prana up your Vata

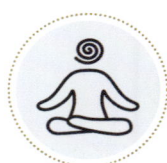

Tipps für ein gesundes Gleichgewicht

Jeder Mensch trägt einen Anteil aller drei Bioenergien in sich, nur in unterschiedlicher Verteilung. Entsprechend kann das individuelle Gleichgewicht durch verschiedene Methoden erreicht werden und sich für jeden anders anfühlen. Wir möchten dir in diesem Buch ganz unterschiedliche Anregungen geben, die du für dich entdecken und ausprobieren kannst. Diese Techniken sind ein wichtiger Schritt, um sich selbst kennenzulernen. Häufig fehlt uns aber die Energie für diesen Weg, daher ist in unseren Augen einer der ersten Schritte, seinen Körper und vor allem sein Energiezentrum zu verstehen. Diese Energie entstammt unserem inneren Feuer, unserem Agni.

AGNI – DEIN LEBENSFEUER

Das Agni ist im Ayurveda, wie bereits erwähnt, das Verdauungsfeuer und lebenswichtig, denn es ist die Transformationskraft und dafür zuständig, dass die Verdauungsprozesse in Gang gesetzt werden.

Diese sind nicht nur essenziell, um Nahrung zu verdauen, sondern auch alle mentalen und emotionalen Vorgänge zu verarbeiten. Wenn dein Agni geschwächt ist, ist auch dein Körper geschwächt, denn er muss viel Energie aufwenden, um den Stoffwechsel wieder in Balance zu bringen. Darunter leidet auch das Immunsystem, wodurch Dysbalancen oder Krankheiten entstehen können. Daher ist es so wichtig, dass deine Verdauung funktioniert, dein Stoffwechsel im Gleichgewicht und dein Agni aktiv ist. Denn dann kann Lebensenergie entstehen.

Im Ayurveda dreht sich fast alles um das Agni und wie du dieses ausbalancieren kannst. Im Kapitel »Mindful Eating & Cooking« ab Seite 86 kannst du mehr darüber erfahren, wie du Ayurveda in deine Küche integrieren, mithilfe deiner Aufmerksamkeit dich selbst kennenlernen und auch dein Agni zurück ins Gleichgewicht bringen kannst.

Dein Agni im Tagesrhythmus

Indem du die Prinzipien der Natur verstehst und verinnerlichst, kannst du auch dich selbst und somit dein Agni verstehen. Denn wir stammen aus der Natur und basieren auf ihrer Logik.

Um dein Agni besser kennenzulernen, ist es wichtig, den Tagesrhythmus zu betrachten, denn das Agni ist abhängig von der Sonne, und je nachdem, wo diese gerade steht, richtet sich dein Agni danach.

31

AGNIKURVE

MITTAGS

Verdauungsfeuer aktiv

größte Mahlzeit des Tages (gegen 12 Uhr)

Schwer verdauliche Lebensmittel können
hier am besten verarbeitet werden:
Rohkost, Fleisch, Weizen

MORGENS

Verdauungsfeuer
noch sehr gering

Aktivierende Routinen:
- Warmes Wasser trinken
- Leichtes, warmes Frühstück
(6:30–7:30 Uhr)
- Yoga-Übungen
- frische Luft
- Atemübungen

NACHMITTAGS

Verdauungsfeuer
nimmt ab

Zeit für Kreativität,
Bewegung, Sport

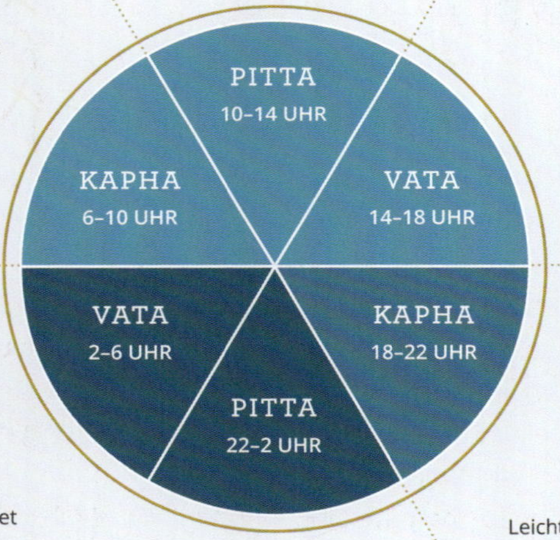

PITTA
10–14 UHR

KAPHA
6–10 UHR

VATA
14–18 UHR

VATA
2–6 UHR

KAPHA
18–22 UHR

PITTA
22–2 UHR

NÄCHTLICHE PROZESSE

PITTA:
Aufgenommene Nahrung &
Emotionen werden verarbeitet

Reinigungsprozesse:
- Nährstoffe werden aufgenommen
- Schadstoffe werden aussortiert

VATA:
Verteilt die Schadstoffe an die richtigen Stellen
für die Ausscheidung am nächsten Morgen

ABENDS

Verdauungsfeuer
wieder geringer

Leichte Speisen (17:30–18:30 Uhr)
z. B. Curries, Suppen
3h vor dem Schlafengehen

Beruhigende Routinen:
- Yin Yoga
- Massagen
- Lesen

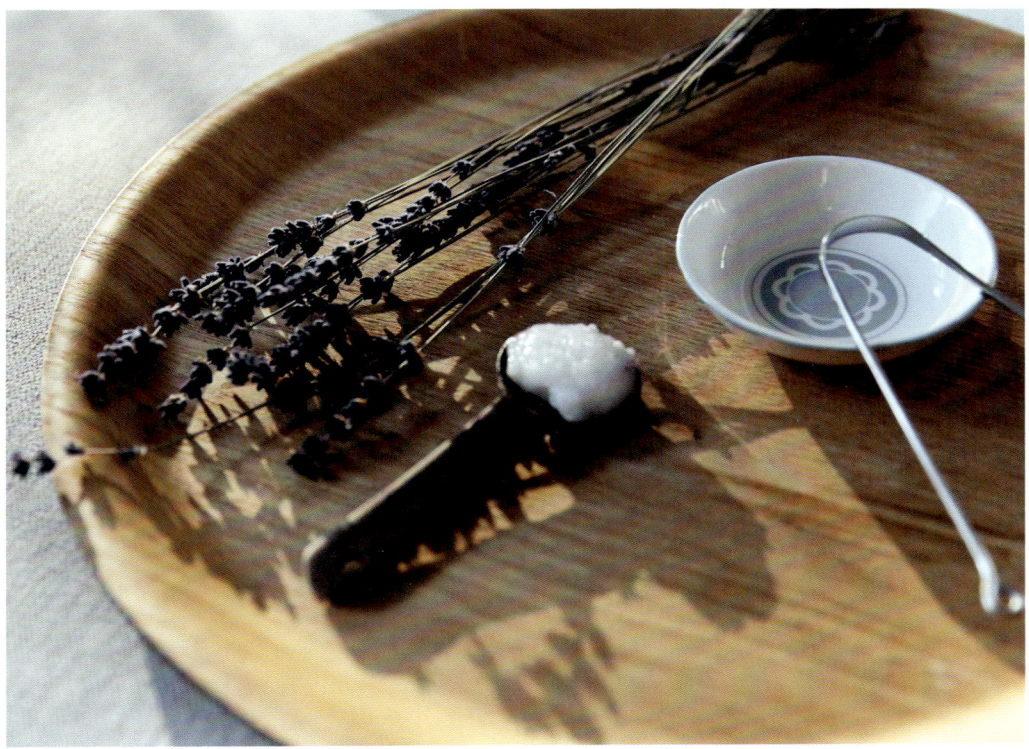

Der Morgen (6–10 Uhr) • Kapha

Wir lieben den Morgen, vor allem unsere ganz individuelle Zeit und die (Morgen-)Routine, die wir nach dem Aufwachen durchlaufen können. Aber warum ist der Morgen eigentlich so unglaublich magisch?

Die Natur ist noch recht ruhig und erwacht erst langsam. Im Takt, wie die Sonne aufgeht, wird auch die Natur heller, wacher und freundlicher. In dieser Zeit kannst du es eher ruhig angehen lassen und die Stille für dich nutzen, denn nun herrscht das Kapha Dosha vor. Das bedeutet, dass alle Systeme im Makro-Mikro-Kosmos etwas träge, beständig und sehr stabil sind. Du wirst merken, dass es einen ganz besonderen Zauber am Morgen gibt, wenn du bewusst deine Aufmerksamkeit darauf lenkst. Dein Agni – und damit dein Stoffwechsel – ist um diese Zeit ebenfalls noch nicht aktiv, daher ist es wichtig, den Körper dabei zu unterstützen, richtig in den Tag zu starten.

Im Folgenden findest du verschiedene kleine Routinen und Rituale für den Morgen, die wir selbst regelmäßig durchführen.

Zunge reinigen

Die Zunge zu reinigen ist eine der ersten Morgenroutinen. Sie dauert keine Minute und ist dabei unglaublich effektiv. Denn sie befreit die Zunge von dem Belag, der sich über Nacht dort gebildet hat. Die Zunge ist die Verlängerung des Verdauungstraktes – in der Nacht sammeln sich dort alle Stoffe, die der Körper nicht mehr braucht und die er loswerden will. Durch das Schaben der Zunge können wir den Körper bei dem Reinigungsprozess unterstützen und gleichzeitig den Stoffwechsel aktivieren. Die Stimulation der feinen Nerven auf der Zunge regt außerdem den Kreislauf an, und wir werden aktiv.

HOW TO: *Du kannst dir in einem Drogeriemarkt oder Onlineshop einen Zungenschaber besorgen, oder du nimmst einfach einen Teelöffel zur Hand. Setze am Ende der Zunge an und ziehe den Zungenschaber oder den Teelöffel von hinten nach vorne. Wiederhole diesen Vorgang und spüle danach mit Wasser den Mund aus.*

Öl ziehen

Nach dem Schaben der Zunge kannst du, um den Reinigungsprozess noch weiter zu unterstützen, Öl ziehen. Das Öl im Mund bindet alle Giftstoffe, und durch die Bewegung des Ziehens wird zusätzlich der Kiefer gelockert, der sich in der Nacht schnell verspannen kann.

HOW TO: *Für das Ölziehen nimm einen Teelöffel Öl deiner Wahl in den Mund, bewege es für etwa 15 bis 20 Minuten hin und her und ziehe es ab und zu durch die Zähne. Die Zeitspanne ist eine Empfehlung, denn hierbei ist die Wirkung am größten. Aber du kannst die Anwendung natürlich verkürzen. Jede Minute ist besser als keine Minute, also lass dich von der optimalen Dauer nicht abschrecken, sondern probiere es einfach aus. Fang klein mit drei bis fünf Minuten an und steigere dich von Tag zu Tag, oder bleibe einfach bei den fünf Minuten. Mach das, was sich für dich gut anfühlt.*
Für die Auswahl des Öls kannst du dich an die Jahreszeiten beziehungsweise die Typen halten. Für Vata, also für die Herbst- und Winterzeit, ist Sesamöl empfehlenswert. Für das Kapha Dosha oder den Frühling ist Sonnenblumenöl geeignet (bitte besonders auf die Qualität achten). Im

Sommer kannst du kühlendes Kokosöl verwenden, das auch das Pitta Dosha reduziert. Ganz allgemein möchten wir dir empfehlen, hochwertige und kaltgepresste Öle zu verwenden, da sie direkt in die Schleimhäute und so in dein System gelangen. Spucke das Öl nach dem Ölziehen nicht in den Abfluss, sondern in ein Küchentuch und entsorge es im Mülleimer. Danach unbedingt Zähne putzen, damit die Giftstoffe aus dem Körper gespült werden!

Warmes Wasser trinken

Das bekannte warme Wasser am frühen Morgen gibt es auch bei uns, und es ist unser liebster Part der Morgenroutine, denn es bewirkt so unglaublich viel. Und genau das wollen wir dir mit auf den Weg geben. Es sind die kleinen Dinge, die eine große Veränderung schaffen können. Das warme Wasser am Morgen ist wie eine innere Dusche und spült alle Ablagerungen fort, die sich in der Nacht abgesetzt haben. Darüber hinaus entfacht es dein Verdauungsfeuer und aktiviert deinen Stoffwechsel.

HOW TO: *Wasser zum Kochen bringen und am besten zehn Minuten köcheln lassen. Nach zehn Minuten ändert sich nämlich die physische Zusammensetzung, denn die Wassermoleküle werden gespalten. Dadurch wird das Wasser weicher, schmeckt etwas süßlicher und treibt den Reinigungsprozess noch weiter voran. Aber auch einmal aufgekochtes Wasser ist schon ein prima Start. Nach dem Kochen abkühlen lassen und bei Trinktemperatur genießen.*
Am besten, du trinkst ein Glas oder einen Becher voll puren warmen Wassers. Danach kannst du gern frischen Ingwer oder etwas Zitrone hinzufügen. Je mehr du gleich am Morgen trinkst, desto aufgefüllter ist dein Wasserhaushalt für

den Tag. Achte nur darauf, nicht allzu viel kurz vor dem Frühstück zu trinken, da der Körper etwas Zeit braucht, auch die Getränke zu ver-stoffwechseln. Im Kapitel »Mindful Eating« fin-dest du weitere Tipps zum Wasser.

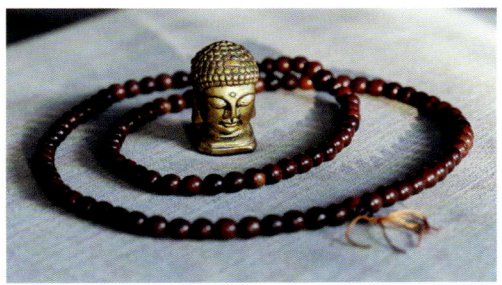

Achtsamkeitsübungen

Achtsamkeit bedeutet für jeden etwas anderes und ihre Praxis ebenso. Daher ist die Auswahl der Übungen ganz dir überlassen. Du kannst dir im Kapitel »Achtsamkeit« ein paar Inspira-tionen holen und einfach mal ausprobieren, was sich für dich gut anfühlt. Wir haben für uns eine Pranayama-Praxis etabliert (siehe ab Seite 77), die uns gleich am Morgen mit viel Energie versorgt und die Energiekanäle reinigt.

Bewegung

Die Art der Bewegung ist ebenso individuell wie die Achtsamkeitsübungen. Mach etwas, das dir guttut, sei es Laufen, Fitness, Kraftsport oder ein kleiner Spaziergang. Wir praktizieren eine Abfolge von Yogaübungen, die je nach Terminplan und Stimmung in der Länge und Intensität schwankt.

Gerade bei der Bewegung ist es ganz wichtig, dass du auf deinen Körper hörst und heraus-findest, was dir am heutigen Tag guttut. Viel-leicht ist es etwas Aktivierendes oder eher etwas Ruhiges. Gehe nicht nach der Routine, sondern bleibe flexibel. Hauptsache, du streckst dich einmal – da können auch 50 Schritte auf Zehenspitzen reichen. Ver-schränke dafür deine Hände über dem Kopf mit den Handflächen nach oben. Stell dich auf die Zehenspitzen und laufe 50 bis 100 Schritte. Das aktiviert deinen Stoffwechsel, und dein ganzer Körper wird aufgeweckt.

Warm frühstücken

Das warme Frühstück ist ähnlich wie das warme Wasser ein wichtiger Teil des Energie-sparmodells, denn kaltes Essen am Morgen kann unser Agni gleich wieder erlöschen las-sen. Warmes Frühstück wie Porridge, Pancakes oder Waffeln (siehe ab Seite 133), wirkt unter-stützend auf dein Verdauungsfeuer, sodass dein Körper Energie aus der Nahrung ziehen kann und gut für den Tag gewappnet ist.

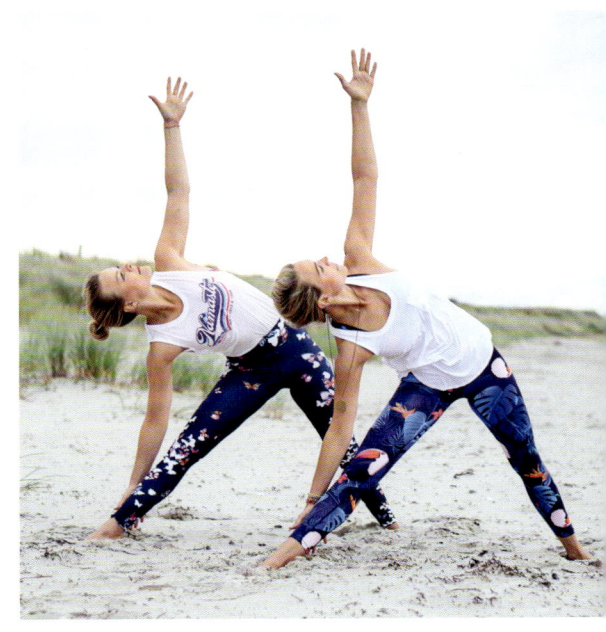

Das stille Örtchen für dein Prana

Ein Thema, über das nicht viel gesprochen wird, das aber ein wichtiger Bestandteil am Morgen sein sollte, ist der Toilettengang. Die morgendliche Darmentleerung ist Teil der täglichen Reinigung und essenziell. Im Ayurveda kann man am Stuhlgang erkennen, ob man selbst im Gleichgewicht ist oder nicht. Aber was ist ein normaler Stuhlgang? Das kommt natürlich wieder ganz auf den Typ an, aber es empfiehlt sich, ein- bis zweimal täglich eine vollständige Darmentleerung zu haben. Am besten gleich morgens, denn dann kann der Reinigungsprozess, der während der Nacht stattgefunden hat, fortgesetzt werden, und der Körper kann alles vom vorigen Tag loslassen. Das ist für einen energiereichen Start in den neuen Tag besonders wichtig.

Nun zu einem weiteren tollen Thema: der Konsistenz. Wie sollte die sein? In den Lehrbüchern findet man Vergleiche mit einer reifen Banane oder Zahnpasta. So oder so, sollte der Stuhl weder zu hart noch zu weich sein. Die Verdauung sollte nicht stocken, aber auch nicht überaktiv sein. Funktionieren der Stoffwechsel und die Verdauung, ist das Energiesystem also ausgeglichen, hat der Körper genug Energie für die übrigen körperlichen und mentalen Aufgaben.

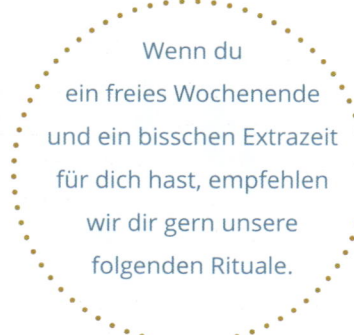

Wenn du ein freies Wochenende und ein bisschen Extrazeit für dich hast, empfehlen wir dir gern unsere folgenden Rituale.

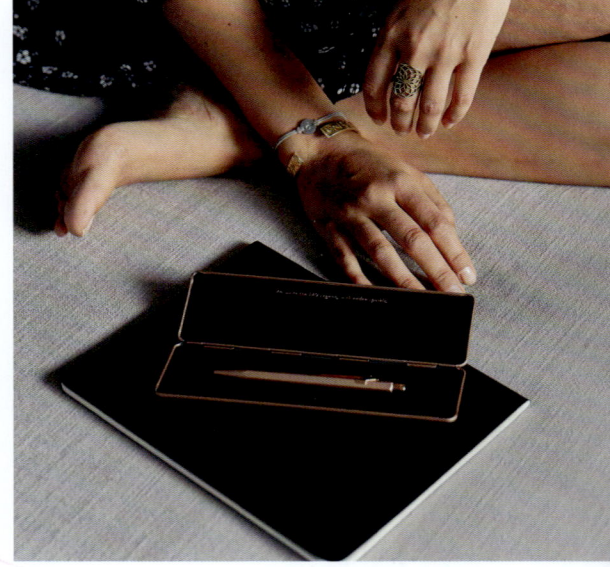

Journaling

Das Journaling erinnert an das Tagebuchschreiben in Teenager-Zeiten, ist aber auch später so unglaublich wertvoll. Denn wenn wir unsere Gedanken und Gefühle aufschreiben, erreichen wir dadurch eine andere, tiefere Bewusstseinsebene. Durch die schriftliche Form gelingt uns eine intensivere Verarbeitung, und wir können besser reflektieren. Wenn du noch nie geschrieben hast, dann kann es im ersten Moment ziemlich ungewohnt sein, die eigenen Gedanken in Worte zu fassen, aber wir möchten dich dazu ermutigen, es einfach mal auszuprobieren. Unsere Erfahrungen haben gezeigt, dass wir dadurch Klarheit gewinnen und uns besser fokussieren können.

Du kannst dir auch durch das morgendliche Schreiben eine Intention für den Tag setzen und dein Gefühl dadurch bewusst lenken. Es ist unglaublich, welche Kraft dahintersteckt. Wenn du es morgens nicht schaffst, ist natürlich jede andere Tageszeit ebenso geeignet.

Prana Note

Überlege dir kleine Fragen, die du dir selbst beantwortest. Zum Beispiel:
• Was bedeutet Energie für mich?
• Wie kreiere ich mehr Energie in meinem Leben?

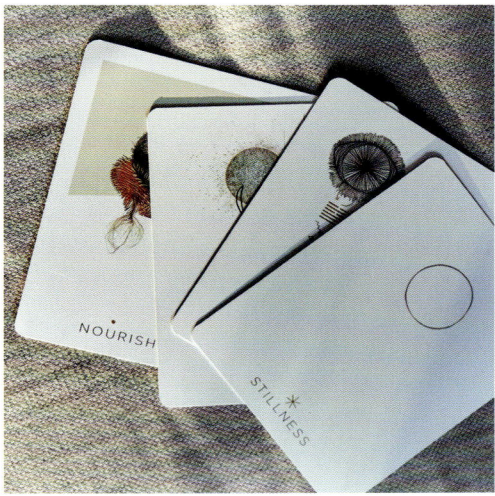

Karten ziehen

Kartenziehen klingt vielleicht im ersten Augenblick etwas abgedreht, kann aber eine wunderbare Stütze und Inspiration im Alltag sein. Hast du eine bestimmte Frage im Leben, wo du ein wenig Unterstützung benötigst? Dann können dir die Karten helfen. Sie geben dir natürlich nicht gezielt Antwort, aber vielleicht kannst du deinen Blickwinkel durch die jeweilige Karte ein wenig verändern und die Antwort in dir selbst finden. Unsere absoluten Lieblingskarten sind derzeit die Inner Compass Cards, da sie unglaublich schön geschrieben sind und uns immer wieder eine Quelle der Inspiration sind, wenn wir mal nicht weiter wissen.

Es gibt auch noch andere, unterschiedliche Rituale, die sich für dich vielleicht besser anfühlen. Probiere sie einfach aus und spüre hin, was dir guttut.

Vor allem ist es wichtig, nicht alles auf einmal zu wollen, sondern Schritt für Schritt diesen Weg zu gehen und langsam Rituale in den Alltag zu integrieren. Wenn du von heute auf morgen alles ändern möchtest, kann es sein, dass dein System durcheinandergerät, und die Chance ist dann höher, dass du wieder in alte Gewohnheiten fällst.

 Kapha im (beruflichen) Alltag

In die Kapha-Zeit am Morgen kannst du all die Aufgaben legen, die dir nicht besonders viel Spaß machen, sondern kontinuierliches Durchhaltevermögen von dir verlangen. Das Kapha Dosha wird dich dabei unterstützen, diese Aufgaben zu meistern. Es ist dabei sehr sanft und liebevoll, was wunderbar ist. Termine und Verhandlungen, die etwas mehr Ehrgeiz und Power brauchen, solltest du hingegen besser in die Pitta-Zeit legen.

• • • • • • • • • • • • • • • • • •

Die Mittagszeit (10–14 Uhr) • Pitta

Nun kommt Aktivität in die Natur und auch in den Körper. Der Stoffwechsel wird aktiv, und dein Agni ist gegen zwölf Uhr, wenn die Sonne am höchsten steht, ebenso aktiv. Hier kannst du in die Umsetzung kommen, denn in dieser Zeit herrscht das Pitta Dosha vor, die Transformationskraft.

Für deinen Stoffwechsel bedeutet das, dass du jetzt die Hauptmahlzeit am besten verdauen kannst. Tendenziell gilt es auch, nun etwas Warmes und Gekochtes zu sich zu nehmen, aber du kannst die Speisen mittags auch mit ein wenig rohem Essen wie Salat als Beilage kombinieren. Hier eignen sich besonders die Ayurvedische Pasta (siehe Seite 148), die Rote-Bete-Queen (siehe Seite 151) oder die Süßkartoffel-Gnocchi (siehe Seite 154). Im Kapitel »Mindful Eating & Cooking« findest du Anregungen, wie du beim Essen Pausen einlegen kannst und mittags einen Ausgleich zum Rest des Tages schaffst.

Pitta im (beruflichen) Alltag

Unter dem Einfluss von Pitta können wir sehr ehrgeizig werden und gut Dinge strukturieren, ordnen und umsetzen. All die Aufgaben, die viel Energie benötigen, sind in dieser Zeitspanne leichter machbar. Das Energielevel ist nun am höchsten, wir sind ehrgeiziger und können gut auch mal unangenehme Aufgaben durchziehen.

· · · · · · · · · · · · · · · · · ·

Der Nachmittag (14–18 Uhr) • Vata

Nun kommt die Aktivität im Körper an, und die Bewegung in der Natur und im eigenen Körper nimmt zu. Auch die Gedanken werden etwas freier und zugleich intensiver. Der Nachmittag ist die beste Zeit, um kreativ zu werden, Ideen zu sammeln und sich zu bewegen, also auch, um Sport zu treiben. Dein Agni ist ein wenig unruhiger und gibt Signale, dass es Aufmerksamkeit braucht. Hier ist es wichtig, die Zeichen kennenzulernen und die körperlichen Reaktionen einzuordnen. Oft verspürt man am Nachmittag Heißhunger oder zehrt nach Energie. Je mehr du dir selbst Aufmerksamkeit schenkst,

desto besser kannst du deine Symptome verstehen lernen. Heißhunger ist häufig ein mentales Phänomen, das wir ab Seite 104 näher beleuchten.

Wenn du ein klassisches Nachmittagstief hast, kann das daran liegen, dass die Bewegung im Kopf und im Körper zu hoch ist und du dich etwas umhergewirbelt fühlst. Anstatt zur klassischen Schokolade zu greifen (die regt durch den industriellen Zucker nämlich noch mehr an, siehe Seite 106/107) oder zum Nachmittagskaffee, nimm besser einen Energiebooster zu dir, der dich innerlich nicht aufwühlt. Hier sind Energy Balls (siehe Seite 184), Kurkumamilch (siehe Seite 188) oder eine Tasse Ayurvedischer Kakao (siehe Seite 189) um einiges effektiver, denn daraus kannst du die meiste Energie gewinnen.

Vata im (beruflichen) Alltag

Das Vata Dosha repräsentiert das Bewegungsprinzip, das wir ganz wunderbar für uns nutzen können. Der Nachmittag ist die beste Zeit, um im Beruf ein Brainstorming durchzuführen, innovative und kreative Prozesse voranzubringen und sich zu bewegen. Die Gedanken wirbeln in dieser Zeit etwas intensiver umher, daher kann es sein, dass du beim stoischen Abarbeiten von anstehenden Aufgaben eine leichte Überforderung spürst.

· · · · · · · · · · · · · · · · · ·

Der Abend (18–22 Uhr) • Kapha #2

Hier wiederholt sich der Zyklus, denn nun dominiert das Kapha Dosha wieder in der Natur. Die Prozesse werden etwas langsamer und ruhiger. Nutze diese Zeit, um selbst zur Ruhe zu kommen und abzuschalten. Es gibt einige

Rituale, die dir dabei helfen, den Tag abzu-schütteln und das Hier und Jetzt zu genießen. Auch hierbei gilt, dass alle Ideen, die wir dir mitgeben, ganz individuell und sehr von dir und deinen Vorlieben abhängig sind.

Eines der wichtigsten Rituale ist – und das gilt für alle –, ein leichtes, warmes Abendessen zu sich zu nehmen, und zwar aus Nahrungs-mitteln, die nicht aufwühlen und uns perfekt auf die Nacht vorbereiten. Denn der Schlaf ist von unglaublicher Bedeutung. Am Abend sind daher alle Suppen ein ausgezeichneter Beglei-ter, wie zum Beispiel die Kohlrabisuppe (siehe Seite 160), ein Kitchari (siehe Seite 150) oder ein Dal (siehe Seite 147). Eine Gemüse-Pasta (siehe Seite 148) oder eine Cashew-Möhren-Quinoa-Bowl (siehe Seite 145) sind genauso gut, denn sie belasten deinen Stoffwechsel nicht allzu sehr und versorgen dich mit allen nötigen Nähr-stoffen und Geschmacksrichtungen.

Die Kapha-Energie hält in unseren Breiten-graden etwa bis 22 Uhr an und hilft dir dabei, etwas runterzukommen. Nutze diese Energie und mache dich auch gern schon bereit, früh schlafen zu gehen. Kapha hilft dir beim Ein-schlafen und bereitet deinen Körper perfekt auf die Reinigung während der Nacht vor.

Mögliche weitere Routinen für den Abend

Musik

Musik kann eine unglaubliche Wirkung auf un-seren Körper, den Geist und die Seele haben. Die Schwingungen wirken auf tiefer Ebene, dringen in deine Zellen ein und beruhigen dich. Diese Beruhigung kann aber nur stattfinden, wenn wir die entsprechende Musik hören.

Hier unsere Lieblingsmusik, damit du siehst, wie groß die Auswahl ist.

Tina Malia
»The Silent Awakening und Anahata: Mantras for a Heart Wide Open«

Deva Premal
»The Essence«

Deva Premal, Miten & Manose
»A Deeper Light«

Miten & Deva Premal
»Songs for the Inner Lover«

Beautiful Chorus
»Hymns of Spirit«

Julia Elena & Yvonne Lamberti
»Mantras of Joy«

Prana Note

Musik mit Text wirkt anregend, und das Ge-hirn verarbeitet auch diese. Wenn du in Sha-vasana, der Ruhehaltung, liegst, sind Lieder ohne Text besser. Du kannst jegliche Musik hören, von tibetischer Flötenmusik zu Zen- und Klaviermusik – alle Klänge, die dich per-sönlich beruhigen.

Journaling (Gedanken loslassen)

Ähnlich wie beim morgendlichen Journaling geht es darum, den eigenen Gedanken freien Lauf zu lassen. Dadurch kann der Tag einfach besser verarbeitet werden. Gerade wenn du sehr in deinem Gedankenkarussell steckst und das Erlebte nicht loslassen kannst, ist das Schreiben eine hilfreiche Methode.

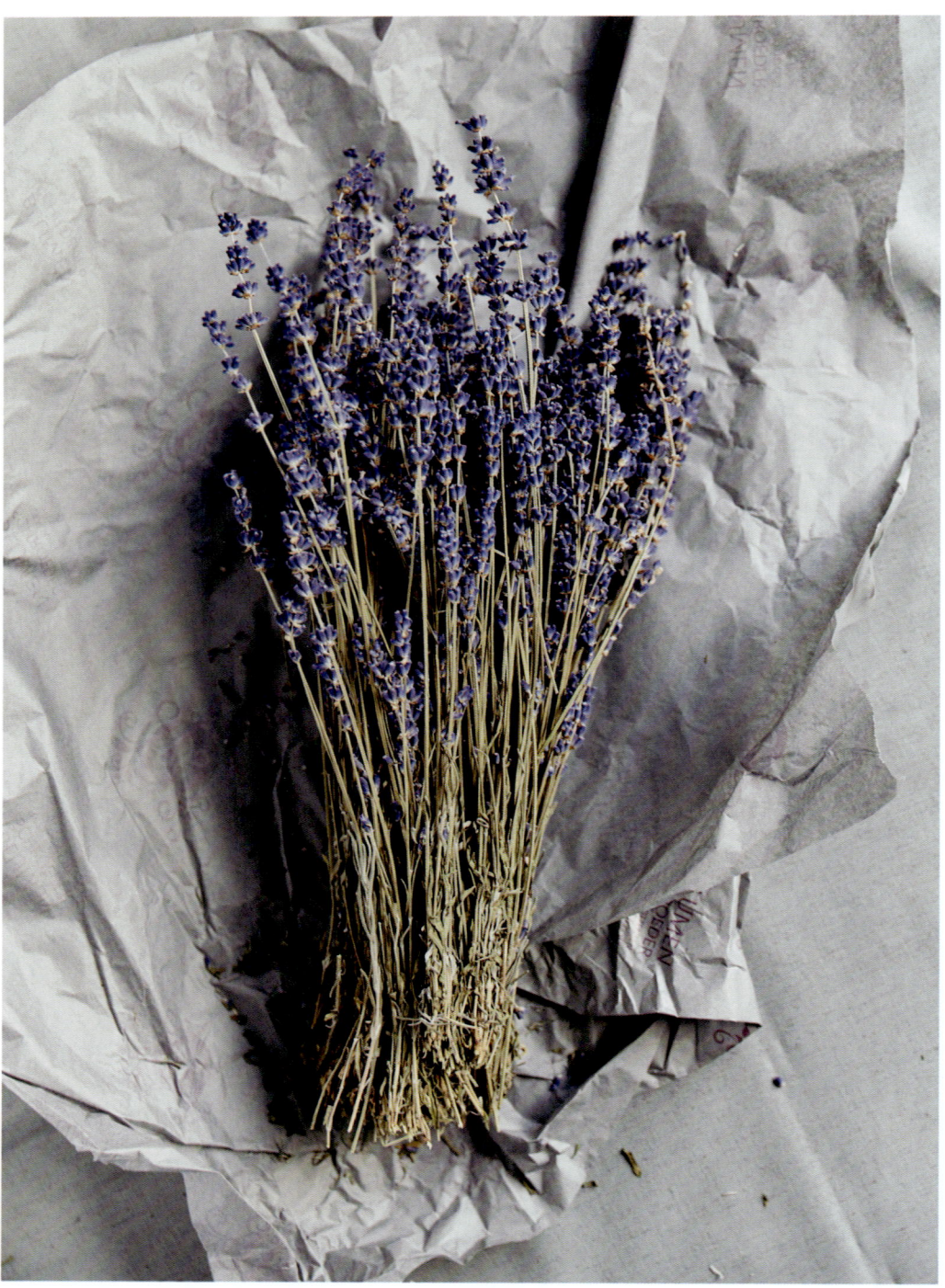

Oft haben wir auch das Gefühl, unsere Gedanken nicht im Griff zu haben oder uns in diesen schnell zu verlieren. Das fühlt sich an wie eine Abwärtsspirale, und die Gedanken drehen sich nur noch, kommen aber weder zu einer Lösung noch zur Ruhe. Uns hilft das Aufschreiben in solchen Momenten sehr, denn dadurch können wir unsere Gedanken und Gefühle leichter loslassen, haben aber nicht den Eindruck, dass ihre Botschaften verschwunden sind.

Ätherische Öle zur Beruhigung

Eine passive Variante der Beruhigung können ätherische Öle sein, die ganz von alleine auf unser System wirken. Gerade die Essenz von Lavendel wirkt sehr beruhigend auf Körper und Geist. Du kannst das Öl entweder in einen Zerstäuber füllen, der die Essenz in der Luft verteilt, oder ein bis zwei Tropfen auf die Fußsohlen geben und einmassieren. Dadurch werden deine Reflexzonen stimuliert, und die Organe entspannen sich automatisch, was sich auf deinen ganzen Körper auswirken kann.

Prana Note

Achte bei den ätherischen Ölen auf eine hochwertige Qualität. Wir haben viele ausprobiert und gemerkt, dass es sich lohnt, lieber mehr zu investieren und ein gutes Öl zu kaufen. Zum einen gibt es einen großen Unterschied in der Wirkung, zum anderen ist die Reinheit von Bedeutung, wenn wir die Öle innerlich anwenden möchten. Im Anhang kannst du nachschauen, welche Öle wir benutzen. Falls du noch Unterstützung brauchst, kannst du uns gerne kontaktieren.

Ein Body-Scan vor dem Einschlafen

Das Wandern durch den eigenen Körper kann uns darin unterstützen, diesen bewusst wahrzunehmen. Dadurch können wir uns selbst spüren und unser Nervensystem beruhigen. Auch hilft es, sich nicht in den Gedanken zu verlieren, sondern ganz bewusst der Stimme zu folgen, die uns anleitet. Geführte Body-Scans sind eine fabelhafte Möglichkeit, um bei dir selbst anzukommen. Mach es dir nicht unnötig schwer, sondern nutze dieses Hilfsmittel. Es ist einfach nur eine Unterstützung, die du dir gönnen darfst. Suche dir eine beruhigende Stimme aus, der du dich hingeben kannst, und dann konzentriere dich voll und ganz auf den Moment.

Prana Note

Wir können dir die App »Insight Timer« ans Herz legen, dort gibt es viele kostenlose Meditationen und auch Timer, die du dir mit Gitarrenmusik oder Ähnlichem stellen kannst und die eine beruhigende Wirkung auf dich haben können.

(Selbst-)Massagen

Eine ausführliche Massage kann Wunder bewirken. Nimm dir dafür Zeit und genieße dieses Ritual. Es mag vielleicht am Anfang etwas ungewohnt sein, sich selbst so viel Aufmerksamkeit zu schenken und sich zu berühren, aber wir können aus eigener Erfahrung nur sagen: Es gibt nichts Beruhigenderes und Nährenderes als warmes Öl auf der Haut. In Indien wird die Massage als Zeichen der reinen Liebe betrachtet, da sie mit einem offenen Herzen gegeben wird und somit auch die Seele erreicht. Die klassische Ganzkörpermassage

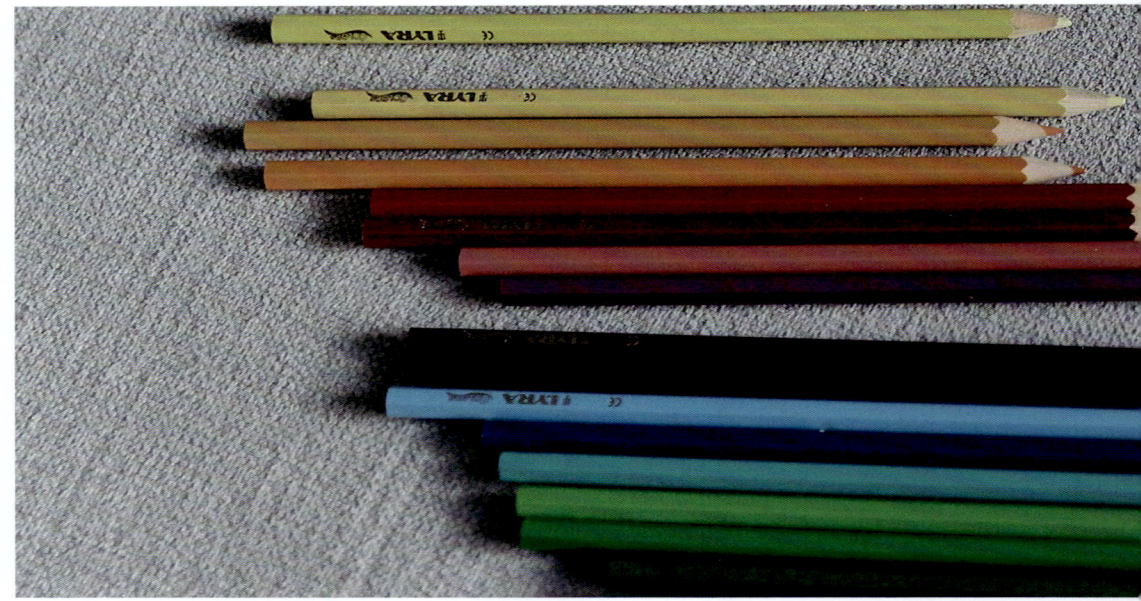

wird im Ayurveda als Abhyanga bezeichnet. Das Ritual wirkt verjüngend und baut deine Lebensenergie auf. Es belebt, regt dein Agni an und nährt Muskeln, Gewebe und deine Haut.

HOW TO: *Nimm ein Öl deiner Wahl zur Hand. Sesamöl wirkt wärmend und nährend und lässt uns abends besonders gut zur Ruhe kommen. Du kannst auch noch einen Tropfen eines beruhigenden ätherischen Öls hinzugeben.*

Erwärme etwa 40 bis 50 Milliliter Öl und beginne mit deinem Ritual am Nacken und Schulterbereich. Verstärke den Druck etwas bei den Armen, wenn dir danach ist, und streiche die Hände ruhig aus. Massiere jeden einzelnen Finger und die Handinnenflächen. Verteile dann das Öl großflächig auf deinem Oberkörper, massiere deine Brust und verweile kurz bei deinem Herzen – lass es die Wärme aufnehmen. Den Bauch kannst du sanft und ohne Druck vom Bauchnabel nach außen im Uhrzeigersinn umkreisen. Soweit es für

dich möglich ist, streiche das Öl am Rücken gut aus und lasse auch deinen unteren Rücken warm werden. Von da aus kannst du kräftig über dein Gesäß kreisen und die Oberschenkel massieren. Streiche die Beine in kreisenden Bewegungen aus und nimm dir Zeit für deine Füße. Hier möchte jeder einzelne Zeh beachtet und ausgestrichen werden.

Nachdem dein Körper nun eingeölt ist, empfehlen wir dir, das Öl rund 20 bis 25 Minuten einwirken zu lassen. In dieser Zeit entzieht es deinem Körper die Giftstoffe, die du anschließend mit einer warmen Dusche entfernen kannst. Dafür empfehlen wir dir eine milde, ph-neutrale Seife. Danach kräftig abrubbeln, das stärkt die Durchblutung. Ruh dich gerne noch ein paar Minuten aus.

Wenn du nicht so viel Zeit hast, kannst du dir auch eine angenehme Fußmassage gönnen. Diese ist etwas weniger aufwendig, trägt aber zur abendlichen Beruhigung bei. Die Fußmas-

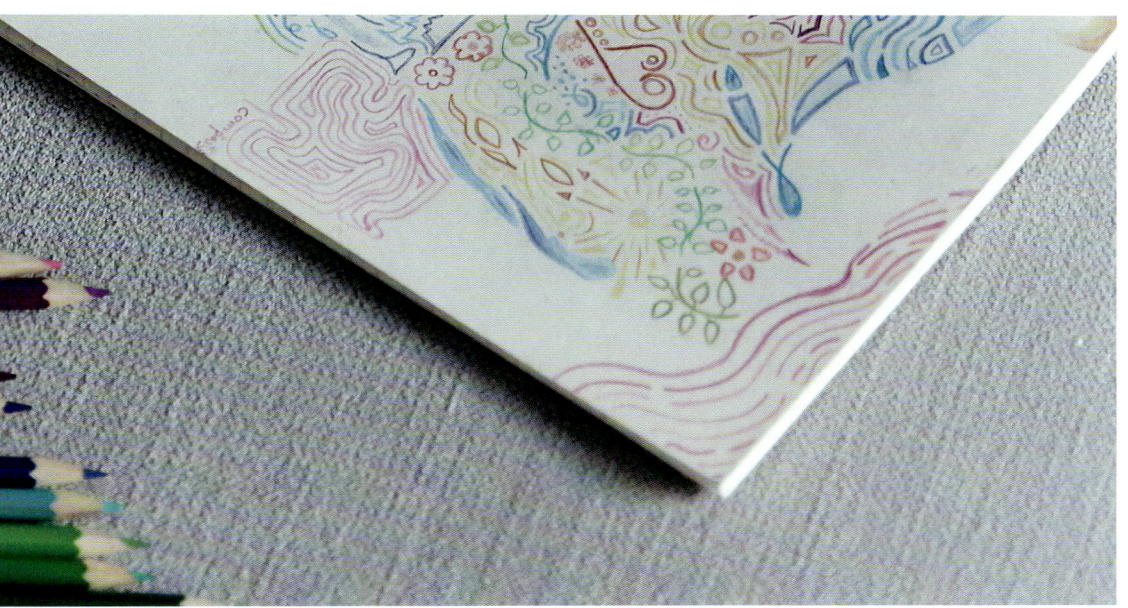

sage wird im Ayurveda als Padabhyanga bezeichnet und stimuliert die Energiepunkte im Körper, sodass Prana wieder fließen kann. Sie wirkt hilfreich bei Erschöpfung und kann dich innerhalb kurzer Zeit erden und entschlacken. Vor allem aber wird sie deinen Schlaf um einiges verbessern.

HOW TO: *Hierfür kannst du etwa 20 Milliliter Sesamöl erwärmen und zunächst beide Füße ausstreichen. Fange bei den Achillessehnen an und streiche gleichmäßig über deine Knöchel. Über die Innenseite der Füße kannst du deine Fußballen ausstreichen und die Außenkante der Füße massieren. Mit dem Daumen kräftig über die Ferse kreisen und die Sehnen am Fußgelenk ausstreichen bis zu den Zehen. Jeden einzelnen Zeh ausstreichen. Danach die Füße zudecken und warm halten.*

Die Massage dauert 10 bis 20 Minuten. Zur Not kannst du sie auch vor dem Fernseher oder beim Musikhören durchführen.

Malen

All denjenigen, die generell visuell verarbeiten, können wir nur ans Herz legen, die Farbstifte rauszuholen und wieder zu malen. Du kannst dir ein Ausmalbuch kaufen (es gibt tolle Mandala-Ausmalbücher) oder einfach drauflos malen. Egal ob Tusche, Aquarellfarben, Buntstifte oder einfach ein schlichter Bleistift - Zeichnen und Malen aktivieren unsere Kreativität und lassen uns ganz achtsam im Moment sein. Du kannst auch deine Erlebnisse malen oder deine Gedanken mit dem Stift zum Ausdruck bringen. Durch die künstlerische Aktivität wird das Gehirn gestärkt und kann den Stress lindern. Vor allem aber der Aspekt der Erschaffung, der Schöpfung von etwas Greifbarem ist in der heutigen Zeit von unglaublichem Wert. Probier es einfach aus – dafür brauchst du kein Künstler zu sein!

Die Nacht (22–2 Uhr morgens) • Pitta #2

In dieser Zeit herrscht wieder Pitta vor. Kennst du das Gefühl, irgendwann wieder aktiv zu sein und einen Energieschub zu bekommen? Dafür ist das Pitta in der Natur verantwortlich, und genau diese Energie brauchen wir auch – aber im Schlaf. Denn während der Schlafphase sorgt das Pitta dafür, dass der Körper von innen gereinigt und das Erlebte verdaut wird. Das heißt, dein Agni ist aktiv und verarbeitet alle Reize, Impulse und die Nahrung, die du dir zugeführt hast. Dies kann aber nur passieren, wenn wir dem Körper Raum und Ruhe dafür geben.

. . . .

Der frühe Morgen (2–6 Uhr morgens) • Vata #2

In dieser Schlafphase herrscht Vata vor, das Bewegungsprinzip. Das zuvor Gereinigte wird nun an die richtigen Ausscheidungsstellen im Körper (zum Beispiel Enddarm und Zunge) transportiert. So wird es unserem Organismus leicht gemacht, sich morgens zu reinigen, indem wir die Zunge schaben, Öl ziehen und zur Toilette gehen, um das Verdaute auszuscheiden.

Die Energie kurz vor sechs Uhr kann auch dazu genutzt werden, um aufzustehen und besser aus dem Bett zu kommen, bevor Kapha die Aktivität etwas trübt. Unser Schlaf ist um diese Zeit eher leicht oder von aktiven Träumen gekennzeichnet. Denn die Gehirnaktivität steigt in dieser Phase, und der Geist wird aktiver.

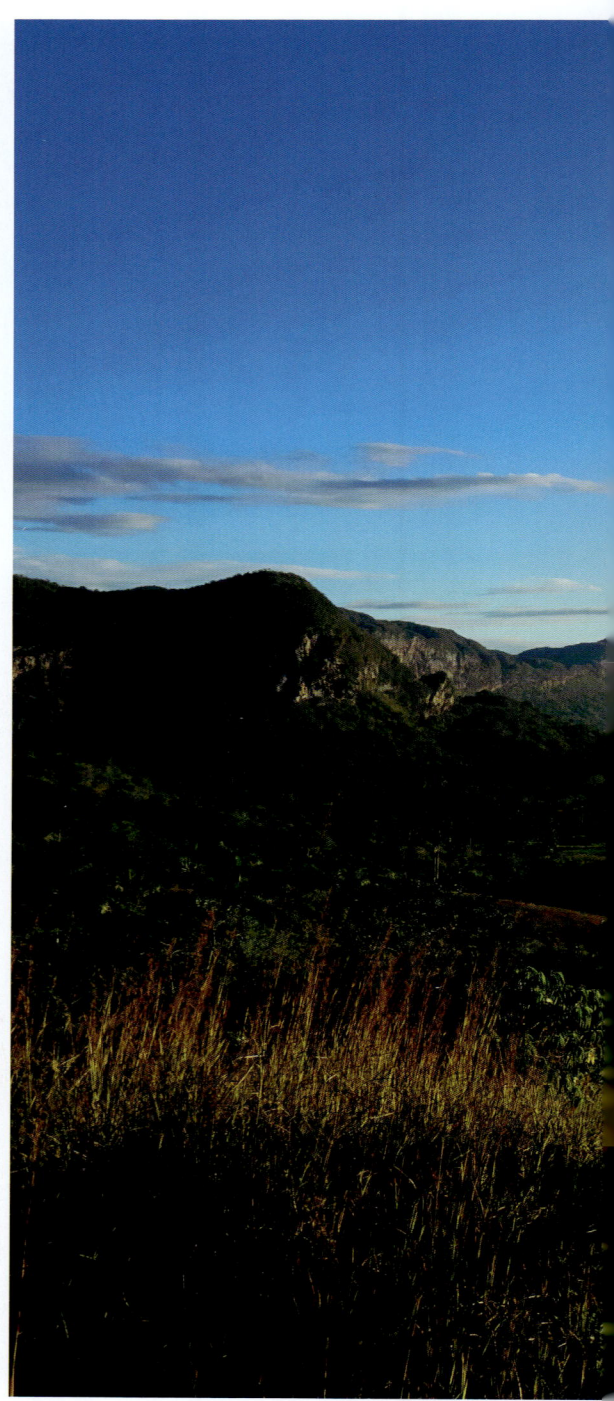

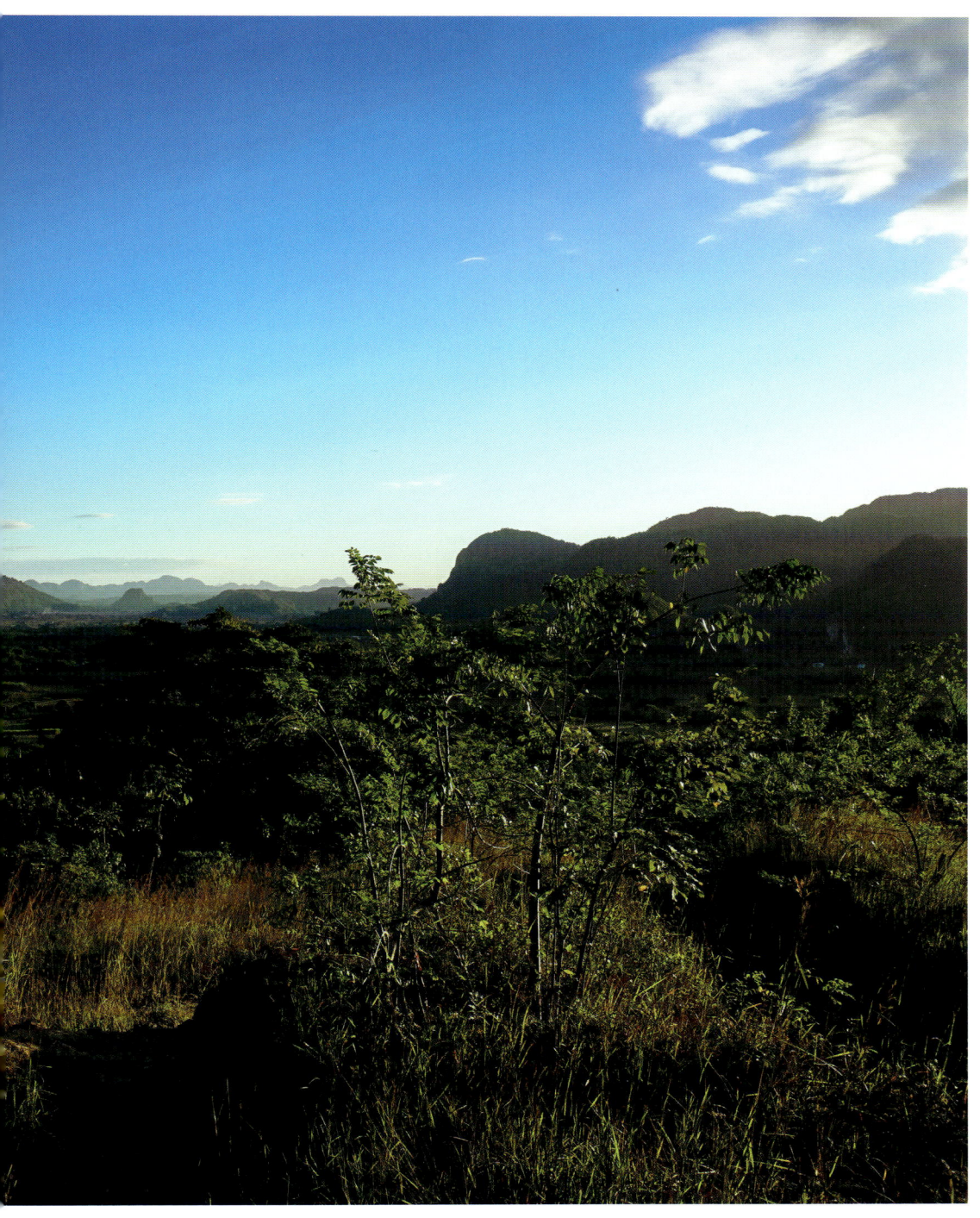

—

DIE NATUR DER JAHRESZEITEN

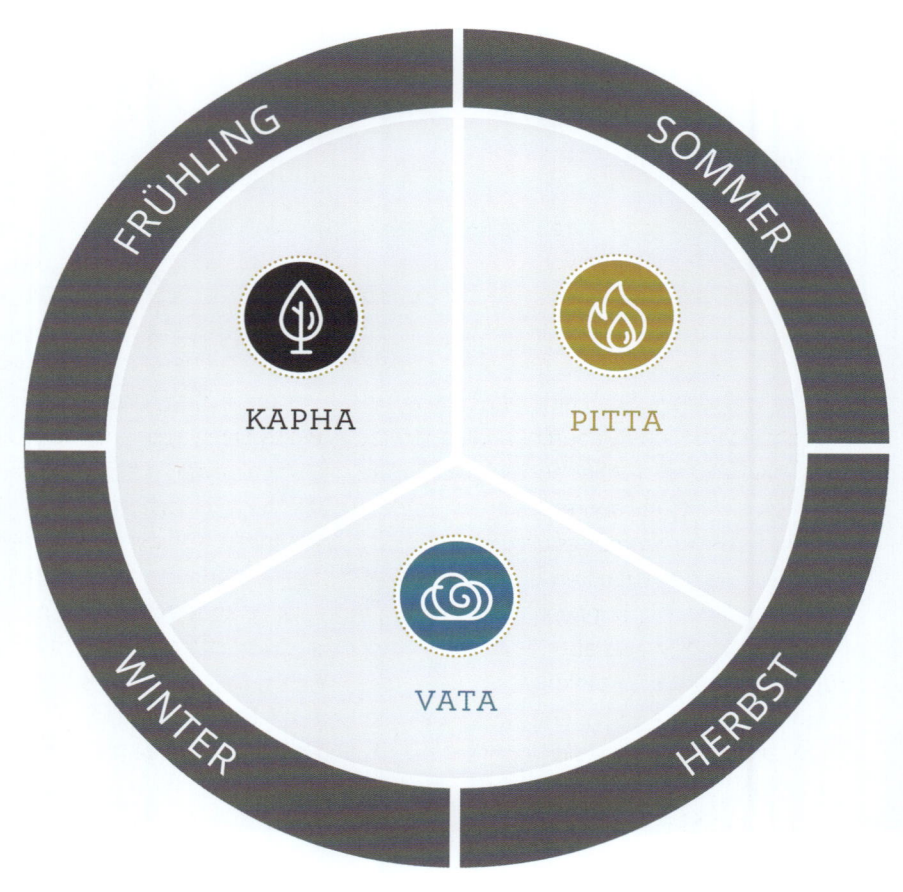

Für eine ayurvedische Küche musst du nicht unbedingt deine individuelle Konstitution (deinen Dosha-Typ) kennen. Es reicht, wenn du dich an den allgemeinen Prinzipien der Natur orientierst und die Tages- oder Jahreszeiten für dich nutzt. Denn auch diese werden im Ayurveda den Doshas zugeteilt und helfen dir somit bei der Orientierung.

Sommer • Pitta-Zeit

Im Sommer von etwa Mitte Juni bis Oktober herrscht das Pitta Dosha vor. Die Eigenschaften der Natur während der Sommerzeit sind trocken, sehr warm, und manchmal herrscht sogar eine starke Hitze. Die Tage sind in unseren Breitengraden durch eine lange Helligkeit gekennzeichnet, und dadurch ist die Aktivität nun höher als sonst. Aber auch in der Gesellschaft ist das Pitta zu spüren, denn wir schwirren voller Unternehmungslust von Event zu Event und sind am liebsten draußen, um mit Freunden Zeit zu verbringen.

Im Sommer kann es aber auch dazu kommen, dass vermehrt Krankheiten wie Magenbeschwerden oder Sonnenbrand auftreten. Die Hitze im Außen kann sich in uns wiederfinden, sodass Symptome wie Sodbrennen oder Entzündungen leichter entstehen.

Was können wir tun, um Pitta – zu viel Hitze in Körper & Geist – entgegenzuwirken?

Ganz generell gilt es, kühlende Lebensmittel und Komponenten in deinen Alltag bewusst zu integrieren. Kühlende Lebensmittel sind zum Beispiel Gurken, Minze und alle Kokosprodukte (siehe auch das Kapitel »Mindful Eating«). Ganz allgemein kannst du in dieser Jahreszeit leichte, nicht zu ölige Nahrung bevorzugen und auch mal Rohkost zu dir nehmen, weil dein Agni nun aktiver ist. (Rohkost wird im Ayurveda für alle anderen Phasen nicht empfohlen, da sie, wie schon erklärt, schwer verdaulich ist.)

Wichtig ist, dass du deinem Organismus genug Flüssigkeit zuführst, um der Hitze und Trockenheit entgegenzuwirken. Also: Viel trinken!

Unsere besten Tipps
Prana up your summer

- Kokoswasser (und alle anderen Lebensmittel, die dich im Sommer kühlen)
- Körpermassagen mit Kokosöl und einem Tropfen ätherischen Pfefferminzöls
- Wassermelone und frische Kokosnuss als Snack zwischendurch
- Pfefferminzöl auf die Handgelenke oder ganz leicht damit die Schläfen massieren
- kühlende Atemübungen, wie Shitali oder Shidkari (siehe Kapitel »Achtsamkeit«).

Herbst/Winter • Vata-Zeit

Die windige Jahreszeit wird durch das Vata Dosha dominiert und herrscht von Mitte Oktober bis Mitte Februar vor. Die warmen Temperaturen sinken langsam, der Wind wird stärker. In der Vata-Zeit verlieren die Bäume ihre Blätter, und Herbststürme häufen sich. Diese Bewegung ist auch bei uns Menschen zu bemerken. Wir werden vom Wind ein wenig hin und her gewirbelt, was sich auf die Stimmung auswirken kann. Eine innere Rastlosigkeit kann entstehen, und die Energie ist etwas geschwächter als im Sommer. Durch die zunehmende Bewegung im Außen sind wir vermehrt Impulsen ausgesetzt. Das nahende Jahresende kann uns zu schaffen machen. Der Druck steigt, und auch die hektische Vorweihnachtszeit bleibt nicht ohne Wirkung auf uns. Hier hilft es, den Blick nach innen zu richten und den Fokus auf dich und auf Ruhe zu legen. Halte dich warm und versuche dich zu erden, indem du dich etwas zurückziehst, warme Mahlzeiten und Getränke bevorzugst und dir wärmende, liebevolle Gedanken machst.

Unsere besten Tipps
Prana up your fall & early winter

- Yin Yoga (eine ruhige Form des Yoga, bei der Positionen für mehrere Minuten gehalten werden). Du kannst dabei eine wunderbare Verbindung zur Erde verspüren und wirst automatisch gelassener.
- Sesamöl. Sesamöl wärmt, du kannst dich damit vor dem Schlafengehen massieren. Gerade deine Füße freuen sich nun über Aufmerksamkeit. Mische hierfür etwas Sesamöl mit einem Tropfen Lavendelöl und massiere für 15 bis 20 Minuten deine Füße (siehe Seite 43). Das wirkt wunderbar beruhigend und sorgt für einen erholsamen Schlaf.
- Kürbis und andere erdende Lebensmittel und ganz viele warme nährende Gerichte. Im Kapitel »Mindful Eating« kannst du nachlesen, welche Lebensmittel dir in dieser Jahreszeit besonders guttun.
- Um innerer Unruhe vorzubeugen und um Vata zu reduzieren, kannst du täglich eine ausgleichende Atemübung praktizieren (siehe Seite 83).

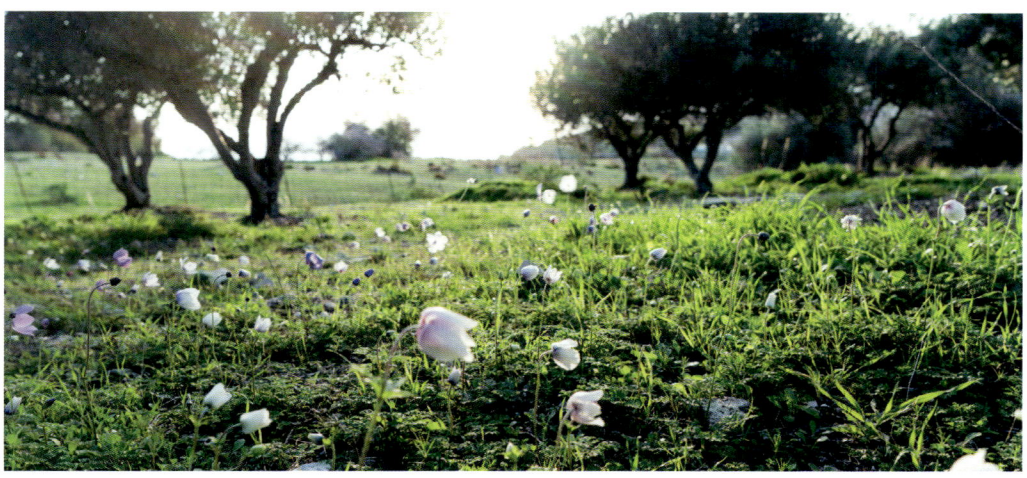

Winter/Frühling • Kapha-Zeit

Ab Mitte Februar startet, beherrscht durch niedrige Temperaturen und Feuchtigkeit, die Kapha-Zeit. In dieser noch dunklen Jahreszeit überwiegen Schneefall und Nässe. Frühjahrsmüdigkeit, Niedergeschlagenheit oder Depressionen sind ein Zeichen dieser Zeit, in der vieles ruhiger abläuft. Häufig auftretende Krankheiten sind Erkältungen, Halsentzündungen, Husten und Bronchitis. Um der Trägheit entgegenzuwirken, ist es empfehlenswert, sanft aktiv zu sein und Wärme und Licht zu suchen. Auch ist dies eine tolle Zeit, um sich zu reinigen, einen Detoxtag einzulegen und Altlasten loszulassen. Auch der Frühjahrsputz ist ein Zeichen dafür, den Winter hinter sich zu lassen und alles von Grund auf zu reinigen.

Unsere besten Tipps
Prana up your late winter & spring

- Frischen Ingwer- und Kurkumatee trinken. Mehrere Scheiben Ingwer und Kurkuma mit ein paar schwarzen Pfefferkörnern etwa 15 Minuten in Wasser köcheln lassen und warm trinken.

- Spare generell in dieser Zeit nicht an Ingwer. Vor allem nicht in deinem Essen – du kannst die Wurzel auch hineinreiben, wenn du nicht darauf beißen magst.

- Morgens zehn Sonnengrüße machen, um die Müdigkeit abzuschütteln und den Stoffwechsel zu aktivieren, oder zur Aufwärmung eine aktivierende Atemübung durchführen (Kapalabhati, siehe Seite 82).

- Es wird frischer in der Küche, jetzt kommen wieder frische Kräuter in alle Gerichte. Die besten Lebensmittel zur Winter- oder Frühlingszeit findest du ab Seite 125.

AYURVEDA
IN DEINER KÜCHE

Die vier Prinzipien basieren auf den Gesetzen und der Logik der Natur. Damit sind sie Teil des Makrokosmos und somit auch in unserem Mikrokosmos zu finden. Wir möchten in diesem Buch die Liebe zu deiner Ernährung in dir entfachen, und dabei spielen die vier Grundprinzipien eine zentrale Rolle, um ins Gefühl und ins Spüren zu kommen.

Im Kapitel »Mindful Eating« erfährst du, wie du die vier Prinzipien mit deiner Achtsamkeit kombinieren kannst. Dort erläutern wir dir, was wir unter achtsamem Essen verstehen und wie du diese Prinzipien und den ayurvedischen Flair in deiner Küche ausbauen kannst. Doch nun zu unseren vier Grundprinzipien der ayurvedischen Küche – *Let's integrate Prana.*

1. Warm kochen // *Warm it up!*
2. Mit Gewürzen arbeiten // *Spice it up!*
3. Frisch, saisonal & regional // *Fresh it up!*
4. Alle sechs Geschmacksrichtungen integrieren // *Taste it up!*

Warm it up!

Im Abschnitt über dein Agni (siehe ab Seite 31) hast du erfahren, warum warmes Essen und Trinken so unglaublich wichtig für unseren Organismus sind. Dein Agni ist dein Verdauungsfeuer, das durch Wärme angekurbelt wird und deinen Stoffwechsel ausbalanciert. Dein Körper braucht Wärme, um Essen verdauen zu können. Wenn du ihm kaltes, ungekochtes bzw. rohes Essen zuführst, muss der Körper es erst erhitzen und selbst »kochen«, um die Nahrung aufzuspalten und die Nährstoffe daraus ziehen zu können. Das kostet ihn viel Energie. Du kannst deinem Körper diese Schritte abnehmen, indem du ihn mit gekochtem, warmem Essen versorgst. Dadurch startet der Verdauungsprozess direkt und die Nährstoffe können optimal im Körper verteilt werden. Du wirst merken, dass du, wenn du dreimal täglich warme Mahlzeiten zu dir nimmst, mehr Energie zu Verfügung hast und dich wesentlich wohler fühlst. Rohes Gemüse und Obst können außer-

Wir haben für uns vier Prinzipien der ayurvedischen Küche entdeckt und in unsere eigene Küche übernommen. Diese Richtlinien können die ersten und zugleich einfachsten Schritte für dich werden, um Ayurveda in dein Leben zu integrieren. Sie können deine Basis für mehr Lebensenergie werden.

dem für einen aufgeblähten Bauch sorgen, und das kann ziemlich unangenehm werden.

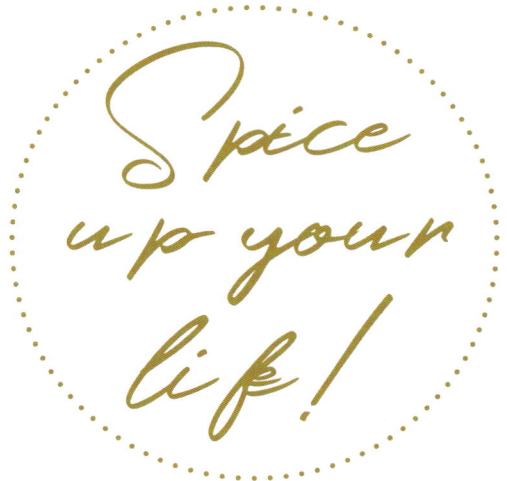

Prana Note

Mach kleine Schritte. Starte mit einer warmen Mahlzeit in den Tag. Ein warmes Frühstück ist leicht zubereitet und gibt dir Energie für den ganzen Tag. Probiere es aus! Unser Leben hat sich dadurch positiv verändert. Inspirationen findest du bei den Rezepten ab Seite 133. Dort erläutern wir dir die Basisschritte für einen leckeren Porridge mit Gewürzen und Obstkompott.

Spice it up!

Die ayurvedische Gewürzkunde ist vielfältig in ihrer Auswahl, mit unglaublichen Geschmäckern und weitreichenden Wirkungen.

Gewürze sind nicht nur dazu da, damit unser Essen nach etwas schmeckt, sondern primär werden sie für ihre Wirkung auf den Körper eingesetzt. Sie helfen uns, die Nahrung besser zu verdauen, bestimmte Symptome zu lindern und den Stoffwechsel zu unterstützen. Wir haben gewisse Klassiker in unsere Küche integriert, die einfach nicht mehr fehlen dürfen. Vor allem in unserem morgendlichen Porridge gibt es Ingwer, Kurkuma, Kardamom und Zimt.

Ingwer

Klein geschnitten oder gerieben wirkt und schmeckt frischer Ingwer am besten. Ingwer hat die Fähigkeit, unseren Stoffwechsel anzuregen, und ist deshalb gerade morgens wunderbar. Entweder im Essen oder als warmes Ingwerwasser ist er der perfekte Begleiter für einen energiereichen Morgen. Ingwer stärkt dazu das Immunsystem und enthält fünf von sechs Geschmacksrichtungen: scharf, süß, zusammenziehend, sauer und bitter. Nur die salzige Komponente fehlt in dieser Wunderwurzel. Sie reduziert Kapha und beruhigt Vata, und sie wirkt antibakteriell und entzündungshemmend auf unseren Organismus.

Kardamom

Die kleinen Kapseln sind wahre Wunder, wenn es um das große Thema Säure geht. Sie wirken entsäuernd, geben dir einen frischen Atem und können dir sogar bei Übelkeit helfen. Du kannst Kardamom auch in Pulverform kaufen und in deinen Kaffee mischen. Dadurch wirkst du der natürlichen Säure des Kaffees entgegen und vermeidest das Auftreten von Sodbrennen. Kardamom trägt neben bitter die Geschmacksrichtung süß und ist ein schöner, frischer Begleiter in Süßspeisen und im Porridge. Dazu kann Kardamom dein Agni stärken und reduziert in Maßen alle drei Doshas.

Kurkuma

Kurkuma (Gelbwurz) wirkt entzündungshemmend, reinigend und desinfiziert innerlich wie äußerlich. Sie gleicht alle drei Doshas aus, insbesondere das Vata Dosha. Kurkuma ist ein unglaublich energiegebendes Gewürz, das nicht nur ins Curry passt, sondern auch eine hervorragende Ergänzung zu Obstkompott ist. Gelbwurz trägt primär die Geschmacksrichtungen scharf, bitter und zusammenziehend.

Zimt

Ein herrliches Gewürz, das schnell an Weihnachten denken lässt. Es nur einmal im Jahr zu verwenden wäre viel zu schade, denn Zimt schmeckt zu gut und hat tolle Eigenschaften. Primär wirkt Zimt scharf als Geschmacksrichtung und unterstützt deinen Stoffwechsel bei der Verdauung schwerer Lebensmittel. Aber auch die Eigenschaft süß ist enthalten, weswegen Zimt eine leckere Ergänzung bei jeglichen Süßspeisen ist und im Porridge eine herrlich süße Note einfließen lässt. Zimt reduziert Vata und Kapha und erhöht Pitta, indem er den Kreislauf und die Durchblutung anregt.

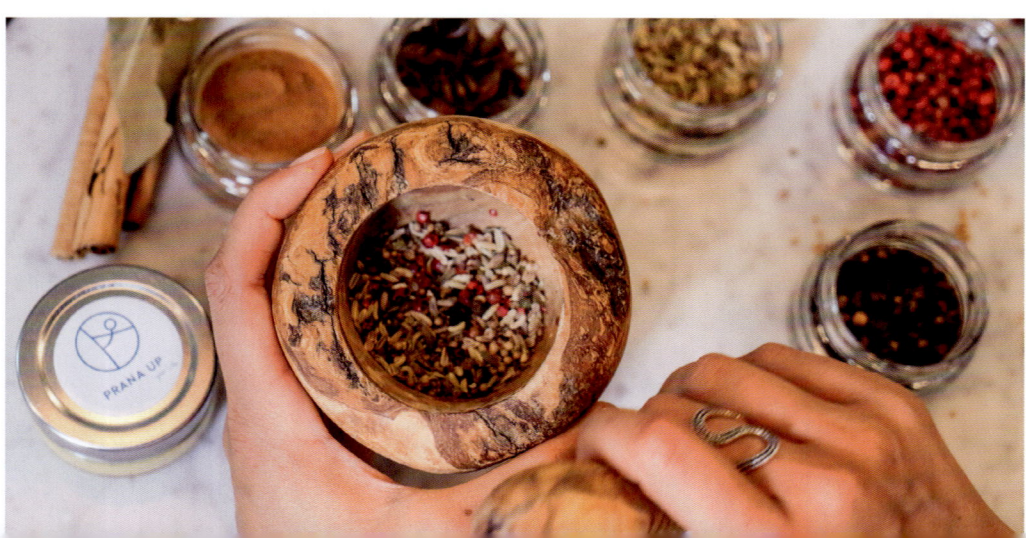

Top 10 Gewürze

 1 **INGWER**

- Der Alleskönner im Ayurveda
- Wirkt erwärmend
- Hilft gegen Blähungen & Übelkeit
- Beugt Ansammlung von Giftstoffen vor

 2 **KURKUMA**

- Entzündungshemmend
- Unterstützt Leber & Galle
- Verdauungsfördernd

 3 **KREUZKÜMMEL**

- Hilft gegen Blähungen
- Verdauungsfördernd
- Stärkt das Immunsystem

 4 **KORIANDER**

- Entzündungshemmend
- Hilft bei Hautkrankheiten
- Lindert Magen-Darm-Beschwerden

 5 **FENCHEL**

- Wirkt beruhigend
- Wirkt krampf- & schleimlösend
- Hilft gegen Blähungen

 6 **KARDAMOM**

- Wirkt beruhigend
- Kräftigt das Herz
- Stärkt das Gedächtnis

 7 **STERNANIS**

- Stärkt die Verdauung
- Fördert den Schlaf
- Wirkt beruhigend auf den Darm

 8 **ZIMT**

- Desinfizierend & krampflösend
- Beruhigend & stimmungsaufhellend
- Hilft bei Verdauungsbeschwerden

 9 **SENFSAMEN**

- Verdauungsfördernd
- Wirken erhitzend & anregend
- Machen fettreiche Mahlzeiten leichter verträglich

10 **SCHWARZER PFEFFER**

- Stärkt Körper & Geist
- Schärft die Konzentrationsfähigkeit
- Wirkt schleimlösend

Du kannst auch andere Gewürze in den unterschiedlichen Jahreszeiten nutzen, um die generellen Bioenergien auszugleichen, die in diesen Phasen vorherrschen und so einfacher im Gleichgewicht zu bleiben (siehe auch »Mindful Eating«).

Prana Note

Inspiziere dein Gewürzregal und sieh nach, was du vorrätig hast. Es geht nicht darum, sämtliche Gewürze zu Hause zu haben und in die Küche zu integrieren, sondern erst mal ein Bewusstsein für die einzelnen Geschmäcker und Wirkungen zu schaffen. Spür hin, welches Gewürz dich am meisten anspricht. Besorge es im Biomarkt, bei einem Gewürzstand auf dem Wochenmarkt oder einfach in deinem Supermarkt des Vertrauens und versuche, es nach und nach in deine Küche zu integrieren. Du wirst merken: Je mehr du mit Gewürzen kochst, desto sensibler werden dein Geschmack und auch dein Körper. Die Wirkung zeigt sich nach einiger Zeit von ganz allein.

Falls du einen Agni-Booster brauchst
Diese Gewürze können dir helfen: Ingwer, Kardamom, Methi (Bockshornkleesamen), Safran, Zimt, Kreuzkümmel, Koriander, Minze und Fenchel.

Fresh it up!

Das Ayurveda-Wissen stammt aus uralten indischen Schriften und Überlieferungen, und so begegnet man oft Gewürzen, Kräutern oder Lebensmitteln, von denen man noch nie etwas gehört hat. Da kann man natürlich skeptisch werden und die Wirkung auf heutige Europäer hinterfragen. Dennoch gibt es auch hier eine logische Antwort. Zum einen wurde das Wissen von Generation zu Generation übermittelt, aber auch weiterentwickelt, sodass mit der Zeit eine gewisse Anpassung stattgefunden hat. Zum anderen vermitteln diese Schriften uns das Wissen, dass wir an den Makroorganismus angepasst sind, in den wir geboren wurden. Und genau dieser Organismus – die Natur – hält alles bereit, was du brauchst.

Das bedeutet: Wenn du dich saisonal, regional und überwiegend frisch ernährst, hast du den Ayurveda schon zu einem großen Teil in dein Leben integriert. Den Großteil deiner Nahrung kannst du auf dem Wochenmarkt besorgen, dort sind meistens die Bauern aus der Umgebung mit ihren Produkten vertreten. Auch saisonale Lebensmittel sind leicht zu erkennen, denn es sind meistens die, die in großen Mengen an jedem Stand vorhanden sind und zu einem guten Preis verkauft werden.

Prana Note

Du kannst auch einfach mal ein nettes Gespräch mit den Marktverkäufern anfangen. Die sind meist sehr hilfsbereit und beantworten dir deine Fragen, sodass du direkt eine tolle Verbindung zu deinem Gemüse oder Obst aufbauen kannst. Dies ermöglicht dir besondere Erinnerungen, wenn du zu Hause in der Küche stehst und an die Worte des Verkäufers denkst – da bekommst du gleich noch eine weitere Portion Energie.

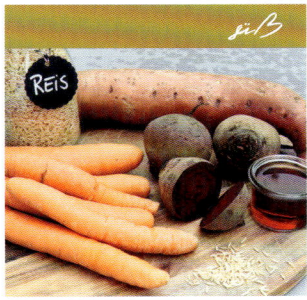

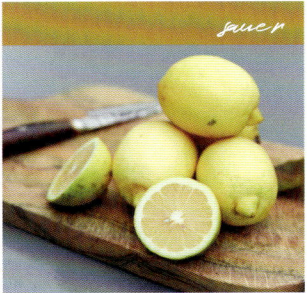

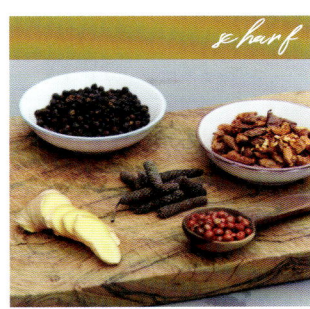

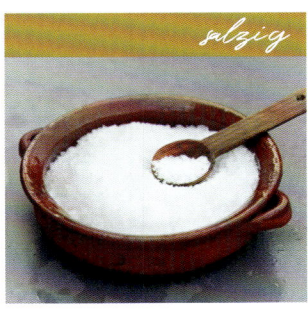

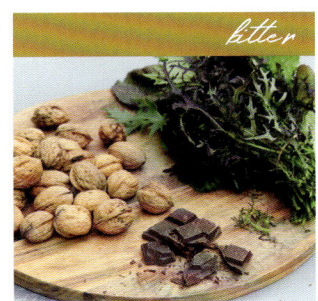

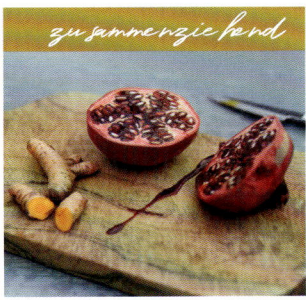

Taste it up!

Wie schon erwähnt gibt es sechs unterschiedliche Geschmacksrichtungen, die dein Essen zu einer ausgeglichenen Mahlzeit werden lassen.

Auf den ersten Blick können die verschiedenen Geschmacksrichtungen komplex wirken. Doch sieht man genauer hin, ist eigentlich alles ganz logisch. Wenn du sie einmal verinnerlicht hast, ist es ganz einfach, sie in deine alltägliche Küche zu integrieren.

Du kannst die Geschmacksrichtungen wie eine Pyramide aufbauen und somit auch dein Essen. Die Geschmackseigenschaft »süß« bildet die Basis eines jeden Gerichts. Dies können Getreidearten nach Wahl sein, zum Beispiel Reis oder erdiges Gemüse wie Kartoffeln, Möhren oder Rote Bete. Aber auch Obst wie Bananen und Datteln, und natürliche Süßungsmittel haben die Eigenschaft »süß«. Darauf aufbauend fügt man der Mahlzeit etwas Saures, Scharfes und Salziges hinzu.

Die Geschmackseigenschaft »sauer« ist in allen Zitrusfrüchten wie Zitrone, Limette oder Orange enthalten, aber auch in vielen anderen Lebensmitteln wie Tomaten, Milchprodukten oder Essig. Alkohol, Tabak, chemische Produkte und Fleisch haben ebenfalls die Eigenschaft »sauer« und sind deshalb mit Vorsicht zu genießen. Das Ziel ist es nämlich, alle sechs Geschmacksrichtungen zu integrieren, und zwar in einem ausgewogenen Verhältnis. Zu viel Säure ist nicht gut und kann in der westlichen Ernährung leicht mal passieren. Daher sollten wir auf die Komponente »sauer« etwas mehr achten.

Scharfe Lebensmittel sind klassischerweise Gewürze wie Chili, Pfeffer oder Ingwer. Ingwer ist ein echter Allstar, denn er enthält fünf von sechs Geschmacksrichtungen, wenngleich die scharfe Komponente dominiert. Auch Zwiebeln und Knoblauch haben die Eigenschaft »scharf« und sollten aus ayurvedischer Sicht nur gedünstet oder gebraten verzehrt werden. Rohe Zwiebeln und Knoblauch wirken blähend im Körper und erhöhen Vata.

Salzig hingegen ist eine sehr einfache Geschmacksrichtung, denn nur Salz (und eine Meeresalge) hat die Eigenschaft »salzig«. Wir salzen unsere Gerichte immer zum Schluss, damit die Gewürze während des Kochens ihre Wirkung entfalten können und das Salz sie nicht übertüncht. Eine Prise reicht häufig, sollte aber nie ausgelassen werden, auch nicht im Porridge morgens oder beim Backen. Das Salz sorgt bei süßen Speisen für Ausgeglichenheit.

Die zwei rarsten Geschmacksrichtungen sind »bitter« und »zusammenziehend« und werden häufig durch Gewürze in unseren Gerichten integriert. Bittere Lebensmittel sind zum Beispiel Blattgemüsesorten wie Chicorée, diverse Kräuter oder das Gewürz Kurkuma.

Der Geschmack »zusammenziehend« findet sich in Koriander, Granatapfelkernen, Linsen und Kichererbsen und kann auch mit adstringent, herb oder umami beschrieben werden.

Prana Note

Es ist gar nicht so schwer, ein Gericht mit sechs Geschmacksrichtungen zu zaubern. Inspirationen findest du bei unseren Rezepten (siehe ab Seite 130). Die wahre Schönheit liegt aber darin, dein absolutes Lieblingsgericht ayurvedisch aufzupimpen, indem du zum Beispiel deine Lieblingspasta mit sechs Geschmackseigenschaften versorgst und so mehr Energie kreierst. Bei uns geht es nicht um Verbote, sondern um das Gleichgewicht. Oft können wir mithilfe von Gewürzen dafür sorgen, dass wir nicht so leicht verdauliche Produkte besser aufnehmen und Geist und Körper gesund erhalten.

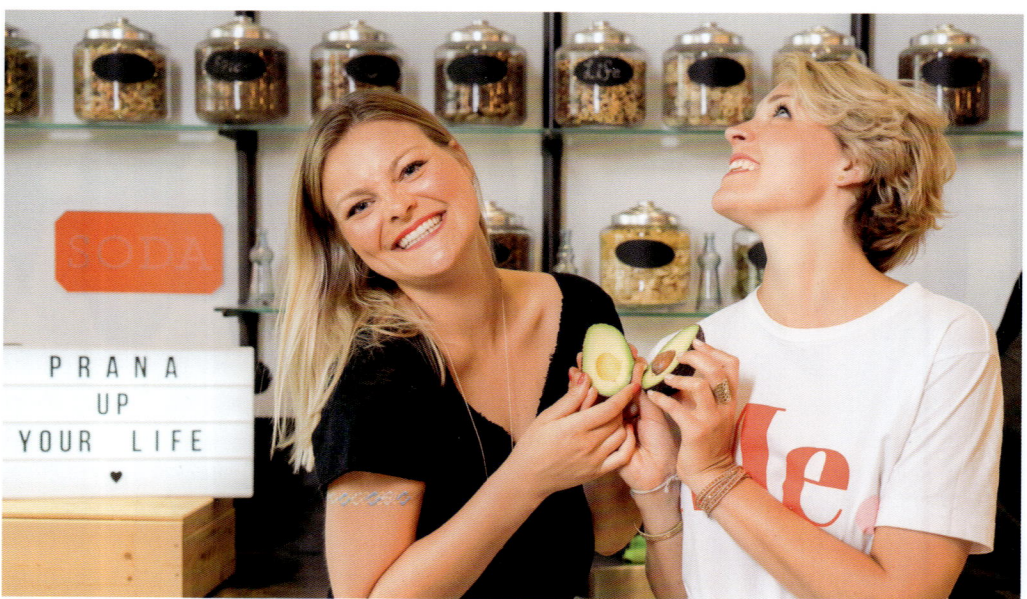

DIE 6 GESCHMACKS-RICHTUNGEN

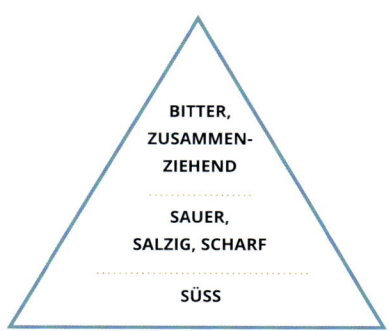

BITTER,
ZUSAMMEN-
ZIEHEND

SAUER,
SALZIG, SCHARF

SÜSS

Durch die Integration aller sechs Geschmacks-richtungen in deinem Gericht führst du dem Körper alle benötigten Nährstoffe zu, kannst durch die entstehende Ausgewogenheit noch mehr Prana in dein Leben bringen und vermeidest zusätzlich Heißhunger.

SÜSS

- Getreidearten (Reis & Hafer)
- Erdiges Gemüse (Süßkartoffeln, Möhren & Pastinaken)
- Süßes Obst (Steinobst & Banane)
- Trockenobst (Datteln & Feigen)
- Süßungsmittel (Ahornsirup & Zucker)

SAUER

- Zitrusfrüchte (Zitrone & Orange)
- Milchprodukte (Joghurt & Käse)
- Saures Obst (Tomaten & grüne Trauben)
- Fleisch, Alkohol & chemische Stoffe (Medikamente & Zusatzstoffe)

SCHARF

- Scharfe Gewürze (Chili & Pfeffer)
- Scharfes Gemüse (Rettich & Paprika)
- Zwiebeln & Knoblauch
- Ingwer

SALZIG

- Meersalz
- Steinsalz
- (Algen)

ZUSAMMENZIEHEND

- Diverse herbe Gewürze (Koriandersamen & Kurkuma)
- Herbes Obst (Granatapfel & unreife Banane)
- Hülsenfrüchte (Kichererbsen, Linsen & grüne Bohnen)
- Rotwein

BITTER

- Diverse bittere Gewürze (Bockshornkleesamen & Kümmel)
- Diverse bittere Kräuter (Wildkräuter)
- Dunkles Blattgemüse (Chicorée & Grünkohl)
- Kaffee

ACHTSAMKEIT

—

WAS BEDEUTET FÜR UNS ACHTSAMKEIT?

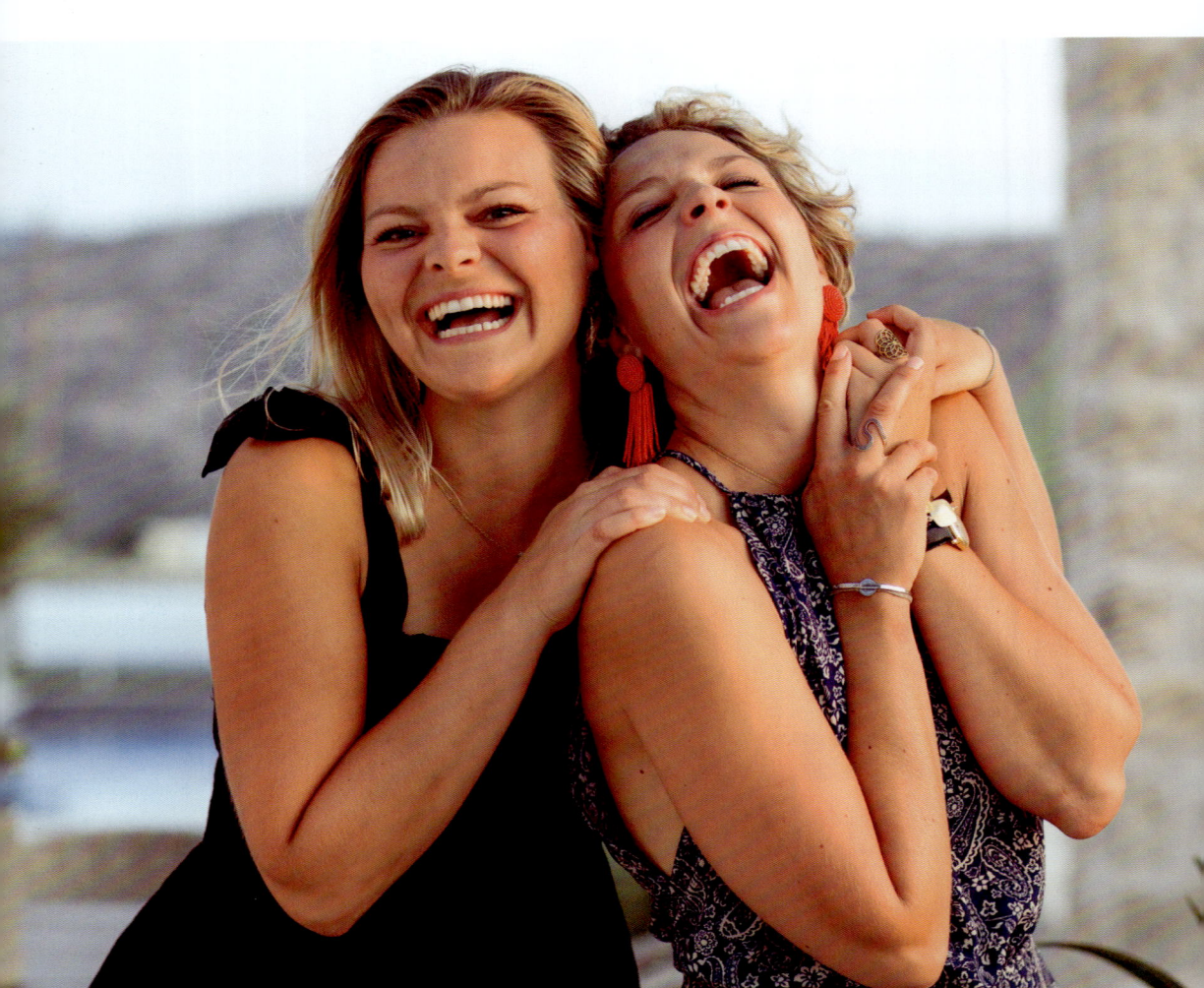

Achtsamkeit ist eine Form der Aufmerksamkeit. Eine bewusste Art, etwas oder sich selbst wahrzunehmen, zu beobachten, ohne zu bewerten. Es ist unter anderem die Fähigkeit, ganz im Hier und Jetzt, im aktuellen Moment präsent zu sein. Warum ist das von Bedeutung?

Auf unserem Weg, Ayurveda und Achtsamkeit in unseren Alltag zu integrieren, haben wir verschiedenste Dinge ausprobiert und gefühlt. Wir möchten dir in diesem Kapitel einige Elemente näherbringen und dich auf unsere achtsame Reise mitnehmen. Vielleicht kannst auch du eine individuelle Achtsamkeitspraxis etablieren.

Schenke dir Aufmerksamkeit

Lange Zeit sind wir gerannt – Dingen und Zielen hinterher, die wir in den jeweiligen Momenten für richtig empfunden haben. Und das war gut so. Ohne diese Rennstrecke und die Anstrengung wären wir nie an dem Punkt angekommen, an dem wir gerade stehen. In der Zeit des Rennens waren die Aufmerksamkeit für uns selbst und Gefühle eher zweitrangig. Es gab ein Ziel zu erreichen, und die Rechts- und Linksabbieger haben wir eher nicht gesehen. Was wir nun gelernt haben, ist, innezuhalten. Auch mal auf Pause zu drücken, sich zurückzulehnen, zu beobachten, verstehen und fühlen zu lernen. Denn dann kann man sich neu ausrichten und überlegen, was wirklich wichtig ist, und sich selbst Aufmerksamkeit schenken. Motivation und Leistungen sind gut – doch um das Energielevel zu halten, brauchen wir Pausen, damit wir die Batterien aufladen und neu durchstarten können. Das ist ein immerwährender und fortlaufender Prozess. Und der macht auch noch Spaß! Also hör hin, sieh hin und schenk dir selbst die Liebe und Aufmerksamkeit, die du brauchst.

Es gibt nur zwei Tage in deinem Leben, an denen du nichts ändern kannst. *Der eine ist gestern, und der andere ist morgen.*

– Dalai Lama

Die eigene Achtsamkeit kannst nur du für dich finden. Sie ist individuell. Jeder von uns hat eine andere Art, sich Liebe und Aufmerksamkeit zu schenken. Welche ist deine?

ANNEHMEN PRÄSENZ FREIHEIT
AUGENBLICK AKZEPTANZ ZUHÖREN FÜHLEN
DIE MAGIE DER ACHTSAMKEIT
OPEN SPACE RAUM KREATION MAGIE GEDULD
HINGABE INTUITION BEOBACHTEN AUFMERKSAMKEIT
GUTMÜTIGKEIT OFFENHEIT WERTFREI
VERTRAUEN

Die Natur als dein (Achtsamkeits-)Lehrer

In der Natur gibt es nur den einen Moment, der auf den nächsten folgt. Wenn wir uns inmitten der Natur aufhalten, kann es uns leichter fallen, den Augenblick zu genießen und die Schönheit darin zu entdecken. Je mehr Sinne du in deinem Leben aktivierst, desto mehr wirst du dich lebendig fühlen und wahrneh-men können. Die Natur ist uns dafür das schönste Vorbild, denn sie gibt uns diese Lehren ganz automatisch mit. Wenn wir am Meer stehen und die Wellen betrachten, wird uns klar, dass wir wenig Kontrolle haben. Wir können nicht kontrollieren, wie die Welle aussieht, wie sie bricht und wie sie an den Strand fließt. Wir können sie beobachten, sie kennenlernen und mit ihr leben, doch nicht gegen sie, denn alles ist im Fluss, und die Natur geht ihren Weg von Moment zu Moment. Der Sand hat sich zwischen deine Zehen verirrt, und du spürst die kleinen Körner unter deinen Füßen, während du das Meer beobachtest. Es ist faszinierend, wie sich die Farbe einer Welle in ihrem Lauf verändert. Wie sie sich aus der tiefen dunkelblauen Masse Wasser aufbaut und einen helleren, sanfteren Farbton erlangt. Eine Mischung, die sich aus dunkelgrüner Hoffnung und petrolblauer Ruhe zusammensetzt. Die Meerfarbe, eine von tausend. Sie ist da – für einen Moment. Doch schon beim nächsten Blinzeln hat sie sich verändert. Sie ist heller, durchsichtiger geworden. Die Leichtigkeit der Welle wird sicht- und spürbar, sie wird schneller, flexibler und verändert auf einmal ihre gesamte Konsistenz. Sie bricht, und Weißwasser entsteht. Eine neue Farbgebung – und eine völlig andere Konsistenz. Auf einmal ist ein Rauschen wahrzunehmen, als ob sich das Meer bedanken möchte für die Veränderung. Bedanken für die Entstehung eines fortwährenden Kreislaufs. Doch dreht sich dieser Kreislauf nicht immer gleich, sondern verändert sich stetig. Konsistenz. Farbe. Geräusch. Geruch. Nimm den salzigen Duft wahr, der vom Meer aus herüberweht und deine Na-

senspitze umspielt. Vielleicht kannst du ihn auch auf deinen Lippen schmecken, wenn das Salz deine Haut berührt. Ein Geschmack, der uns nährt und das Leben beschreibt: salzig – süß. Das Wasser wird langsam ruhiger und läuft aus. Ein türkiser Hauch der Welle ist wahrzunehmen. Eine beruhigende Farbe, die das Naturschauspiel zu einer wahren Schönheit macht. Es wird immer zarter, das Wasser. Bis es fast transparent wirkt, während es langsam das Land berührt. Ein Spiel der Harmonie, zwischen Wasser und Land. Die Verbindung zweier Elemente. Kraftvoll und sanft zugleich. Und das alles passiert in weniger als einer Minute. Moment reiht sich an Moment. Wir können den Augenblick nicht festhalten, nur die Schönheit beobachten.

Frag dich: Wo bist du gerade? Gedanklich beim Meer? Oder schon woanders? Wie war der Farbton, als die Welle sich aufbaute? »Keine Zeit. Ich muss noch einkaufen und dann auch noch kochen.« Geht es dir oft so? An deiner To-do-Liste kannst du gerade nichts ändern. Nicht in diesem Moment, vielleicht später, aber denk dran, deine Aufmerksamkeit ist deine Achtsamkeit. Lerne von der Natur, sie ist dein Spiegel.

MINDFULNESS

*»... bedeutet, auf eine bestimmte Weise aufmerksam zu sein:
bewusst im gegenwärtigen Augenblick und ohne zu urteilen.«*
– Jon Kabat-Zinn

ACHTSAMKEIT HILFT DIR ...

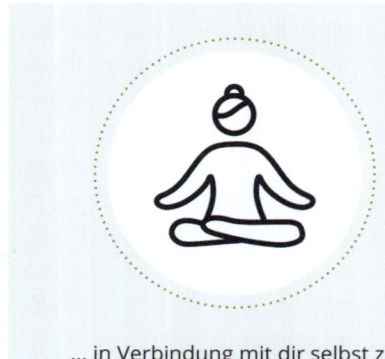

... in Verbindung mit dir selbst zu gehen und deine Mind-Body Connection zu meistern.

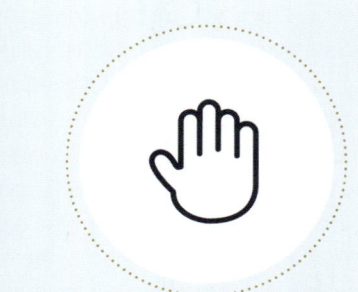

... in Stresssituationen zu agieren, statt zu reagieren.

... Empathie aufzubauen und in eine achtsame Verbindung mit anderen zu gehen.

... kreativen Freiraum zu schaffen.

—

MINDFULNESS AUS WISSEN-SCHAFTLICHER SICHT

Unser Körper sagt uns schon lange, was gut für uns ist und welche Effekte Ruhe und Gelassenheit auf uns haben. Aber erst wenn die Wissenschaft dies erforscht und zu dem Ergebnis gelangt, dass Achtsamkeit auch wirklich fundierte positive Wirkungen auf die Gehirnstruktur und das Körpersystem hat, fangen die Skeptiker an, sich mit diesem Thema auseinanderzusetzen.

Es gibt durchaus eine große Reihe an Forschungsergebnissen, die all die rationalen Kritiker unter uns überzeugen können. Die Forschung der modernen Achtsamkeit nahm ihre Anfänge in Amerika unter der Leitung des Meisters Jon Kabat-Zinn. Er suchte nach Wegen, wie man am besten mit Stress umgehen könnte, und kam schnell zu dem Ergebnis, dass die Antwort nicht in den Umständen liegt, sondern in einem selbst. Also untersuchte er die Wirkung von Meditation und Yoga auf den Menschen. Seine Vision war es, einfache Strategien zu entwickeln, damit auch diejenigen abgeholt werden können, für die fernöstliche Traditionen eher fremd sind und die trotzdem weniger Stress erfahren möchten.

Um Achtsamkeit im Alltag zu leben, müssen wir nicht wie in der Theravada-Tradition des Buddhismus nur still sitzen, sondern können dies abwechslungsreich und ganz individuell gestalten. Achtsamkeit ist nicht nur ein Teil des Buddhismus, es gibt unterschiedliche Praktiken mit verschiedenen Wirkungen. Eins aber ist allen gleich: Wenn wir Achtsamkeit praktizieren, schulen wir zugleich unsere Aufmerksamkeit und unseren Fokus, und das kann nie verkehrt sein. Dafür gibt es auch neurowissenschaftliche Untersuchungen, die in den letzten Jahren zunehmend an Interesse und Bedeutung gewonnen haben. Sie haben ergeben, dass sich die Hirnstruktur verändert und auf die Gehirnaktivität Einfluss nimmt. Übergreifend kann gesagt werden, dass Achtsamkeitsübungen sich auf Hirnregionen auswirken, die mit Wahrnehmung, Körperbewusstsein, Schmerztoleranz, Emotionsregulation, Introspektion und Selbstgefühl zusammenhängen.

Also, her mit der Achtsamkeit!

Weitere Facts über die Auswirkungen von Achtsamkeit

Studien zeigen, dass die Kontrolle der Aufmerksamkeit eine erhebliche Auswirkung hat, wie wir auf bestimmte Gefühle reagieren, und somit die Gehirnaktivität beeinflusst. Untersuchungen haben ergeben, dass die Gehirnaktivität bei Meditationsexperten um einiges höher ist als bei Nichtmeditierenden. In einer Untersuchung der National Academy of Sciences of the United States of America wurden die Versuchsteilnehmer mit negativen Geräuschen konfrontiert. Die Meditationsexperten wiesen eine geringere Aktivierung in der Amygdala auf, welche unter anderem bei der Angstverarbeitung involviert und für die Neubewertung von kognitiven Prozessen zuständig ist. Diese Prozesse sind für die Emotionsregulierung wichtig. Des Weiteren hat Matthew Liebermann an der University California in Los Angeles (UCLA) erforscht, dass die Bewältigung aufkommender Gefühle verbessert wird, wenn diese benannt werden. Durch das Benennen werden die damit verbundenen Emotionen besser steuerbar. Diese Selbstregulationstechnik ist besonders im wirtschaftlichen Kontext und bei der Bewältigung von Stress von Bedeutung. Durch die klare Wahrnehmung kann Distanz zur Stresssituation aufgebaut werden, und das Risiko, sich in einer körper-, emotions- oder verhaltensbezogenen Stressreaktion zu verlieren, wird verringert. Darüber hinaus hat man durch das Trainieren von Achtsamkeit die Möglichkeit, Handlungsalternativen zu bilden und anzuwenden.

Betrachtet man weitere Aspekte der Wirkung von Achtsamkeit aus der Perspektive der Neurobiologie, kann während der Mindfulness-Praxis eine verstärkte Aktivität der vorderen rechten Gehirnhälfte festgestellt werden. Darüber hinaus ist der präfrontale Kortex vergrößert. Dieser ist dafür zuständig, mithilfe metakognitiver Fähigkeiten laufende subjektive Erfahrungen zu identifizieren und zu kennzeichnen. Die funktionelle Magnetresonanztherapie (fMRI) zeigt auch eine Vergrößerung der rechten anterioren Insula, welche für die Aufmerksamkeitsprozesse und die sensorische Verarbeitung zuständig ist. Das Training der Achtsamkeit stärkt ebenso das Gedächtnis und das emotionale Lernen.

Was passiert in unserem Gehirn? – Achtsamkeit aus neurologischer Sicht

Diese Frage lässt sich am besten an einem Beispiel erläutern. In unserem Podcast im Mai 2018 haben wir die Neurowissenschaftlerin Dr. Karolien Notebaert zu der zentralen Frage interviewt: Wie kann ich mein Potenzial freischalten, damit das Gehirn zur Spitzenleistung kommt?

Die Definition von Leistung ist in Karoliens Augen in zwei Komponenten unterteilt: Auf der einen Seite liegt das Potenzial, welches unsere Talente beinhaltet, all das, was wir mögen und gut können. Dem liegen interne Störungen gegenüber. Diese internen Interferenzen können das Potenzial in bestimmten Situationen blockieren. Beispielsweise können wir unter der Dusche oder wenn wir alleine sind, ganz hervorragend singen. Das Talent und Potenzial zum Singen sind also vorhanden. Wenn wir aber vor einer großen Gruppe stehen und singen sollen, können wir es auf einmal nicht mehr. Was ist passiert? Nervosität, negative Gedanken oder Unsicherheit blockieren das Potenzial. Und das geschieht im Alltag ständig. Dann sind wir unzufrieden, verunsichert und denken, wir haben kein Talent.

Was können wir also tun, damit wir auch unter veränderten Bedingungen in das Potenzial kommen und die Leistung wie gewohnt abrufen können?

Nach langjähriger Forschung ist Karolien zu dem Ergebnis gekommen, dass Selbstregulation die wichtigste Fähigkeit ist, um die Interferenzen zu reduzieren, damit das Potenzial sich entfalten und man die beste Version seiner selbst werden kann. Es gibt viele Strategien zur Erreichung von Selbstregulation. Um die Frage

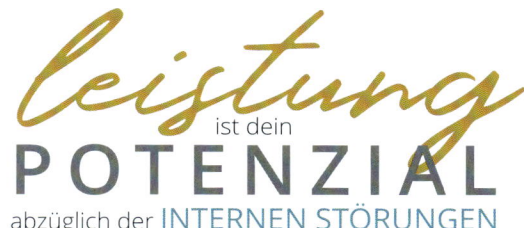

zu beantworten, welche nun die beste ist, kann man sich die Prozesse im Gehirn genauer ansehen.

Was passiert bei Leistungsabruf im Gehirn?

90 Prozent der internen Störungen, die uns in unserem Potenzial blockieren, werden von zu viel Aktivität in der Amygdala verursacht – dem Teil des Gehirns, der den Überlebensmechanismus regelt und für jegliche Emotionen zuständig ist. Die Funktion der Amygdala ist unglaublich wichtig, denn sie steuert unser Verhalten in Stresssituationen. Dennoch kann sie auch unser Potenzial blockieren, wenn sie falsch »eingestellt« ist, und somit auch den präfrontalen Kortex blockieren, den wir benutzen, wenn wir etwas gelernt haben oder gut können. Er ist unser Kontrollzentrum im Gehirn und zuständig für alle Exekutivfunktionen: planen, organisieren, Informationen verarbeiten, Probleme ausdenken usw. Diese Hirnstruktur hat jedoch eine begrenzte Kapazität. Wenn das Limit erreicht ist, können wir nicht mehr klar nachdenken und nicht mehr leisten. Der präfrontale Kortex funktioniert also ähnlich wie eine Batterie: Wenn wir gut geschlafen haben, dann sind wir mental fit, können klar denken

und sind leistungsbereit. Dann fangen wir jedoch an, diese Batterie zu benutzen, und wenn wir sie nicht regelmäßig aufladen, ist sie schneller leer als gedacht. Die Quintessenz daraus ist, dass wir Tools dafür brauchen, unsere kognitive Leistung besser kennenzulernen, um die Batterie entsprechend regulieren zu können. Natürlich ist dies auch davon abhängig, wie die Natur der Batterie beschaffen ist – einige haben von Grund auf mehr Energie und andere weniger. Aber an sich kommt es auf die Steuerung der Energie an, und da wird die Selbstregulation wichtig.

Amygdala vs. präfrontaler Kortex

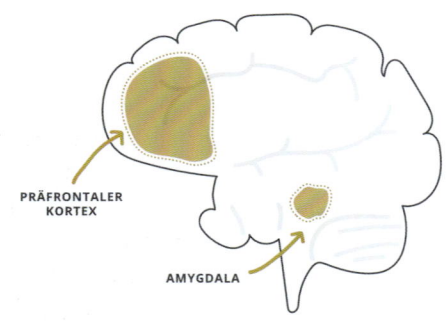

PRÄFRONTALER
KORTEX

AMYGDALA

Je aktiver die Amygdala ist und je mehr der Kortex arbeiten muss, desto weniger Batterie ist übrig. Daher brauchen wir eine Strategie, die die Aktivität der Amygdala reduziert und die gleichzeitig einen Boost für den präfrontalen Kortex mit sich bringt. Die Herausforderung ist, dass es unglaublich viele Selbstregulierungsstrategien gibt. Die meisten funktionieren jedoch auf kognitiver Ebene, und da wird die Energie des präfrontalen Kortex ebenso benutzt. Dennoch gibt es eine Strategie, die, wenn sie regelmäßig praktiziert wird, die gewünschten Effekte auf das Gehirn hervorruft, nämlich

den Boost für den präfrontalen Kortex, während die Amygdala kleiner und weniger aktiv wird. Die einzige Strategie, um die Interferenzen, die das Potenzial blockieren, wirksam zu reduzieren, ist Mindfulness, die Achtsamkeit. Dafür braucht es keinen esoterischen Touch, keine Räucherstäbchen oder Ähnliches, sondern die reine, einfache Achtsamkeit für sich selbst. Das ist die Qualität des Lebens.

Die Netzwerke kennenlernen

Um dies besser verstehen zu können, können wir noch tiefer in die Gehirnfunktionen einsteigen. Im Gehirn gibt es zwei Netzwerke, zum einen das Default Mode Network (DMN, Ruhezustandsnetzwerk), das für verschiedene Aufmerksamkeitsprozesse zuständig ist, während wir wach sind, uns aber im Ruhezustand befinden. Dieses Netzwerk produziert Gedanken, diese Gedanken produzieren Emotionen, und dies aktiviert die Amygdala. Für die Achtsamkeit ist ein anderes Netzwerk viel wichtiger: das Direct Experience Network (DEN, direktes Erfahrungsnetzwerk). Die beiden Netzwerke können nicht gemeinsam aktiv sein. Das bedeutet, dass wir die ständig kreisenden Gedanken, die im Gehirn für Amygdala-Aktivität sorgen, ausschalten können, wenn wir das DEN anschalten.

Aber wie können wir das DEN einschalten? Ganz einfach: Lenke die Aufmerksamkeit auf dich und spüre deine Sinne. Indem wir uns auf unsere Sinne konzentrieren, wird das DEN aktiv und das DMN deaktiviert. Dabei kommt die persönliche Erfahrung zum Tragen. Wenn du das Gedankenkarussell bemerkst, während du dich auf die Sinne konzentrierst (was ganz normal ist), hast du die Chance, dies einfach anzunehmen und ganz liebevoll zu deinen Sinnen zurückzukehren und dich erneut auf sie zu fokussieren.

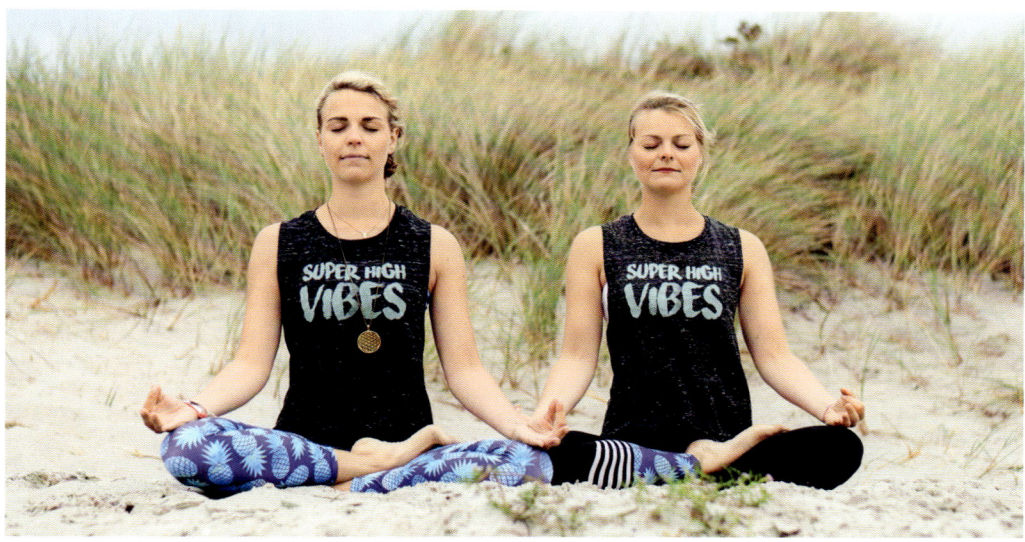

Tools aus der Wissenschaft

Regelmäßige Mindfulness-Meditation ruft viele Effekte hervor und wirkt sich auf das individuelle Verhalten aus, denn die Erfahrungen und auch der Blickwinkel auf andere verändern sich. Wir Menschen sind so veranlagt, dass wir unbewusst ständig andere und unser Verhalten beurteilen – unser Unconscious Bias. In dem Moment, in dem wir die aufkommenden Gedanken bewusst wahrnehmen, steigt die soziale Akzeptanz, denn wir beobachten unseren eigenen Filter, mit dem wir auf die Dinge blicken. Je bewusster du dir deiner Gedanken bist, desto höher ist auch deine eigene persönliche und soziale Akzeptanz. Du kannst also als ersten Schritt deinen eigenen Filter beobachten, denn genau dieser kann Interaktion und Kommunikation erschweren. Aber die gute Nachricht ist: Du hast es selbst in der Hand. Du kannst all deine Energiefresser identifizieren und bewusster mit ihnen umgehen. Deshalb kann Mindfulness uns mehr Energie geben.

Einfach mal anfangen und dann trainieren: Auch bei der Achtsamkeit geht es um die eigenen Erfahrungen. Wir können dir viel erzählen und schreiben, du kannst viel lesen und verstehen, aber solange du es nicht ausprobierst und es selbst spürst, wirst du nie wissen, wie es ist. Das Wichtige an der Praxis ist die Regelmäßigkeit: Wenn du dir jeden Tag zehn bis 15 Minuten Zeit für dich nimmst und Achtsamkeit praktizierst, werden nach sechs Monaten die Strukturen im Gehirn nachhaltig verändert sein.

Du kannst dabei kleine Schritte machen. In der ersten Woche nimm dir fünf Minuten am Tag Zeit, in der zweiten Woche zehn Minuten und irgendwann 15 Minuten oder mehr. Es ist sogar erwiesen, dass man noch nicht mal am Stück praktizieren muss, sondern sich mehrmals am Tag drei Minuten nehmen kann.

—

WIE KANNST DU ACHTSAMKEIT IN DEINEN ALLTAG INTEGRIEREN?

Im Folgenden stellen wir verschiedene Ideen vor, wie du Achtsamkeit in dein Leben bringen kannst. Die Achtsamkeitsübungen lassen sich problemlos in deinen Tagesablauf einbauen, genauso wie die kürzeren Tipps & Tricks, die wir danach erläutern.

Atmen – Lerne deinen Lebensrhythmus kennen und lieben

Dein Atem ist dein Kommunikationsmittel, deine Verbindung zwischen Körper, Geist und Seele. Dein Atem ist dein Geschenk des Lebens, also schenke ihm deine Aufmerksamkeit. Folge deinem Atem, wie er ein- und wieder ausströmt. Beobachte deinen Atem einfach nur, bewerte oder verändere ihn nicht. Setze dich dafür morgens nach dem Aufstehen bequem, entspannt, aber aufrecht hin, damit die Energie durch deinen Körper fließen kann. Schließe die Augen und folge deinem Atem. Fange klein an und nimm dir drei Minuten Zeit dafür. Beobachte, wie der Atem mit der Einatmung deinen gesamten Körper mit Sauerstoff versorgt und wie du dich mit jeder Ausatmung leichter fühlst. Folge diesem Rhythmus mit deinen Gedanken. Wenn du abdriftest oder dir komisch dabei vorkommst, dann sag dir, dass das nur ein Gedanke ist, und lass ihn los. Bewerte ihn nicht, sondern komm liebevoll zu deinem Atem zurück. Ein – aus. Ein und wieder aus.

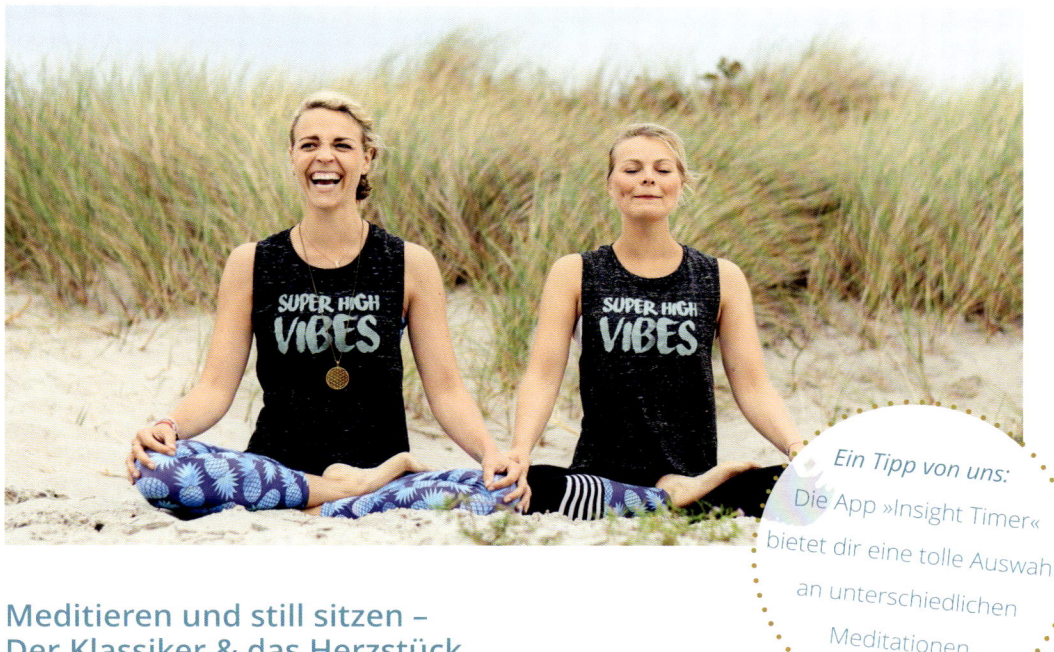

Ein Tipp von uns:
Die App »Insight Timer«
bietet dir eine tolle Auswahl
an unterschiedlichen
Meditationen.

Meditieren und still sitzen – Der Klassiker & das Herzstück der Meditationspraxis

Das Stillsitzen ist in der buddhistischen Tradition eine weit verbreitete formelle Art, um zu meditieren. Zu Beginn der Praxis steht die aktive Entscheidung, sich der Meditation hinzugeben und still zu werden. Gar nicht so einfach! Aber wenn du klein anfängst und es dir so leicht wie möglich machst, bekommst du das hin. Fange mit drei bis fünf Minuten täglich an und spüre in dich hinein. Fühlt sich das gut an? Wenn ja, dann verlängere auf 10 bis 15 Minuten. Gib dir selbst Raum und entdecke dein inneres Potenzial.

Falls es dir zu schwerfällt, still zu sitzen, greife gerne auf Hilfestellungen zurück. Es gibt unglaublich viele geführte Meditationen, die du für dich nutzen kannst, sei es bei Musikportalen oder Apps. Oder du suchst in den Podcasts nach Meditationen – bei uns kannst du auch immer wieder welche finden.

Sinnesdate

Du kannst jeden Moment in deinem Alltag mit dir selbst genießen. Sei es beim Spazierengehen, während des Kochens, beim Essen oder im Gespräch. Schenke deinen Sinnen einfach eine besondere Aufmerksamkeit. Dadurch kommst du ins Spüren und merkst, was dir guttut und was nicht. Dieses Feingefühl braucht keine formelle Praxis, sondern kann ganz natürlich in deinen Alltag integriert werden. Suche dir eine Form wie zum Beispiel achtsames Essen aus, und schenke deinem Frühstück für sieben Tage deine Aufmerksamkeit. Nimm die Gerüche wahr, die beim Kochen deines Porridges aufsteigen. Höre das Knacken der Walnüsse, sieh die Farben und Formen, spüre beim bewussten Kauen die verschiedenen Konsistenzen im Essen und schmecke. Hab ein richtiges Date mit deinen Sinnen.

Body-Check-in

Führe einen täglichen Check-in mit dir selbst durch. Am besten bevor der Tag startet, direkt nach dem Aufstehen. Stretche dich und werde dir bewusst, wie deine Füße den Untergrund berühren. Spüre die Energie, die von unten nach oben wandert und jeden Muskel, jede Zelle deines Körpers begrüßt. Nimm alle Empfindungen in deinem Körper wahr. Spüre, wo es vielleicht heute etwas zwickt und zwackt und welcher Teil deines Körpers möglicherweise etwas mehr Aufmerksamkeit braucht als der Rest. Nimm jeden einzelnen Finger wahr – sie schenken dir so viel Freude und nehmen dir so viel Arbeit ab. Deine kleinen Finger, deine Ringfinger, deine Mittelfinger, deine Zeigefinger, deine Daumen. Wandere von deinen Fingern über deine Arme und Schultern hoch zu deinem Kopf und lass die Anspannung auf deiner Stirn los. Lass deinen Kiefer locker und schenke dir selbst ein Lächeln. Ein inneres Lächeln. Behalte dies für deinen Tag – so kann, egal was heute kommen mag, die Energie trotzdem fließen.

Tipps & Tricks für die kleine Portion Achtsamkeit zwischendurch

Deine Atemwelle
Öffne ein Fenster in deiner Nähe und nimm einen tiefen, achtsamen Atemzug. Fühle den Sauerstoff, wie er gleich einer Welle durch deinen Körper strömt. Ein bewusster Atemzug geht immer, zum Beispiel gleich morgens nach dem Aufstehen, zwischendurch bei der Arbeit oder kurz vor dem Schlafengehen.

Achtsam ins Bad gehen
Spüre auf dem Weg ins Bad deine Füße, wie sie den Boden berühren. Wenn du im Bad angekommen bist, atme tief ein und aus – nimm bewusst diese kurze Pause oder Unterbrechung deines Alltags wahr. Wenn du dir bewusst Zeit nimmst, dich aus der jeweiligen Situation rausnimmst, kannst du einen neuen Blickwinkel und eine erweiterte Perspektive gewinnen.

Atem-Timer für zwischendurch
Du kannst dir einen Timer auf deinem Handy stellen, der dich immer wieder daran erinnert, bewusst zu atmen und dich selbst zu spüren.

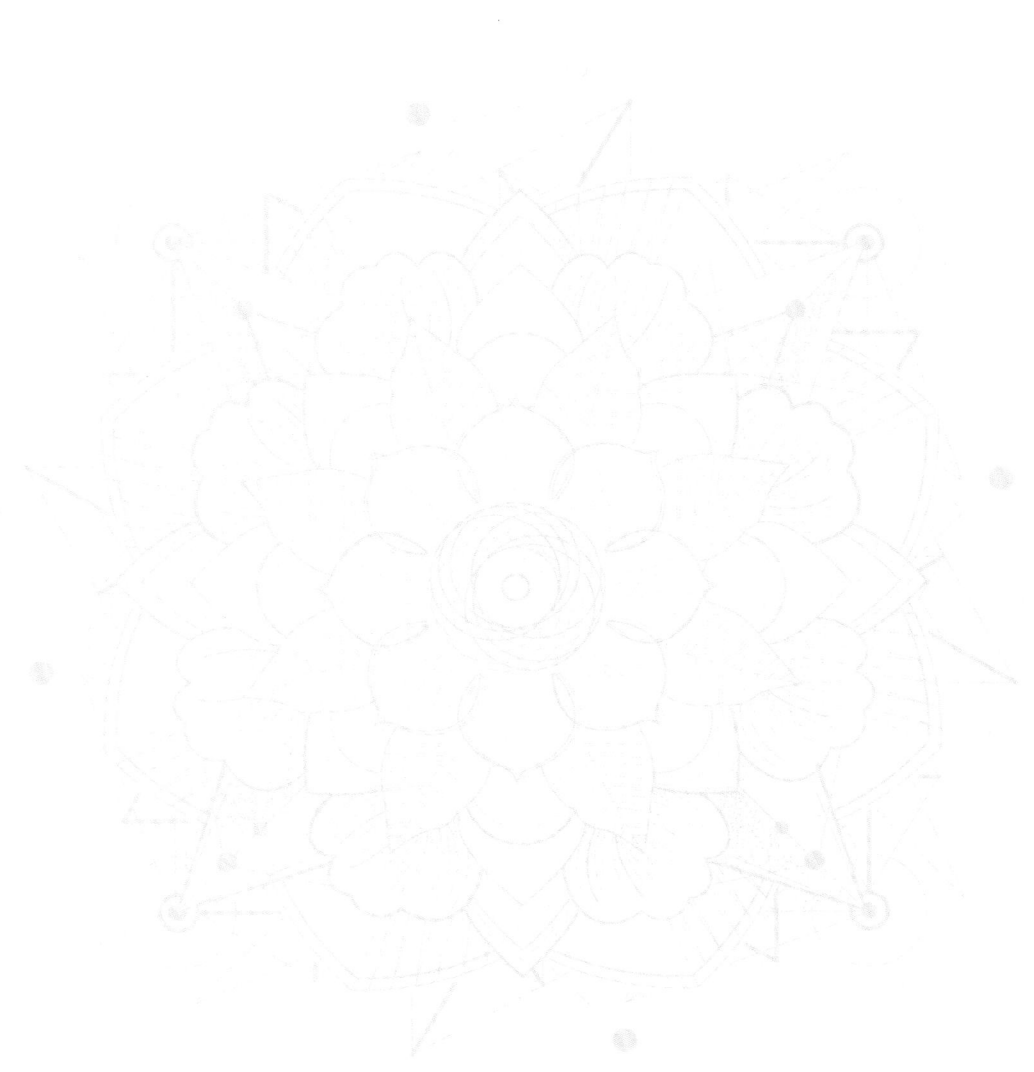

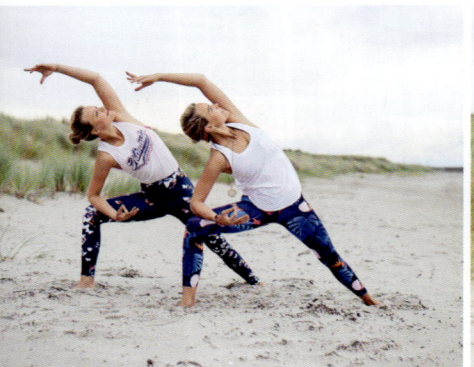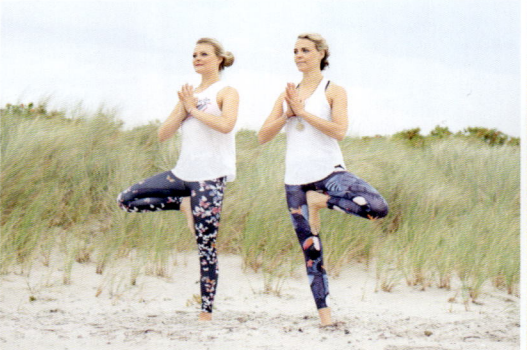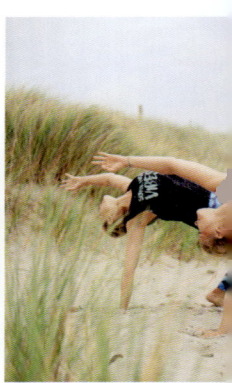

—

MIND-BODY CONNECTION

Wie kannst du deine Mind–Body Connection stärken?

Es gibt viele Arten der Verbindung zwischen Körper und Geist und wie wir diese aufbauen können. Dabei ist es von unglaublichem Wert, wenn wir erst einmal verstehen, warum der Verstand manchmal stärker ausgeprägt ist als das Körpergefühl.

Eigentlich ist alles eine Frage des Trainings. In unseren ersten Lebensjahren können wir sehr gut auf unseren Körper hören. Er sagt uns, wann wir Hunger haben und wann wir satt sind, wann wir uns bewegen wollen und wann wir müde sind. Wir handeln intuitiv. Im Lauf der Jahre wird diese Intuition durch auferlegte Regeln und Fremdbestimmtheit geschwächt. Das passiert ganz automatisch und

ist gar nicht weiter schlimm, solange wir jetzt die Chance nutzen und uns unser intuitives Körpergefühl wiederholen, denn es ist nicht weg, sondern nur verborgen.

Die Intuition eines jeden Körpers ist individuell verschieden und kann durch alle möglichen Arten wiederentdeckt oder gestärkt werden. Im Folgenden möchten wir dir ein paar Beispiele aufzeigen und beschreiben, wie wir es geschafft haben, unsere Mind-Body Connection aufzubauen.

Sobald dein Körper für dich wieder eine wichtige Rolle einnimmt und dir Feedback gibt, wirst du merken, dass du in fast jeder Situation des Lebens deine Verbindung zwischen Körper, Geist und Seele stärken kannst. Denn dein Body-Feedback ist dein Gefühl für dich selbst. In diesem Buch geht es vorwiegend um

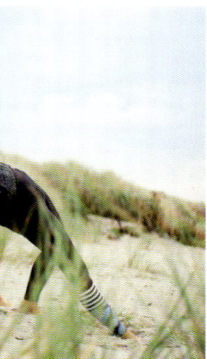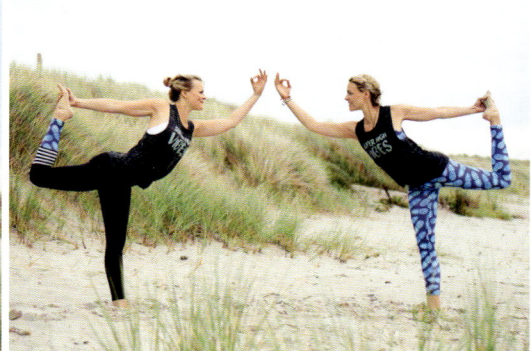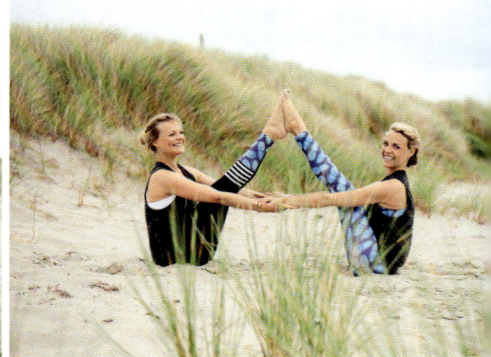

Die Verbindung zwischen Körper, Geist und Seele –
schon oft davon gehört? Ja, aber gespürt vielleicht
noch nicht. Dabei ist Spüren das Wichtigste, wenn
wir über die Mind-Body Connection sprechen.

die Art zu essen und wie du mithilfe der Ernährung deine Mind-Body Connection stärken kannst. (Mehr dazu erfährst du im Kapitel »Mindful Eating«.) Doch neben der Ernährung gibt es zahlreiche andere Methoden, um eine Verbindung aufzubauen und die Achtsamkeit für den eigenen Körper zu stärken. Eine sehr zentrale Methode ist die Bewegung.

Bewusste Bewegung

Wenn wir uns bewegen, dann können wir uns spüren. Egal in welcher Form: Wenn du bei der Bewegung mit deiner Aufmerksamkeit bei dir und deinem Körper bist, kannst du deine Verbindung zu dir selbst aufbauen. Du kannst die

Mind-Body Connection beim Spazierengehen, beim Schwimmen, Wandern in der Natur, Laufen oder beim Body-Workout erlangen – solange du dir deiner Bewegungen bewusst bist und dabei deinen Atem wahrnimmst. Deine Bewegung mit deinem Atem zu synchronisieren ist der Schlüssel zur Mind-Body Connection. In unseren Augen ist der Atem das verbindende Element zwischen Körper, Geist und Verstand (mehr dazu ab Seite 76).

Ein wichtiger Teil unserer täglichen Bewegung ist der Yoga, denn er hilft uns, genau diese Verbindung immer wieder herzustellen und zu stärken. Mit Yoga gelingt es, im Hier und Jetzt anzukommen und das Body-Feedback zu stärken.

—

YOGA

Um diese Ruhe und Verbindung zu erlangen, gibt es unterschiedliche Praktiken, die schon vor über 2000 Jahren entdeckt und aufgeschrieben wurden.

Die meisten kennen die klassische Asana-Praxis im Yoga-Studio, wo man sich bewegt, den Körper dehnt und den Atem mit der Bewegung synchronisiert. Doch es gibt nicht bloß den einen Weg, Yoga zu üben, sondern mehrere Arten: durch *Meditation, Asanas* (die klassischen Yoga-Stellungen), *Pranayama* (Atemübungen) oder das Praktizieren der *Yamas* und *Niyamas* – quasi die *Dos and Don'ts* abseits der Matte. Also die Ethik des Yoga.

Ursprung und Magie des Yoga

Yoga ist zwar nicht ganz so alt wie Ayurveda, aber die ersten Schriften – die Upanishaden –

datieren etwa auf 700 v. Chr. Schon damals wurde über das Zurückziehen der Sinne, über Atem- und Meditationsübungen geschrieben. In der Folge wurden viele Schriften erstellt. Die wohl bekanntesten überlieferten Yoga-Lehren sind die Yoga-Sutren von Patanjali, eines Weisen, der den achtgliedrigen Pfad des Yoga in Lehrversen notierte.

Das Interessante am Ursprung des Yoga ist, dass lange Zeit die einzige Asana die des Lotossitzes war, in der man meditierte. Denn das galt als Ziel: einen meditativen Zustand zu erlangen. Erst im Laufe der Zeit kamen verschiedene komplexe Stellungen hinzu.

Dennoch ist das Hauptziel des Yoga immer noch die Beruhigung des Geistes durch Meditation und der Weg zur Erlösung – zu Samadhi. Heutzutage ist es uns jedoch so fremd, alle Sinne auszuschalten und uns von unseren Gedanken zu lösen. Die Asanas, die Körperübungen, helfen uns dabei, unseren

Yoga (Sanskrit योग, *yoga*) ist ein Teil der klassischen Lehren der indischen Philosophie und beschreibt den Zustand, in dem der Geist zur Ruhe kommt. Doch Yoga kann noch viel mehr, denn er steht vor allem auch für die Verbindung zu sich selbst, zu anderen und dem großen Ganzen, für Integration oder Vereinigung.

Verstand zu überlisten, bis wir diesen nach vielen Verrenkungen und Anstrengungen endlich mal abschalten können. Der allererste Schritt ist also immer, zu versuchen, Mind und Body zu verbinden und Asanas dazu zu nutzen, um beides auszugleichen.

Die Mind-Body Connection durch Yoga stärken

Yoga ist im Grunde eine Philosophie, die dir dabei helfen kann, deine Verbindung von Körper und Verstand zu stärken. Durch die Bewegung deines Körpers lässt du Energie frei, und Blockaden können gelöst werden. Das betrifft physische und psychische Blockaden, denn der Körper speichert alle (negativen) Emotionen im Körper ab. Durch die Übungen sind wir in der Lage, diese aufzulösen und Klarheit im Kopf zu gewinnen. Somit ist Yoga für uns einer der vielen Wege zur Wiederherstellung der Verbindung von Körper und Geist.

Nur dann, wenn du mit dir und deinem Körper, mit dir selbst verbunden bist, kannst du dich auch nach außen hin, für andere öffnen und Verbindungen zu anderen eingehen. Wir können aus unseren Erfahrungen sagen, dass uns Yoga tagtäglich darin unterstützt, jegliche Herausforderungen anzunehmen und zu verarbeiten. Denn durch die Übungen fällt es dem Körper schwerer, emotionale Blockaden überhaupt aufzubauen.

—

PRANA - DER ATEM ALS LEBENSELIXIER

Ist dein Atem flach und schnell, ist das ein Zeichen, dass du gestresst bist oder unter Druck stehst. Bist du jedoch ruhig und gelassen, so ist dein Atem ebenfalls ruhig und tief. Ein gutes Beispiel kann der Schlaf sein. Dort ist dein Parasympathikus aktiv, das heißt, dein »Ruhenerv« im Körper sorgt für Erholung und Regeneration. Ein Indiz für diese ruhige Seite des vegetativen Nervensystems ist ein gleichmäßiger und tiefer Atem. Im Gegensatz zum Sympathikus, der die Aktivierung, Belastung und Leistungssteigerung im Körper bewirkt. Hier brauchen wir einen aktiven Atem, der uns dabei hilft, die Zellen mit Sauerstoff zu versorgen, damit die Energie durch unseren Körper fließen kann. In Stresssituationen jedoch fehlt uns dieser tiefe Atem und damit auch die Sauerstoffversorgung, was die Stresssymptome im Körper nur noch verstärkt.

Der Atem ist auch als ein Zeichen deiner Achtsamkeit zu sehen, denn schenkst du ihm deine Aufmerksamkeit, bist du bei dir selbst und kannst die Magie einer Atemwelle durch deinen ganzen Körper spüren. Du nimmst wahr, wie sich deine Bauchdecke mit der Einatmung sanft hebt und wie sie sich mit der Ausatmung ganz sanft wieder senkt. Dieser Rhythmus fließt wie eine Welle durch deinen Körper und versorgt jede einzelne Zelle mit Sauerstoff und Energie. Und auch beim Atem spielt die Natur wieder eine wichtige Rolle, denn wir stehen über unsere Atmung in einem Wechselspiel mit den Bäumen. Wir atmen den Sauerstoff der Pflanzen ein, und das Kohlendioxid, das wir wieder ausatmen, brauchen diese wiederum für ihre Fotosynthese – faszinierend, oder? Du kannst dir also vorstellen, wir atmen zusammen mit der Natur, um das Leben zu spüren und es auf-

Kennst du das Gefühl, beim Sport die Luft anzuhalten, wenn es anstrengend wird? Oder bei der Arbeit dazusitzen und irgendwann zu bemerken, dass du aufgehört hast, richtig zu atmen? Oder vor lauter Stress gar keine Luft mehr zu bekommen? Dein Atem gleicht einem Metronom, an dem du dein inneres Gefühl ablesen kannst.

rechtzuerhalten. Alle lebendigen Organismen sind durch Atemwellen spürbar – daher ist die logische Schlussfolgerung daraus, dass wir genau diesen Wellen unsere besondere Aufmerksamkeit schenken.

Pranayama

Der Begriff *prāṇāyāma* (प्राणायाम) entstammt ebenso dem altindischen Sanskrit und hat einen weiten Bedeutungsbereich. Prāna bedeutet Atem, Atmung, Leben, Vitalität und Energie, āyāma bezeichnet die Länge, Ausdehnung, das Ausstrecken und das Zurückziehen. So bezeichnet *Pranayama* die Ausdehnung des Atems und seine Beherrschung. Dazu gehören das Einatmen, das Ausatmen und ebenso das Anhalten des Atems, ein

Zustand also, in dem es weder Ein- noch Ausatmen gibt. Demzufolge ist Pranayama das Wissen vom Atem. Es ist das Zentrum, um das sich das Rad des Lebens dreht.

Jeder Yogi lernt das bewusste Atmen, denn es befähigt ihn dazu, die Sinne zu kontrollieren. Der Zustand der Gedankenlosigkeit ist die höchste Stufe, die im Yoga erreicht werden kann, dort werden Atem und Denken eine Einheit. Um die Bedeutung von Pranayama-Atemübungen zu verstehen, ist es hilfreich, sich die Reinheit des Körpers vorzustellen. Für unser Wohlbefinden ist es unabdingbar, dass wir uns regelmäßig reinigen. Das Baden oder Duschen dient der Reinigung des äußerlichen Körpers, die Yoga- und Atemübungen reinigen den Körper von innen. Das Üben von Yoga belebt unseren Körper und entfernt Gifte und Ansammlungen. Pranayama säubert die Lungen, füllt sie und den ganzen Körper mit Sauerstoff und reinigt die Nerven. Vor allem aber helfen die Atemübungen dabei, das innere Gleichgewicht und inneren Frieden zu erlangen.

Wie du deinen Atem finden kannst

Mache deinen Atem zu deinem besten Freund, zu deiner besten Freundin, die dich überallhin begleitet. Dein Atem kann dich bei herausfordernden Situationen unterstützen, dir zeigen, dass alles vergänglich ist und jeglicher Schmerz mit jedem Atemzug nachlässt. Nicht ohne Grund ist der Atem einer der wichtigsten Bestandteile der Yogapraxis, denn er lässt uns durch alle herausfordernden Übungen kommen, versorgt uns auch bei Schmerzen mit frischer Energie und kann Ruhe in unser System bringen. Und auch bei allen positiven Ereignissen ist der Atem da, er lässt uns vor Freude schluchzen und unser Lachen im ganzen Körper spüren, bis wir keine Luft mehr bekommen und zurück in die Balance finden.

Nimm deinen Atem als deinen persönlichen Wegbegleiter wahr, und du wirst sehen, dein Körper wird es dir danken. Je mehr du deine Atmung kennenlernst, desto mehr lernst du auch deinen Organismus kennen, und desto größer wird das Vertrauen. Das Vertrauen, dass der Atem dich schon durch alles führt, was kommt.

Prana Note

Schenke deinem Atem in der nächsten Woche deine besondere Aufmerksamkeit. Vielleicht kannst du ja auch eine Art Atemtagebuch anlegen, in dem du deine Beobachtungen aufschreibst (Beispiel rechts). Bewerte diese nicht, sondern nimm sie einfach erst mal wahr. Das ist der erste Schritt. Im nächsten Schritt können wir uns zusammen ansehen, was du brauchst.

Deine Atemübungen im Alltag

Starter Breathing-Kit

Wenn du kaum ein Gefühl für deinen Atem hast und das Thema noch ziemlich neu für dich ist, dann haben wir einen ebenso einfachen wie wirksamen Tipp: Nimm einen bewussten Atemzug am Tag. Schon diese paar Sekunden können eine große Wirkung haben. Du kannst also zum Beispiel morgens nach dem Aufwachen als Erstes zum Fenster gehen, es öffnen und einen tiefen Atemzug nehmen. Spüre, wie die frische, kühle Luft in deinen Organismus dringt und dich mit neuer Energie versorgt. Und dann spüre auch, wie die leicht erwärmte Luft langsam deinen Körper durch die Nase wieder verlässt. Spüre die aufkommende Leichtigkeit, die sich in dir ausbreitet. Die Anspannung im Körper lässt nach, und du kannst einfach diesen Moment genießen. Das kann dein erster Schritt für eine lange Freundschaft zwischen dir und deinem Atem sein.

DEIN ATEM

TAG 1

ÜBUNGSDAUER

ART DER ATEMÜBUNG

WIE HABE ICH MICH DABEI GEFÜHLT?

TAG 2

TAG 3

TAG 4

ÜBUNGSDAUER

ART DER ATEMÜBUNG

WIE HABE ICH MICH DABEI GEFÜHLT?

TAG 5

TAG 6

TAG 7

ÜBUNGSDAUER

ART DER ATEMÜBUNG

WIE HABE ICH MICH DABEI GEFÜHLT?

NOTIZEN

Essential Breathing-Kit

Sobald du dem Atem deine Aufmerksamkeit schenkst, wirst du merken, dass sich etwas verändert, und zwar in deinem Körper, aber auch in deinem Geist. Denn es ist erwiesen, dass bewusstes Atmen uns in einen meditativen Zustand bringen kann. Setze dich also am besten für drei bis fünf Minuten täglich an einen ruhigen und sicheren Ort und beobachte deinen Atem. Du kannst dir hierfür einen Timer stellen, sodass du dich auch wirklich nur auf dich und deinen Atem konzentrierst. Und dann sieh zu, wie du das maximale Volumen einatmest und ebenso das maximale Volumen wieder ausatmest.

Folgende Mantras und Sätze können dir dabei helfen:

So ham – sage bei der Einatmung *So* und bei der Ausatmung *ham*.

Lass los – sage bei der Einatmung *Lass* und bei der Ausatmung *los*.

Dies kann dich darin unterstützen, deine aktiven Gedanken etwas zu beschäftigen und deinen Geist zu beruhigen. Du kannst dir auch eine eigene Affirmation schaffen und auf die Einatmung und Ausatmung aufteilen.

Versuche zunächst für drei Minuten und nach einer Woche für fünf Minuten so zu sitzen und deinen Atem zu beobachten.

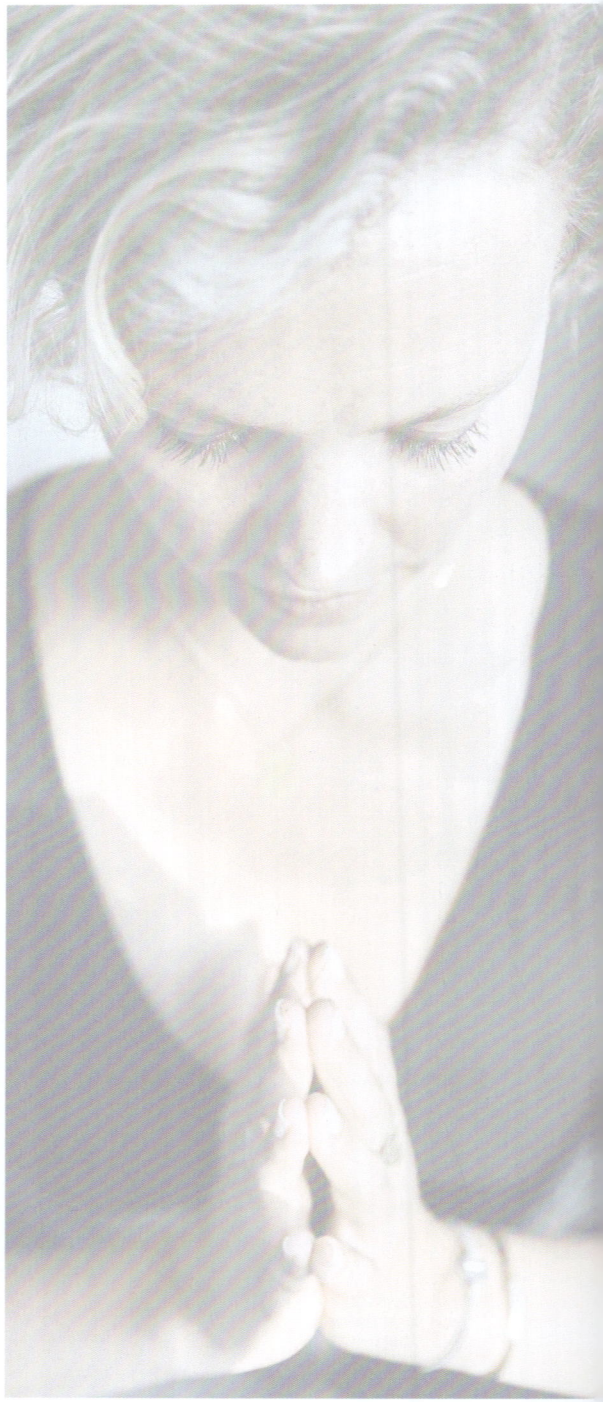

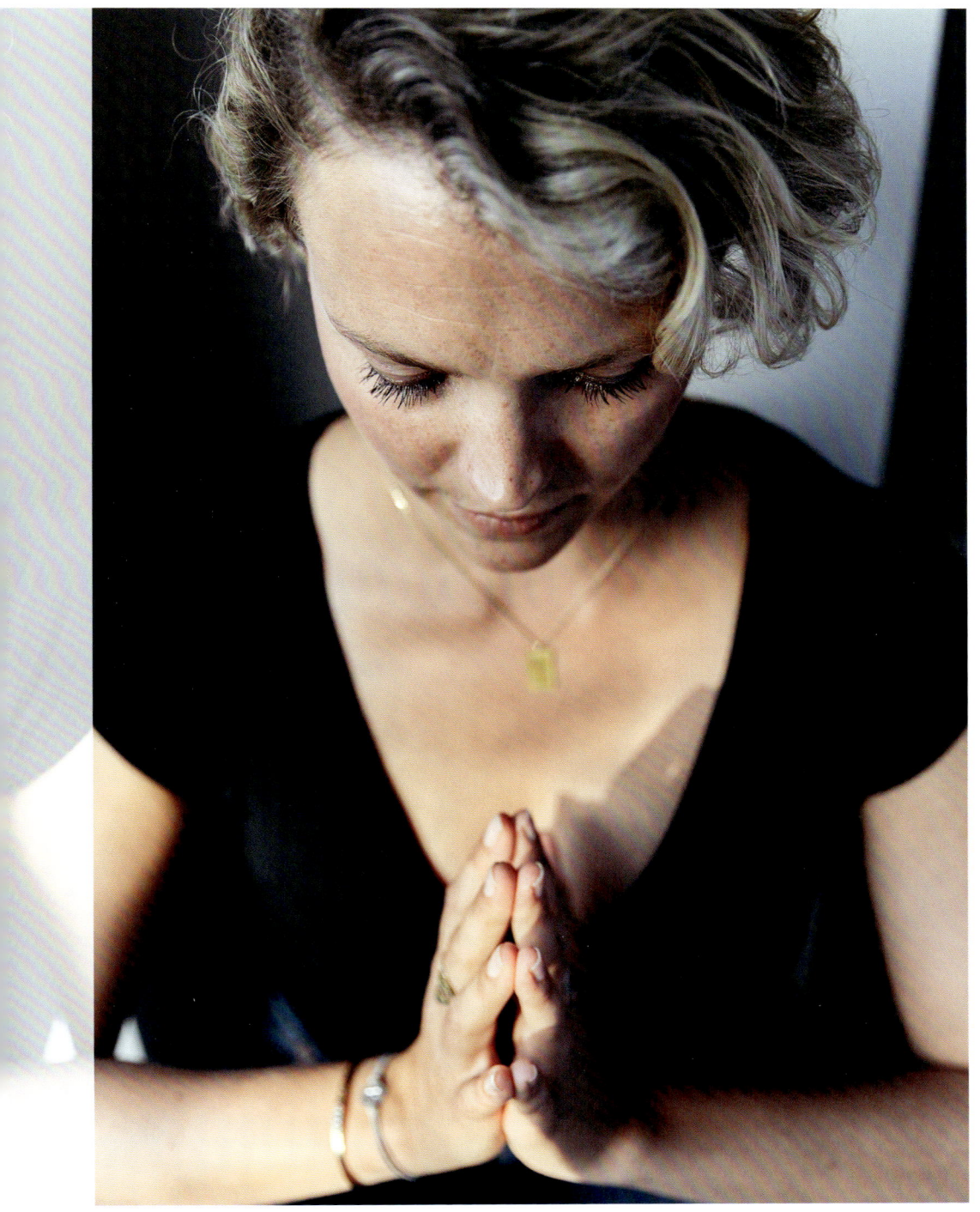

Next Level Breathing-Kit

Wenn du deinem Atem weitere Aufmerksamkeit schenken und somit noch mehr Energie in dein Leben bringen möchtest, zeigen wir dir gern, wie du mithilfe von Pranayama deinen Alltag bereichern kannst.

Anregende Atemübung: Kapalabhati – die Feueratmung

Diese Atemübung, die dein Kapha anregt, wird auch als »Schädelleuchten« bezeichnet, da viele Menschen nach einiger Übungsdauer von einem Gefühl großer Klarheit und Frische speziell im Kopf berichten.

• Sehr gute Erfahrungen wurden mit dieser Reinigungsatmung auch bei verstopften oder entzündeten Nebenhöhlen gemacht, die auf diese Weise wieder belüftet werden und deren Schleimhaut besser durchblutet wird. Daher ist diese Übung besonders gut bei einem Kapha-Überschuss.
• Mit Kapalabhati werden Leber, Pankreas und ganz allgemein das Verdauungssystem aktiviert. Die Atemübung erfrischt das Gehirn und vitalisiert den ganzen Körper. Allerdings ist sie auch sehr anstrengend und schnell erschöpfend. **Lunge und Herz können überanstrengt werden.**
Also: Vorsichtig üben und bei Schwindel oder Unwohlsein die Übung beenden und entspannen.

Unsere Prana-Umsetzung
Ein Zyklus
• Die Augen schließen, tief und entspannt einatmen.
• Die Luft rhythmisch ausstoßen und den Atem von selbst wieder kommen lassen.
• 20 Ausatemstöße machen. Den Oberkörper ruhig halten, nur die untere Bauchdecke aktiv einziehen – bei jedem einzelnen Atemstoß.
• Mit einer langen Ausatmung enden.
• Atem für 10 bis 15 Sekunden anhalten.

Drei bis vier Zyklen ausführen und danach in einer Ruheposition entspannt atmen.
Wenn du mehr Erfahrung mit dieser Übung hast, kannst du die Ausstoßung des Atems auf 40 und später sogar auf 60 Stöße steigern.

Beruhigende Atemübung: Ujjayi – die siegreiche Atmung

Die Ujjayi-Atmung ist wohl die gängigste Atemübung und begleitet die meisten Yogastunden in der westlichen Gesellschaft. Damit wird zunächst sichergestellt, dass tiefer und bewusster geatmet wird, denn sie fördert die Atemkontrolle und versorgt den Körper besser mit Sauerstoff.

Mit Ujjayi »erobern« wir für uns eine sehr feine Form der Atmung, die stetig im Fluss ist. Dabei zieht sich die Luftröhre etwas zusammen, sodass die durchströmende Luft ein gehauchtes Geräusch erzeugt. Diese Reibung sollte dabei aber nur genau so laut sein, dass man sie selbst gerade so hört, und zwar eher mit dem »inneren« als mit dem »äußeren« Ohr. Mit der Atmung kannst du es schaffen, dir selbst und deinem Inneren zu lauschen und die Aufmerksamkeit nach innen zu lenken.

Unsere Prana-Umsetzung
• Bei dieser Atmung wird der Fokus des Ein- und Ausatmens auf die Nase gelegt. Der Mund bleibt geschlossen.

• Die Reibung beziehungsweise Verengung erlangst du, indem du dir vorstellst, einen Spiegel anzuhauchen. Dabei entsteht ein leises »Haaa« bei der Ein- und Ausatmung. Du kannst dies zunächst mit offenem Mund üben und bei der nächsten Runde den Mund geschlossen halten.
• Übst du Ujjayi gesondert von der Yogapraxis, kannst du diese Atmung für drei bis zehn Minuten durchführen.

Kühlende Atemübung: Shitali oder Shidkari

Beide Übungen kühlen den Körper und helfen dir, dich zu beruhigen. Diese Atemübungen gleichen Pitta aus und sind außerdem gut bei leichtem Fieber anwendbar. Sie trainieren die Flexibilität der Zunge, reinigen diese und aktivieren die Geschmacksnerven. Man sagt auch, dass sie den Gesichtsausdruck verschönern und bei der Verdauung helfen können.

Unsere Prana-Umsetzung
Bei Shitali wird die Zunge zu einer Rinne geformt, aus dem Mund gestreckt und vor den Lippen gehalten. Nach der Einatmung über die Zungenrinne wird die Luft angehalten. Die Ausatmung erfolgt durch beide Nasenlöcher.

Ein Zyklus
• Zunge zu einer Rinne rollen, Kopf nach oben heben und durch den Mund einatmen.
• Luft anhalten, die Zunge nach hinten rollen und gegen den Gaumen drücken.
• Kinn langsam zum Brustbein ziehen.
• Durch die Nase ausatmen.

Fünf bis 20 Zyklen ausführen.

Durch genetische Veranlagung ist es nicht allen Menschen möglich, die Zunge zu einer Rinne zu formen. Wenn es dir genauso geht, kein Problem, dann kannst du Shidkari üben. Hierbei rollst du die Zunge nach hinten und drückst sie gegen den Gaumen. Dein Mund bleibt geöffnet und die Luft kann seitlich der Zunge hereinströmen. Dadurch werden die Seiten der Zunge mehr aktiviert als bei Shitali und somit die zentralen Nerven der Zunge stimuliert.

Ausgleichende Atemübung: Nadishodana – die Wechselatmung

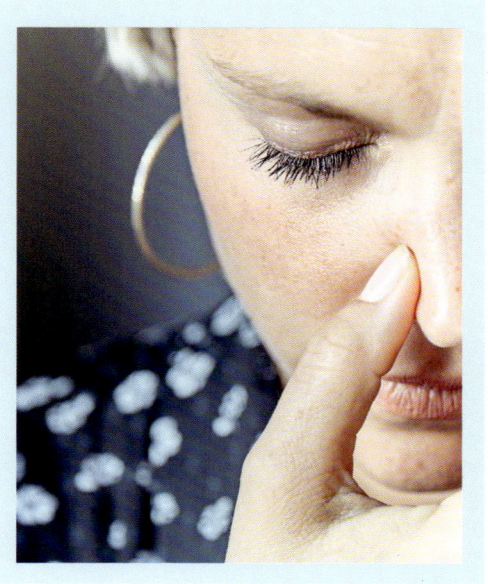

Diese Übung eignet sich gut bei zu viel Vata. Die 72 000 Nadis (Energiekanäle) im Körper werden durch diese Atemübung gereinigt (*shodhana* bedeutet Reinigung). Die Übung reguliert zudem die Atmung durch beide Nasenlöcher. Durch die Übung kannst du eine

Harmonisierung und ein Vata-Gleichgewicht herstellen.

Unsere Prana-Umsetzung
Eine bequeme Haltung einnehmen, den Rücken gerade halten, die rechte Hand formt Vishnu Mudra und die linke Hand Chin Mudra (siehe Kasten). Die linke Hand liegt locker am linken Oberschenkel oder Knie.

Das Chin Mudra, auch Jnana Mudra genannt, ist das wohl bekannteste Mudra, welches häufig im Yoga während der Meditation angeleitet wird. Dafür werden Daumen und Zeigefinger sanft zusammmengeführt und berühren sich leicht. Die restlichen Finger kannst du locker abspreizen. Chin steht für ein uneingeschränktes Bewusstsein, das Mudra lässt dich innerlich ruhig werden. Wird es mit der Handfläche nach oben geübt, öffnet es dich für spirituelles Bewusstsein und Wachstum. Wird das Mudra mit der Handfläche nach unten praktiziert, wird es zum Jnana Mudra und wirkt erdend und beruhigend.

Für das Vishnu Mudra werden Zeigefinger und Mittelfinger in Richtung des Daumenballens gebeugt. Daumen, Ringfinger und kleiner Finger werden abgespreizt. Bei der Atemübung verschließen der Daumen und der Ringfinger der rechten Hand die Nasenlöcher. Der Daumen liegt locker an der rechten Seite der Nase, der Ringfinger an der linken Seite.

Auftakt: Ausatmung links, rechtes Nasenloch wird mit Daumen verschlossen.

Ein Zyklus
• Links einatmen.
• Linkes Nasenloch verschließen, rechts öffnen.
• Rechts ausatmen.
• Rechts einatmen.
• Rechts mit Daumen verschließen, links öffnen.
• Links ausatmen.
• Links einatmen (wiederholen) …

Die Übung wird fünf bis zehn Minuten ausgeführt. Benutzt du sie als Aufwärmung für andere Atemübungen, dann führe sie zwei bis drei Minuten aus. Wichtig ist die gleiche Dauer von Ein- und Ausatmung. Du kannst bis vier bei der Ein- und Ausatmung zählen, um einen gleichmäßigen Rhythmus herzustellen und die Konzentration aufrechtzuerhalten. Wenn du bis vier während der Einatmung zählst und bis acht während der Ausatmung, beruhigst du die Nerven und kannst den Geist entspannen.

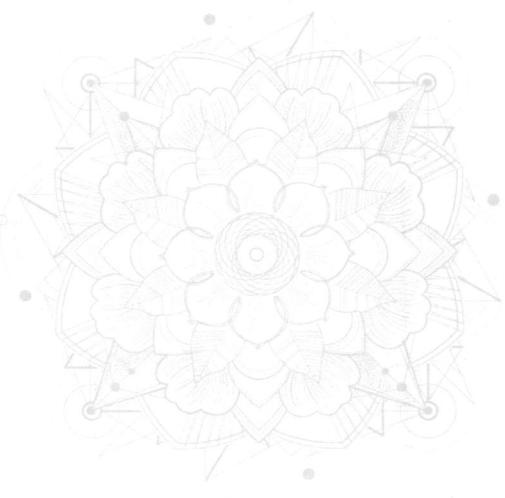

Tägliche Atemübungen von 10 bis 15 Minuten stärken die Selbstwahrnehmung, dein Luftvolumen und schenken dir somit unglaublich viel Lebensenergie.

Du kannst entweder nur eine der vier Atemübungen ausführen oder sie als Abfolge praktizieren:

1. Anregende Atemübung: Kapalabhati
2. Beruhigende Atemübung: Ujjayi
3. Kühlende Atemübung: Shitali
4. Ausgleichende Atemübung: Nadishodana

Wir praktizieren diese Abfolge seit etwa zwei Jahren fast täglich und auch an den ungewöhnlichsten Orten. Zum Beispiel auf Kuba in einer Casa particulara, einer Privatunterkunft bei Einheimischen. Dort haben wir sogar im Wohnzimmer »geatmet« – wie wir es immer so schön nennen –, während unsere Gastgeber in der Küche das Essen vorbereitet haben. Natürlich bedeutet das häufig, dass du aus deiner Komfortzone hinaustreten musst, aber wie heißt es so schön ...

Magic happens out of the comfort zone

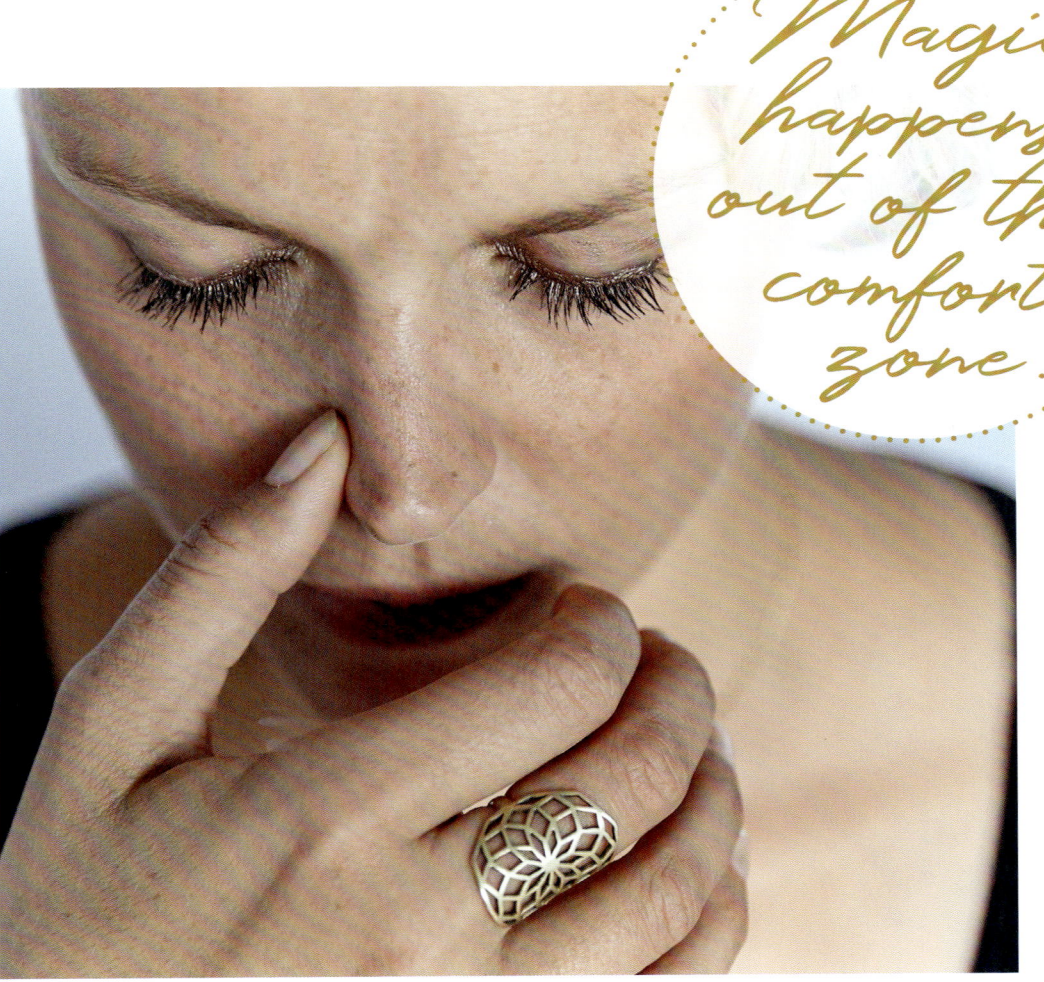

MINDFUL EATING & COOKING

—

WAS VERSTEHEN WIR UNTER MINDFUL EATING?

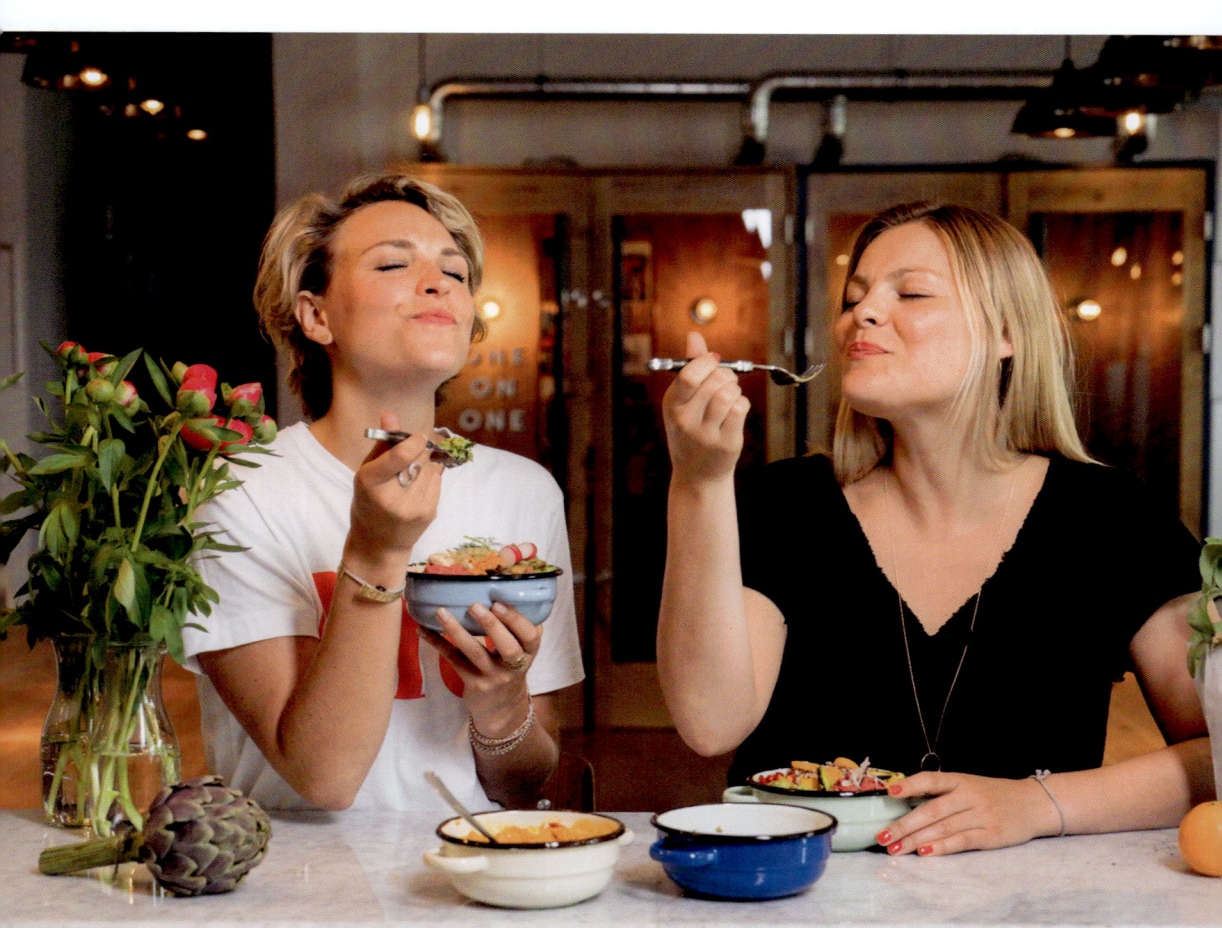

In diesem Kapitel möchten wir die Liebe, die Aufmerksamkeit, ja, die Achtsamkeit auf unser Essen lenken. Denn es sind die Lebensmittel, die uns nähren und uns Kraft geben. Wir haben es selbst in der Hand, wie viel Energie wir uns erlauben und wie viel wir uns selbst wert sind. Mindful Eating ist für uns also die perfekte Kombination aus Achtsamkeit und Ayurveda.

Die Magie des Pranas, der Energie, die durch unseren Körper fließt, liegt für uns in der Ganzheitlichkeit und damit in der Verbindung, der Einheit von Körper, Geist und Seele. Warum hatte Elizabeth Gilbert mit »Eat. Pray. Love« wohl so viel Erfolg? Weil wir uns mit Liz identifizieren können und die Selbstsuche nicht nur als großes Ganzes sehen, sondern als eine Reise mit verschiedenen Steps. Auch wir fangen mit »Eat« an, denn über das Essen können wir viel über uns, über unseren Selbstwert und darüber lernen, was wir uns selbst gönnen. Was tun wir uns Gutes? Ein Coffee to go und dazu ein Sandwich einer Fast-Food-Kette? Gibt dir das wirklich Energie?

Mit allen Sinnen bei einem Objekt

Eine einfache Art, die eigene Achtsamkeit für dich zu spüren, ist, deine Aufmerksamkeit und deine Sinne auf ein Objekt zu fokussieren und genau das wahrzunehmen, was hochkommt. Lerne die Schönheit der Lebensmittel kennen. Nimm eine ganze, noch ungeöffnete Kardamom-Kapsel zur Hand. Alternativ kannst du natürlich jedes andere, für dich passende Lebensmittel nehmen, wie eine Walnuss, einen Energy Ball oder Ähnliches.

• Versuche nun deine Sinne zu aktivieren und diese auf die Kardamom-Kapsel (oder dein ausgewähltes Lebensmittel) zu richten: Was kannst du an der Form wahrnehmen? Wie sieht die Kapsel aus? Welche Farben hat sie? Ist sie eher grünlich? Oder bräunlich-beige? Vielleicht ja auch gräulich? Sieh dir die Farbe genau an.

• Dann spüre die Kapsel, wie sie in deinen Händen liegt. Welcher Finger berührt die Kapsel gerade? Fühle die Form, fühle die Rundungen, fühle die Unebenheiten, fühle die Rillen. Fühle das, was die Kapsel ausmacht.

• Nun rieche an ihr. Was kannst du wahrnehmen? Welche Gefühle löst der Geruch in dir aus? Riechst du den erfrischenden Duft?

• Nimm die Kapsel in den Mund, beiße sie ein wenig auf oder zerstoße sie mit einem Messer auf dem Brett oder in einem Mörser, sodass die kleinen Kügelchen rausfallen. Vielleicht kannst du jetzt noch einen stärkeren Geruch wahrnehmen? Nimm die kleinen Kügelchen in den Mund und fange an zu schmecken. Spüre deine Zunge. Wo auf der Zunge kannst du den Geschmack wahrnehmen? Was löst der Geschmack in dir aus?

• Welche Geräusche kannst du wahrnehmen, wenn du auf die kleinen Kugeln beißt? Vielleicht kannst du ja auch deine innere Stimme hören, die dir jetzt eine Geschichte erzählen möchte. Lass diese Geschichte los und konzentriere dich auf die Geräusche, die durch deine Kardamom-Explosion entstehen.

• Und dann schließe die Augen und gehe für dich noch einmal alle Sinne durch: Was kannst du sehen? Was kannst du fühlen? Was kannst du riechen? Was kannst du schmecken? Was kannst du hören?

Entdecke die Schönheit in den kleinen Dingen, sie kann dich überraschenderweise voll und ganz erfüllen. Nimm dieses Gefühl mit in deinen Alltag hinein. Das ist Mindful Eating.

Diese Meditation findest du als Video zum Downloaden unter:
www.pranaupyourlife.de/buch

Dann kannst du dich von meiner (Josephines) Stimme leiten lassen
und dir die Übung mehrmals anhören.

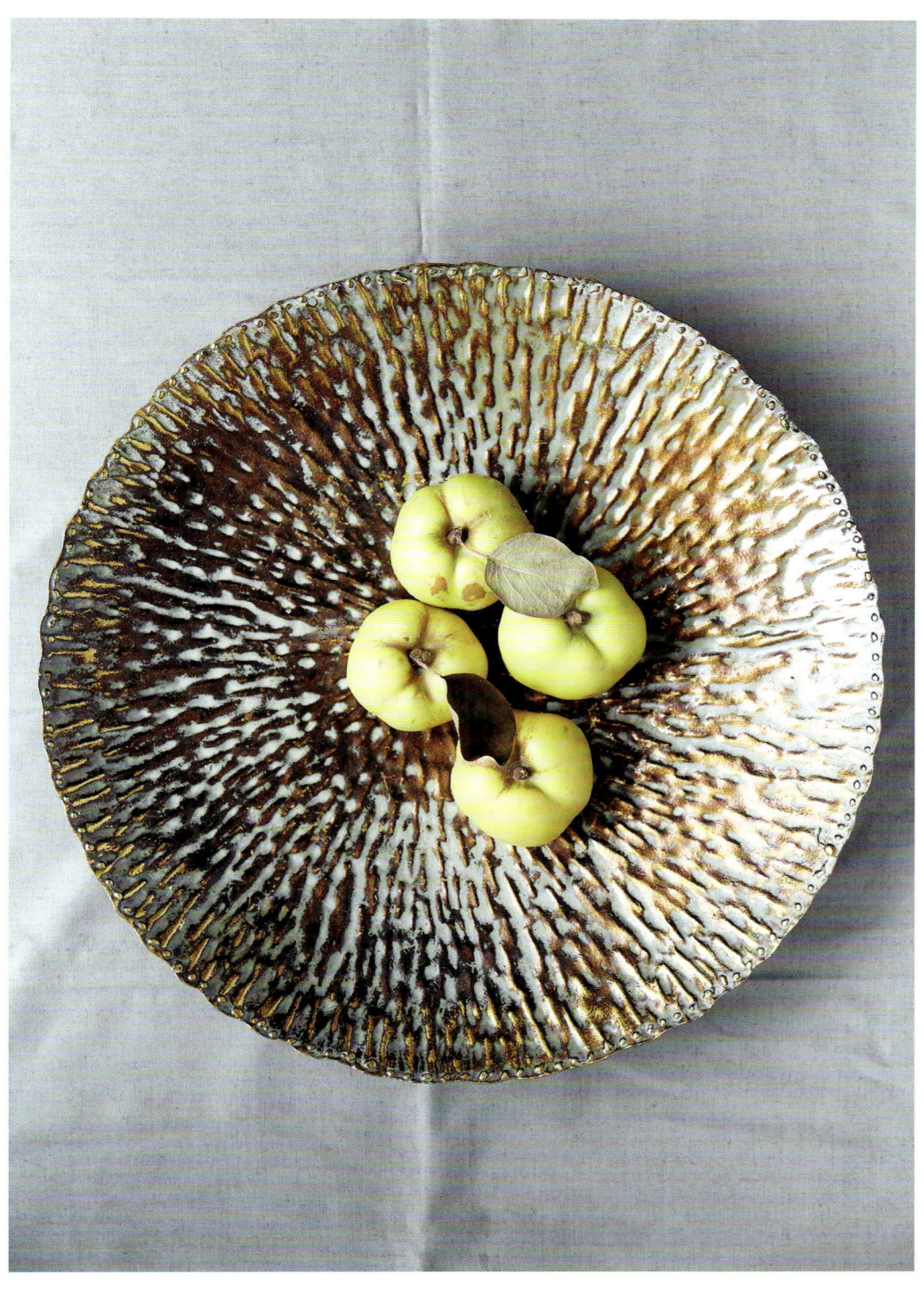

Je schöner unser Leben sein sollte, desto schöner sollte auch unsere Ernährung sein. Hast du dich schon einmal gefragt, was du dir Gutes tust? Nimmst du dir beim Essen Zeit für dich selbst? Gönnst du dir eine ausgewogene Ernährung, die dir Energie gibt? Schenkst du dir selbst deine höchste Form von Aufmerksamkeit und Liebe?

Auch was das Essen angeht, richten wir unseren Fokus häufig auf das Außen. Wir denken darüber nach, wie wir anderen eine Freude machen können. Wir organisieren aufwendige Dinnerpartys für Freunde und große Familienessen, damit alle zusammenkommen. Wir geben uns Mühe, stecken ganz viel Energie und Liebe in die Organisation, die Auswahl der Speisen, den Einkauf und das Kochen. Warum machen wir das nicht auch so, wenn wir allein essen? Warum schenken wir uns selbst nicht die größte Portion an Liebe?

Achtsames Essen ist für uns die höchste Form von Selbstliebe. Deshalb haben wir uns mit »Prana up your life« auf die Ernährung fokussiert. Beim Essen spüren wir uns und unseren Körper – wir hören in uns hinein und lauschen, was uns guttut und was nicht. Wir nehmen uns die Zeit und gehen während des Essens auf eine große Sinnesreise. Daher ist Ernährung für uns so individuell, undogmatisch, speziell und darf gefeiert werden. Und das ist ganz besonders mit Ayurveda möglich.

Das sagt die Wissenschaft

Es gibt viele verblüffende Studien, die beweisen, dass das Essen, das wir zu uns nehmen, einen großen Einfluss auf uns hat. Lebensmittel können unsere Stimmung beeinflussen, sie können uns sanftmütig, nachgiebig oder auch heiter machen. Viele kennen den Spruch »Schokolade macht glücklich«. Dieser kommt nicht von ungefähr – die Aussage mag zwar umstritten sein, aber die Quintessenz stimmt. Die Nahrung hat ganz unterschiedliche Effekte auf unseren Körper und unsere Gefühle.

Eine britische Studie zeigt, dass Vitamine und Mineralien eine positive Auswirkung auf das Gemüt haben – sie machen uns umgänglicher und weniger aggressiv. Seit August 2017 gibt es nun auch eine Konferenz über den Einfluss von Ernährung auf die seelische Gesundheit. Dort wurde unter anderem festgestellt, dass Junk- und Snackfood mit viel Zucker und gesättigten Fetten das Risiko für Depressionen und Angsterkrankungen erhöhen. Eine ausgewogene Ernährung mit frischem Obst, Gemüse, Vollkorngetreide und generell unverarbeiteten Lebensmitteln hingegen schützt dein Immunsystem und reduziert das Risiko einer Depression.

Für uns ist das nur eine kleine Auswahl an Gründen, warum die Ernährung nicht außer Acht gelassen werden sollte, wenn wir unsere Gesundheit und die Prävention betrachten.

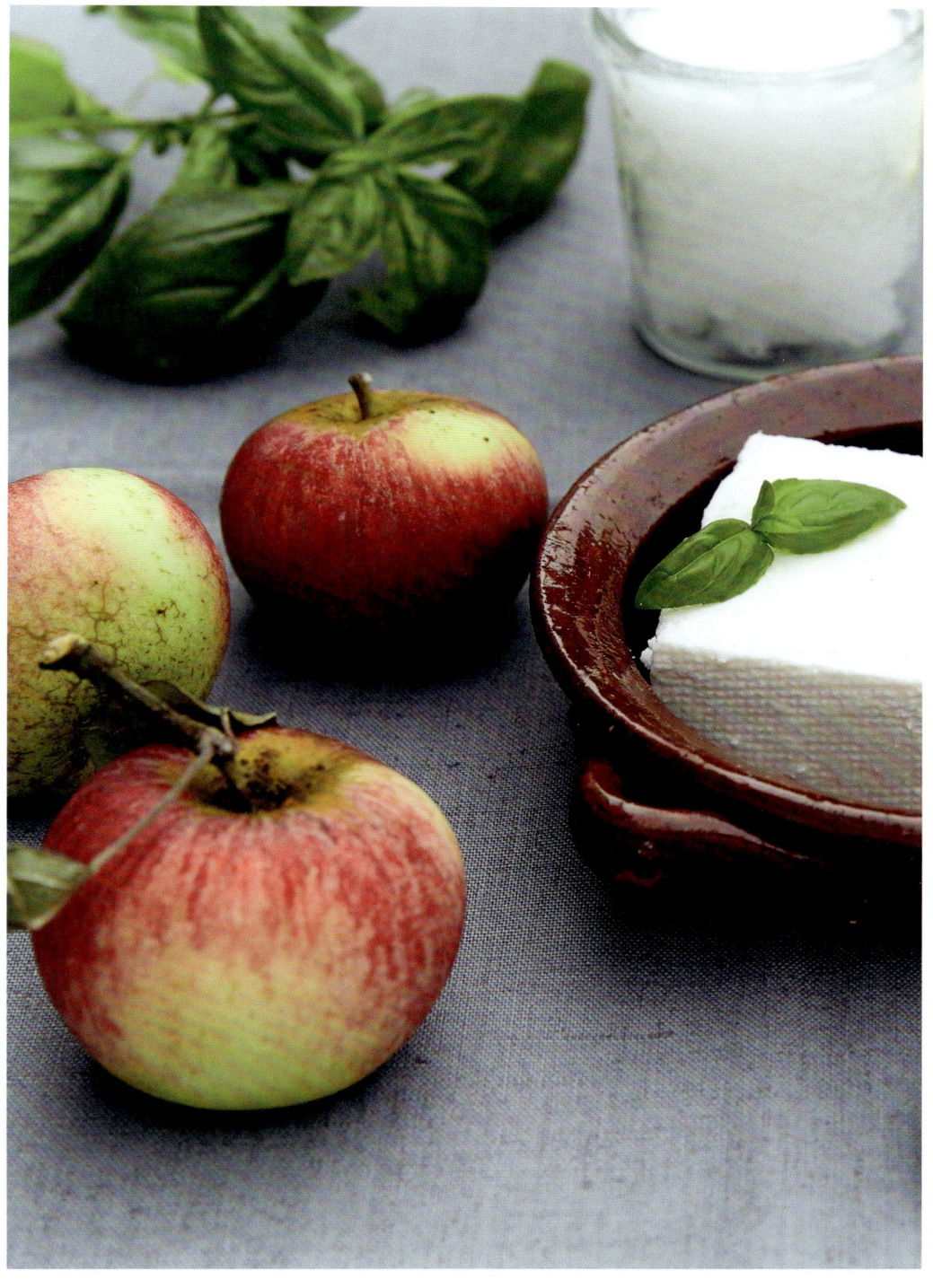

—

DIE ACHT FACETTEN DES MINDFUL EATING

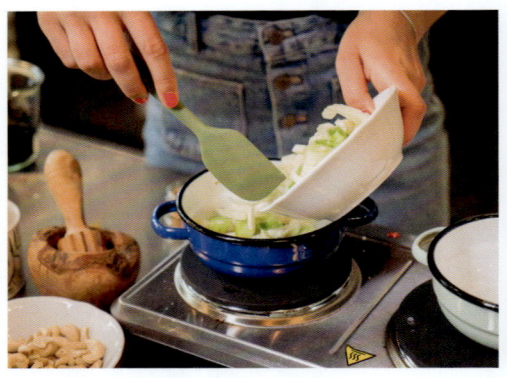

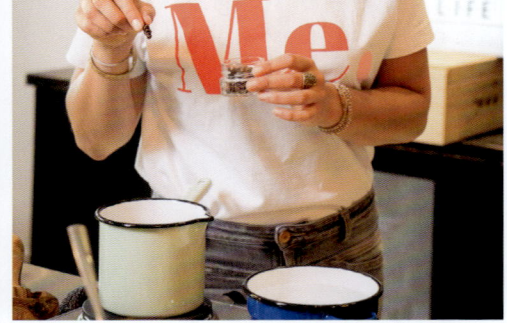

Die Eigenschaft – Prakruti

Die Eigenschaften von Lebensmitteln sind ein wichtiger Punkt, denn diese sind genauso individuell wie wir Menschen. Jedes Nahrungsmittel hat eine unterschiedliche Geschmacksrichtung, eine eigene Geschichte und individuelle Besonderheiten.

Die Zubereitung – Karana

Im Ayurveda dreht sich alles um dein Agni und darum, mithilfe der Ernährung den Stoffwechsel zu unterstützen. Deshalb werden die Lebensmittel grundsätzlich gekocht und warm gegessen (siehe ab Seite 31). Außerdem kann dein Körper die Nährstoffe so erst rich-

Achtsames Essen hat nicht nur mit dem zu tun, was wir essen, sondern auch mit dem Wie, mit der Vorbereitung, der Umgebung und der Herkunft der Lebensmittel. Klingt komplex, ist aber eigentlich ganz einfach. Wenn du die verschiedenen Fakten und Facetten beachtest, kannst du achtsames Essen einfach in deinen Alltag integrieren.

tig aufnehmen und verwerten. Darüber hinaus können wir unser Agni mit getrockneten und frischen Gewürzen und Kräutern unterstützen – somit ist die Nahrung leichter verdaulich und auch verträglicher. Außerdem schmeckt das Essen dann auch pranamäßig viel leckerer.

Die Kombination – Samyoga

Vielleicht hast du es schon an der ein oder anderen Stelle gehört: Die Kombination der Lebensmittel spielt eine wichtige Rolle in unserer Ernährung und insbesondere im Ayurveda. Manche Nahrungsmittel können eine positive Wirkung auf deinen Körper haben, wenn du sie alleine isst, aber wenn du sie mit anderen kombinierst, kommt es unter Um-

ständen zu entgegengesetzten Effekten. Bei einigen Kombinationen können sich Schlacken oder Ama (siehe Seite 23) bilden. Ein Beispiel hierfür ist die Kombination von Milchprodukten, wie zum Beispiel Käse, mit Zitrusfrüchten, Tomaten, Beeren oder Bananen. Außerdem sollte (Kuh-)Milch nicht mit Fleisch, Fisch, Früchten oder Eiern kombiniert werden. Probiere diese Ratschläge für dich aus und höre in dich hinein. Es darf manchmal so simpel sein.

Die Menge – Rashi

Die Menge dessen, was wir zu uns nehmen, ist ein wichtiger Punkt beim Mindful Eating, denn hierbei lernen wir, auf unseren Körper zu hören. Wir werden sensibel für die Signale,

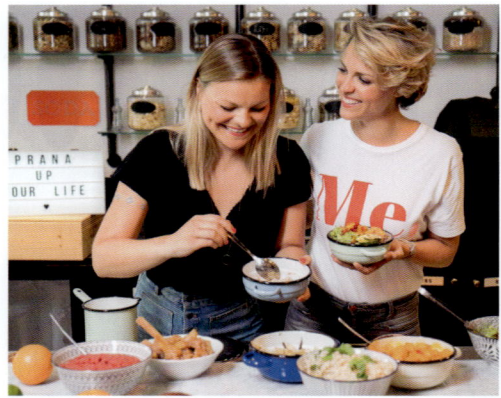

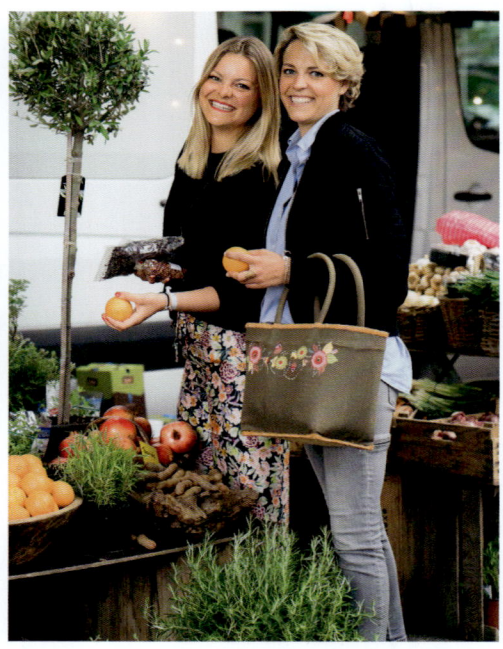

die unser Magen uns schickt, worunter auch das natürliche Sättigungsgefühl fällt.

Im Alltag und in Stresssituationen trainieren wir es uns ab, auf unseren Körper zu hören, und ignorieren die Signale. Daher gehört zu den häufigsten Krankheitsfaktoren im Ayurveda die Nahrungsaufnahme, die meist in zu großer Menge erfolgt oder mit zu geringen Abständen zwischen den Mahlzeiten.

Die Herkunft – Desha

Wenn du aus deiner Nahrung Energie ziehen möchtest, dann gib dir selbst die Chance, den Prozess verstehen zu lernen. Die regionale Nahrung schenkt dir genau die Nährstoffe, die du zur passenden Jahreszeit brauchst. Wenn du dir nicht sicher bist, dann frage einfach den Biobauern am Stand, der weiß genau, was er gerade wo geerntet hat.

Ayurvedisch kochen und essen bedeutet nicht, dass du nur noch indisch essen musst. Und das ist das Schöne am Ayurveda – du kannst deine Lieblingsgerichte aufpeppen und mit Gewürzen verträglicher machen.

Die Zeit – Kala

Die Natur hat einen ganz eigenen Rhythmus. Als Menschen sind wir in einer natürlichen Umgebung geboren und daher Teil dieses Systems. Es ist an Tages- und Jahreszeiten ausgerichtet, und somit sind wir das auch. Achte darauf, zu welchen Jahreszeiten deine Nahrung geerntet wird – dadurch kannst du sehr viel über die Lebensmittel erfahren und herausfinden, wann sie dir guttun. Zum Beispiel wird der Kürbis im Herbst geerntet und gibt dir zu dieser Jahreszeit genau das, was du brauchst. Auch können die Tageszeiten bestimmten Speisen zugeordnet werden (siehe ab Seite 32). Im Ayurveda wird empfohlen, morgens und abends leicht verdauliches Essen zu sich zu nehmen und die Hauptmahlzeit des Tages mittags zu essen, wenn das Verdauungsfeuer am stärksten ist.

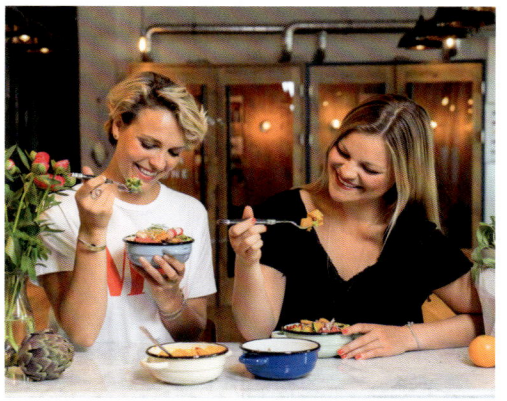

Die Einstellung – Upyokta

Deine Einstellung beim Kochen ist eine wichtige Komponente und die Königsdisziplin der Nahrungsaufnahme im Ayurveda. Hier neigen wir uns der Spiritualität des Ayurveda zu. Die Energie des Kochs überträgt sich auf die Nahrung. Ein glücklicher Koch schafft es, dass schwere Nahrung leichter verdaut werden kann. Wenn du beim Kochen achtsam vorgehst, gibst du deine Liebe in die Nahrung und kannst diese während des Essens aufnehmen. Vielleicht achtest du beim nächsten Mal auf deine Einstellung. #createpositivevibes

Die Art – Upeyoga Sanstha

Die Atmosphäre beim Essen ist ausschlaggebend für die Menge an Energie, die uns das Essen geben kann. Der Ort, die Umgebung und deine Einstellung wirken sich auf die Nahrungsaufnahme und auf den Prozess der Verdauung aus. Wenn du in Ruhe, in einer schönen Umgebung und entspannten Atmosphäre isst, unterstützt du deinen Körper dabei, die maximale Energie aus dem Essen zu ziehen. Vermeide negative Gespräche, Emotionen und Hektik beim Essen.

Wir haben es selbst erlebt, dass sich negative Themen auf unsere Stimmung und somit auch auf unsere Verdauung ausgewirkt haben. Daher versuchen wir, schwierige Themen nach dem Essen zu klären. Dann sind die Gemüter beruhigt, wir schlucken den Stress einer hitzigen Diskussion nicht mit unserem Essen herunter und entlasten somit unsere Verdauung.

Prana Note

Wenn du mit einer positiven Einstellung kochst und isst, kann dir deine Nahrung die höchste Form an Prana, an Lebensenergie geben. Versuche mit regionalen und saisonalen Lebensmitteln zu kochen und dabei auch auf die Menge und Kombination zu achten, um dein Agni zu unterstützen. Gehe voller Gelassenheit und Liebe mit deiner Nahrung um und genieße das Essen. Schenke dir diese Momente, und du wirst ganz viel zurückbekommen.

Zusammengefasst bedeutet achtsames Essen für uns, dass wir mit positiven Gedanken und Gefühlen beim Eating & Cooking noch mehr Nährstoffe und Energie aus unserem Essen ziehen können.

—

DIE MENTALE EBENE DER VERDAUUNG

Unser Körper ist mit mehreren Verdauungsprozessen beschäftigt, denn wir verdauen nicht nur Essen, sondern auch alle Reize, Emotionen, Gedanken und Impulse. Das Verdauungsfeuer ist dafür da, all das, was wir in uns aufnehmen, zu verarbeiten, die Nährstoffe oder Erfahrungen rauszuziehen und abzuspeichern und den Rest dem Ausscheidungsprozess zu überlassen.

Es gibt zwei Verdauungsfeuer: Das eine Agni sitzt im Bauch, während das andere sich im Kopf befindet und die mentale Ebene steuert. Du kannst dir sicher denken, dass die Verbindung zwischen Agni I und II sehr wichtig und ausschlaggebend dafür ist, wie viel Lebensenergie wir besitzen oder erschaffen. Auch dies ist ein Aspekt der Mind-Body Connection, der Verbindung zwischen deinen Gedanken, Gefühlen und deinem Körper beziehungsweise deiner Körperwahrnehmung. Wenn all diese Komponenten zusammenarbeiten, kannst du auf ganzheitlicher Ebene entspannt, glücklich und kerngesund sein.

Stärke deine Selbstkenntnis – Stärke deine Intuition

Mit Ayurveda hast du die Chance, dich selbst und dein eigenes Gleichgewicht kennenzulernen. Dabei kann es hilfreich sein, den persönlichen Konstitutionstypen zu kennen und

AGNI I und II

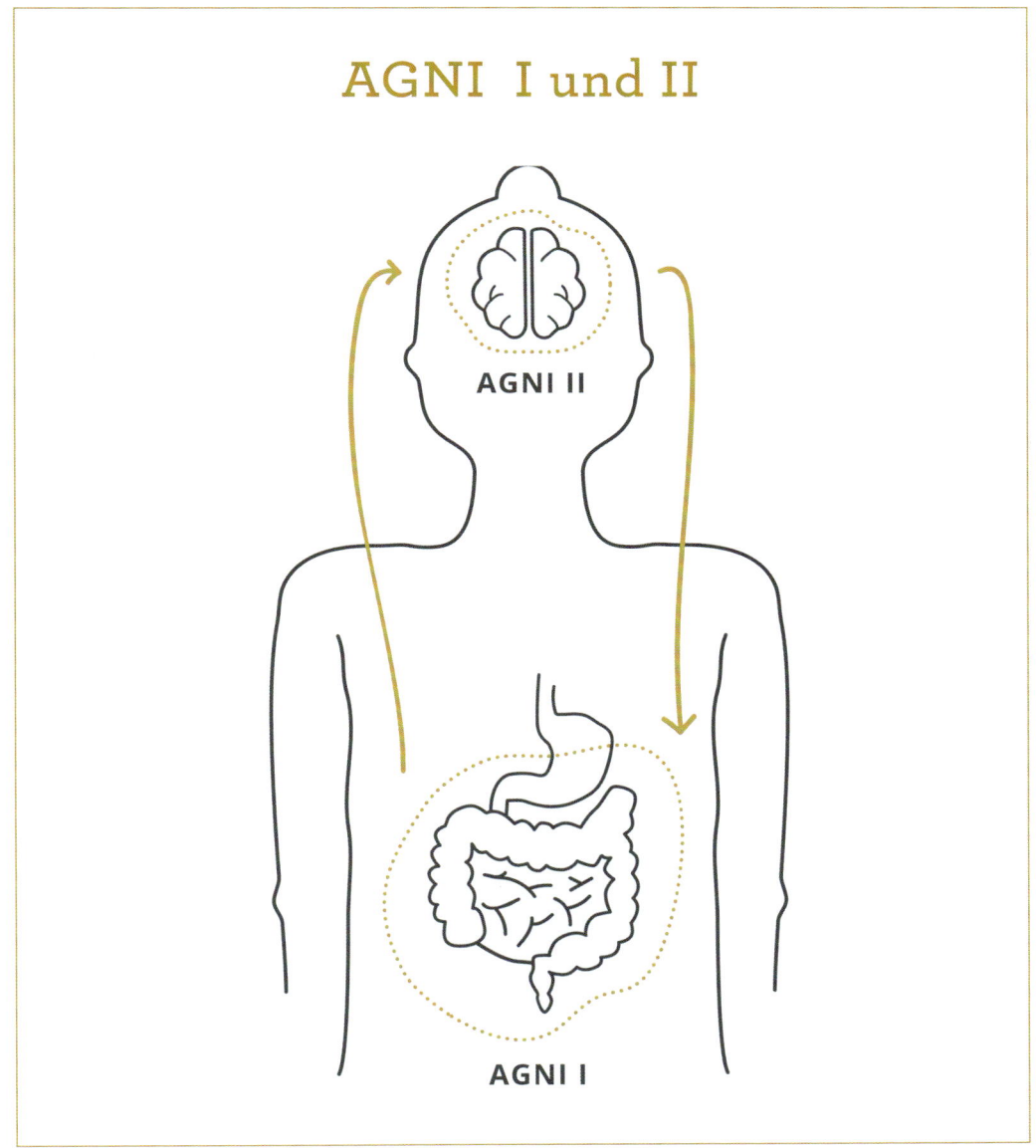

AGNI II

AGNI I

danach zu handeln (siehe ab Seite 25). Aber es gibt auch weitere grundlegende Punkte, die dir helfen, dich selbst zu stärken – wie dein Körperfeedback.

Was ist Körperfeedback?

Es gibt verschiedene Möglichkeiten, dein Körperfeedback aufzubauen. Du kannst dies durch Bewegung erreichen, indem du deinen Körper spürst und auf die Impulse achtest. Frage dich: Was macht mein Körper in bestimmten Situationen? Schenke ihm in der Bewegung deine volle Aufmerksamkeit und lerne, hinzuspüren. Fühle beim Laufen die Punkte an deinen Füßen, die den Boden berühren. Spüre die Arme, wie sie sich im Rhythmus deiner Schritte bewegen und sich dabei mit deinem Atem synchronisieren. Versuche Gedanken, die dich ablenken wollen, gehen zu lassen. Deine To-do-Listen sind jetzt nicht wichtig, nur dein Körper und dein Atem zählen. Finde für dich eine Bewegungsart, in der du die Chance hast, deine Gedanken ziehen zu lassen und ihnen keine große Beachtung mehr zu schenken.

Wir haben diese Art von Bewegung in unserer Yogapraxis gefunden, aber es gibt noch andere Wege, um das Körperfeedback zu erlernen. Vielleicht ist der erste Schritt für dich das Fühlen. Fühlen ist eine Sinneswahrnehmung und gehört zu den Leistungen der fünf Sinne, mit denen unser wundervoller Körper ausgestattet ist. Wir können hören, riechen, schmecken, sehen und fühlen und so unsere Umwelt wahrnehmen. Die fünf Sinne stehen mit dem Überlebensmechanismus in Verbindung. Mit ihrer Hilfe können wir Gefahren besser wahrnehmen und oft schon von Weitem das Risiko einschätzen. Die Sinne sind gewissermaßen unsere empfindlichen Antennen für Reize, die als Nervenimpulse in unseren Körper wandern und vom Gehirn verarbeitet werden. Wir können die Wahrnehmung aller Reize und Impulse üben und somit unseren Körper besser kennenlernen und stärken.

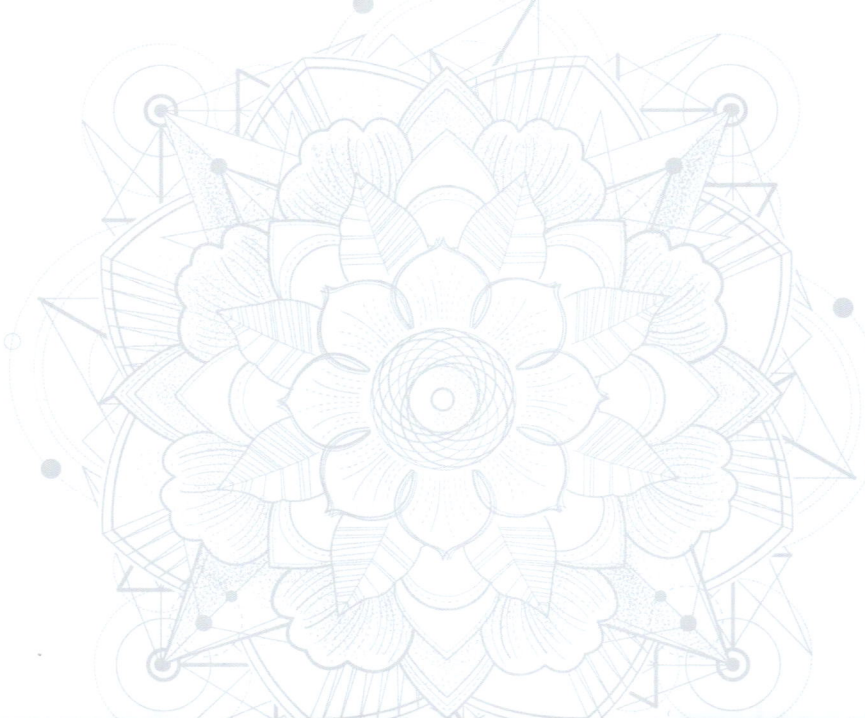

—

MINDFUL EATING
IN DEINEM ALLTAG

Eine gesunde und ausgewogene Ernährung muss nicht kompliziert sein. Der meistgenannte Grund für eine ungesunde Lebensweise ist Zeitmangel. Lass uns einen Moment darüber nachdenken. Zeit, um gesund zu leben, stellt eine Investition in dich selbst dar. Du kannst dich nun fragen, was dir wichtiger ist – du selbst oder dein Alltag, egal mit welchen Facetten.

Auf den folgenden Seiten möchten wir dir viele Tipps und Tricks an die Hand geben, wie du trotz mangelnder Zeit ein Leben führen kannst, das deiner Natur entspricht.

PRANA WORK
Nimm dein Notizbuch zur Hand und mache dir Gedanken darüber, was für dich persönlich der Begriff Mindful Eating bedeutet und beinhaltet. Erkenne dich selbst! Wie lebst du Mindful Eating schon jetzt im Alltag? Bitte denk dran:

Reflektiere und beobachte nur. Bewerte deine Gedanken und deine Notizen nicht.

Für unterwegs –
Mindful Eating to go

Die meisten Herausforderungen in Bezug auf die eigene Ernährung entstehen dann, wenn wir unsere Routinen verlassen und bei

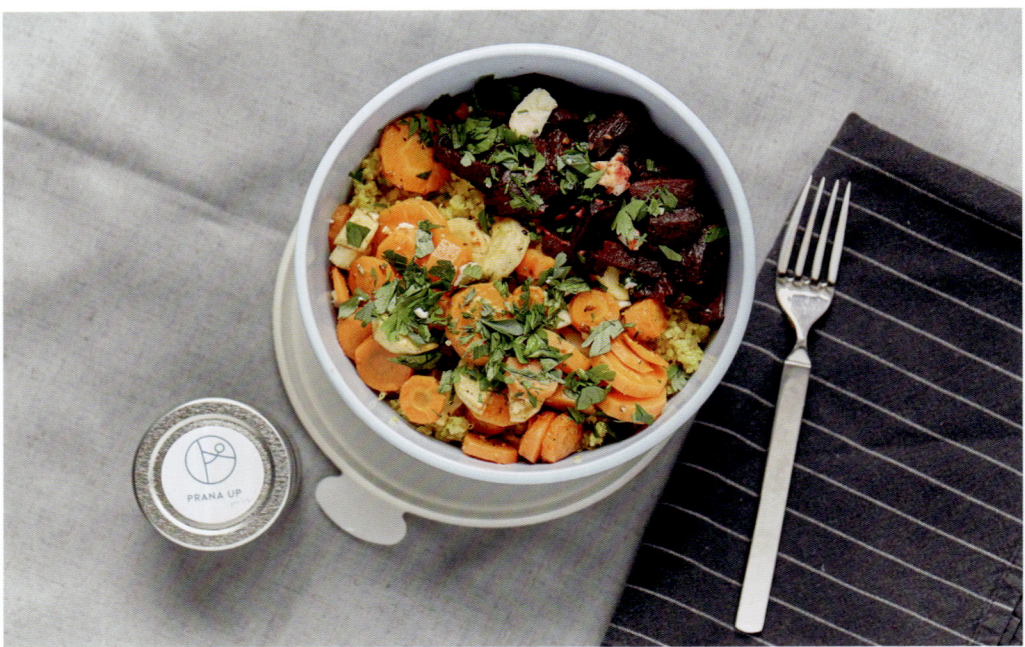

Freunden oder in einem Restaurant essen. Mit den folgenden Tipps kannst du diese Situationen ganz einfach meistern.

Oberstes Gebot: Es gibt keine Regeln! Wir leben nach unserem Leitsatz: »It's all about the balance.« Das bedeutet, für uns gilt die 80/20-Regel, denn Gelassenheit in Bezug auf dich selbst und deine Ernährung ist wichtiger als ein Befolgen von Regeln und Verboten. 80/20 heißt: Wenn du überwiegend gut für dich sorgst und die ayurvedischen Prinzipien in den meisten Fällen umsetzt, dann hast du genug Spielraum, um auch mal Pizza essen zu gehen oder Rotwein zu trinken, und das ganz ohne Gewürze. Es geht dabei um Genuss, Spaß und deine positive Einstellung. Wenn du diese Balance in dein Leben integrieren kannst, ist das ein wundervolles und selbstbestimmtes Gefühl.

Prana Note

Was machen eine Diät, Regeln und Verbote mit dir? Aus rein psychologischer Sicht sind Diäten fremdbestimmte Konstrukte, die von außen auf dich einwirken und auf mentaler Ebene verständlich sind. Unser Kopf sagt zu Diäten gern: »Ja super, den Food-Trend probiere ich aus und verzichte auf X, Y, Z, dann geht es mir besser.« Die meisten dieser Trends wirken auch wunderbar auf Funktionen in unserem Körper und können viele Vorteile mit sich bringen. Dennoch sind Regeln aus psychologischer Sicht nicht nachhaltig. Die meisten beziehen sich auf die Allgemeinheit – unsere individuelle Konstitution wird dabei nicht beachtet, sodass wir gar nicht erst ins Fühlen kommen. Dadurch steigt die Wahrscheinlichkeit, dass der bekannte Jo-Jo-Effekt eintritt: Wir ziehen etwas eine bestimmte Zeit über durch und verfallen danach wieder in alte Gewohnheiten.

Im Ayurveda achtest du auf deine Bedürfnisse und darauf, was Body & Mind brauchen. Wir möchten dich unterstützen, deine Intuition zu stärken, dein inneres Gefühl für dich selbst, sodass du auf deinen Körper vertrauen kannst, wenn er dir sagt: Ich brauche jetzt etwas Herzhaftes oder Süßes.

Idee 1 – Mindful Eating im Restaurant

Im Restaurant ist es meistens gar nicht so einfach, das Richtige für sich und seine Bedürfnisse zu finden. Aber solange wir das Essen genießen, sei es entweder die Gesellschaft oder die Ruhe, ist das, was wir essen, zweitrangig. Als Anregung können wir dir mitgeben, eher Gerichte zu bestellen, die vegetarisch oder vegan sind, denn tierische Produkte sind generell schwerer zu verdauen. Außerdem kannst du darauf achten, Saucen zu meiden, denn darin verstecken sich viele Zusatzstoffe wie Zucker oder Konservierungsstoffe. Du kannst dir sogar eine eigene Gewürzmischung abfüllen, diese mitnehmen und auf dein Gericht streuen.

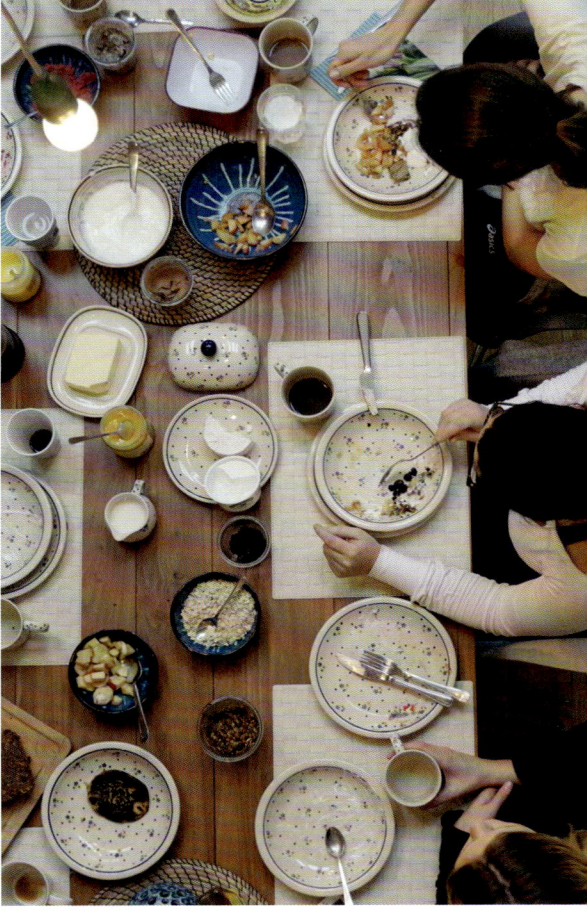

Idee 2 – Mindful Eating bei Freunden

Auch bei Freunden kannst du deine Gewürzmischung verwenden oder entsprechende Kleinigkeiten als Gastgeschenk mitbringen, zum Beispiel ein Chutney, in dem alle sechs Geschmacksrichtungen integriert sind. Ansonsten gilt: Wenn die Freunde mit Liebe kochen und ihr eine tolle Zeit zusammen habt, ist selbst das schwerste Essen leichter verdaulich. Daher solltest du mit einer positiven Einstellung herangehen und über schöne Dinge beim Essen sprechen. Oder du lädst zu

dir ein und kochst etwas für deine Freunde. Du musst ja nicht gleich das Label »ayurvedisch« draufpacken.

Idee 3 – Mindful Eating mit der Familie

Das Essen im Kreis der Familie ist ein ganz besonderes Thema, denn was die Familienmitglieder angeht, sind wir meist sehr emotional und wollen den Erwartungen aller gerecht werden. Jeder hat einen anderen Geschmack, möchte unterschiedliche Gerichte essen, und meistens sind wir uns daher etwas uneinig,

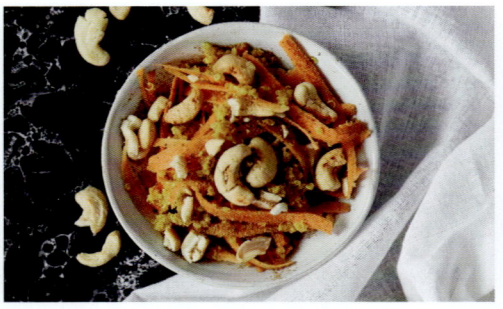 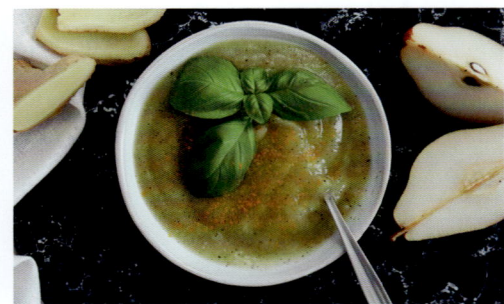

was das Menü betrifft. Das eröffnet uns auf der anderen Seite die Möglichkeit, so zu kochen, dass jeder etwas davon hat. Im Ayurveda sind wir Fans davon, verschiedene kleinere Gerichte zu zaubern, die in einer Mahlzeit kombiniert werden. Damit ermöglicht man jedem Familienmitglied, das zu essen, was es mag und was ihm guttut.

Wenn du tiefer in die ayurvedische Lebensweise eintauchst, kann bald jeder in deiner Familie oder deinem Freundeskreis nach seinen individuellen Wünschen und Bedürfnissen essen. Kapha-Typen bekommen weniger von den Geschmackseigenschaften süß, salzig und sauer und dafür lieber etwas mehr von bitteren, zusammenziehenden und scharfen Lebensmitteln. Für Vata-Typen gibt es weniger scharf, bitter und zusammenziehend und dafür mehr süß, sauer und salzig. Für Pitta-Typen wähle weniger scharf, sauer und salzig, dafür mehr süß, bitter und zusammenziehend.

Solltest du Kinder in der Familie mit Mindful Eating anstecken wollen, dann geh einfach mit gutem Vorbild voran. Kinder merken, wenn du ausgeglichener und glücklicher bist und sind somit auch deinen Wünschen und Anregungen gegenüber offener. Außerdem kann Essen unglaublich Spaß machen, und diesen können wir für Kinder erhöhen, wenn wir die Ernährung leicht und locker sehen. Zum Bei-

spiel kannst du beim Essen ein Ratespiel veranstalten. Was könnt ihr schmecken? Was ist die süße Komponente in eurem Essen? Dabei kann man ruhig kreativ werden. Tatsächlich kann auch das richtige Wording einen kleinen, aber feinen Unterschied machen. Du kannst deine Gerichte etwas anpassen, sodass Kinder gar nicht anders können, als Lust auf gesundes Essen zu bekommen, wie zum Beispiel auf Rote-Bete-Patties (siehe Seite 144), Süßkartoffel-Gnocchi (siehe Seite 154) oder (Ayurvedische) Waffeln (siehe Seite 182).

Idee 4 – Mindful Eating liegt in dir

Erinnerst du dich an unseren Leitsatz »It is all about the balance«? Sich selbst kennenzulernen ist ein recht herausfordernder Prozess, aber wir können dir nur von Herzen sagen, dass es sich lohnt. Je mehr du merkst, was dir guttut und was für dich richtig ist, desto mehr kannst du danach handeln, und zwar mit voller Authentizität. Und das wird dein Umfeld merken. Wenn es dir gut geht und du glücklich bist, dann können die anderen auch glücklich sein. In dem Moment aber, wo du streng mit dir selbst bist und dogmatisch handelst, führt das häufig zu Widerstand – in dir und in deinem Umfeld. Bleibe einfach bei dir und folge den Zeichen deines Körpers.

Wenn du gemütlich mit Freunden eine Pizza essen möchtest, dann mach das, sei mit deiner vollen Aufmerksamkeit dabei und genieße es. So gibst du deinem Körper die Chance, auch ein schwereres Gericht zu verdauen. Wenn du dich währenddessen aber mit einem schlechten Gewissen plagst, wird sich auch deine Verdauung plagen müssen. Denn unser Kopf ist ein unglaublich starker Dreh- und Angelpunkt, der vieles steuern kann. Also, sei ganz gelassen mit dir, wenn es mal nicht so gutes Prana-Essen gibt, und genieße die Balance im Leben.

Unsere Top 4 Hacks für dein Mindful Eating to go

Kardamom – das Zaubergewürz für unterwegs

Kardamom als Gewürz kann wirklich Wunder bewirken (siehe Seite 52).

Du bekommst ihn in Bioläden, meist auch schon in Drogeriemärkten und »normalen« Supermärkten als Kapseln oder fertig gemahlen. Wenn du Kardamom als Kaugummiersatz nutzen möchtest, ist es besser, die Kapseln zu kaufen, denn sie lassen sich gut mitnehmen. Möchtest du Kardamom im Essen verwenden, kannst du die Kapseln öffnen und die enthaltenen Kügelchen mörsern – oder du nimmst direkt das gemahlene Pulver.

Ingwer – der Allrounder

Ein weiteres Heilmittel im Ayurveda, auf das wir gern zurückgreifen, ist Ingwer (siehe Seite 52). Du kannst die Wurzel gut mitnehmen und dir unterwegs deinen eigenen frischen Ingwertee kreieren. Nach heißem Wasser kann

man an vielen Orten fragen – oft ist es sogar umsonst. Im Hotel stehen häufig Wasserkocher zur Verfügung. Das heiße Wasser unterstützt deine Reinigungsprozesse und wirkt verdauungsanregend.

Auf Saucen achten

Die meisten Zusatzstoffe verstecken sich, wie schon erwähnt, in Saucen. Wenn du dich gerade in einem Ungleichgewicht befindest und zum Beispiel dein Kapha, also deine Trägheit, ein Stück weit überwinden möchtest, dann solltest du unterwegs auf Saucen verzichten. Oft enthalten sie neben künstlichen Zusatz- und Geschmacksstoffen Milchprodukte und Zuckerzusätze, die der Körper schlecht verarbeiten kann. Das Gemüse schmeckt auch ohne Sauce, wenn wir uns darauf einlassen, oder mit Zugabe von etwas Olivenöl.

Deine Achtsamkeit und Gelassenheit

Alle unsere Tipps sind nur zweitrangig, denn am wichtigsten ist es, mit unserer Aufmerksamkeit und mit allen Sinnen im Moment zu sein. Dann haben wir die Möglichkeit, unser System wie mit einem Reset-Button herunterzufahren und einmal tief ein- und wieder auszuatmen. Diese Achtsamkeit für dich und deine Sinne schenkt dir ein erfülltes Lebensgefühl und lässt dich das Essen, das du zu dir nimmst, besser vertragen. Ist dein Kopf entspannt, wirkt diese Gelassenheit auch auf deine Verdauung.

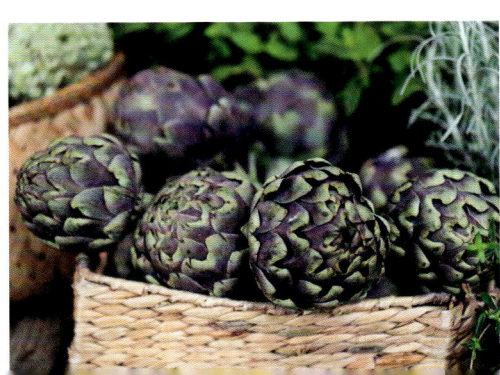

ACHTSAMES ESSEN IM BERUFLICHEN KONTEXT

Oft werden jedoch Meetings mit einem Mittagessen verbunden, oder man geht mit Kollegen essen und tauscht sich permanent über die Arbeit aus. Schaffe dir deshalb auch bei der Arbeit eine angenehme Atmosphäre in der Mittagspause und umgib dich mit netten Kollegen. Vielleicht könnt ihr die Arbeitsthemen nach hinten verschieben, um erst mal loszulassen. Wenn du die Chance hast, dann gönne dir nach dem Essen einen kleinen, ruhigen Spaziergang und lüfte deine Gedanken und deinen Körper. Damit schaffst du Raum für den Verdauungsprozess und kannst somit noch mehr Energie aus der Nahrung ziehen.

Wenn du Essen von zu Hause mitnimmst und im Büro isst, dann sorge auch dort für eine klare und reine Atmosphäre. Das bedeutet: Am besten nicht vor dem Laptop essen, denn sonst erreichen dich ganz automatisch diverse Stressreize. Auch wenn wir es nicht bewusst so empfinden, unser Körper merkt es und nimmt den Stress mit dem Essen intensiver auf.

Heißhunger

Heißhunger entsteht immer dann, wenn deinem Geist oder deinem Körper etwas fehlt. Heißhungergefühle können ein Thema des emotionalen Essens sein und werden von unserem Ego und unseren Gedanken gesteuert. Diese geben dir das Signal: »Du brauchst jetzt

Wie du schon weißt, nehmen wir die Atmosphäre, die während des Essens um uns herum herrscht, als Information mit in unseren Körper auf. Daher möchten wir einen besonderen Schwerpunkt auf den Arbeitsalltag legen. Die Mittagspause ist nämlich nicht nur dafür da, dass wir Nahrung zu uns nehmen und gestärkt in den Nachmittag starten, sondern auch dafür, dass wir entspannter sind, mit neu gewonnenem Abstand und positiven Gefühlen.

etwas zu essen«. Wenn das passiert: Stopp! Nimm einen tiefen Atemzug und höre in dich hinein. Frage dich zunächst, warum du jetzt etwas essen willst. Braucht dein Körper die Energie, oder steuert dein Kopf das Bedürfnis? Hast du Langeweile? Spürst du eine innere Leere, die du füllen möchtest? Was brauchst du wirklich?

Das Hinhören, was dem Geist fehlt, ist eine sehr schwierige und fortgeschrittene Praxis, aber wir können den Körper unterstützen, indem wir die Signale, die er uns sendet, besser verstehen und ihm die Nahrung geben, die Heißhunger verringert. Besonders, wenn du versuchst, mithilfe von Essen emotionale Themen auszugleichen, ist eine ausgewogene Ernährung wichtig. Wenn alle sechs Ge-

schmacksrichtungen (siehe Seite 57) in einer Mahlzeit integriert sind, und wenn du mit deiner vollen Aufmerksamkeit isst, sorgst du ganz automatisch für Ausgeglichenheit. Wenn du richtig kaust, wird dir bewusst, welch ein Genuss Essen sein kann – und nicht etwas, das man zwischendurch und nebenher macht.

Gesunde Snacks für jeden Tag

Snacks sind ein großes und auch umstrittenes Thema aus Sicht der Ernährungswissenschaften und des Ayurvedas.

Dennoch können sie in manchen Situationen hilfreich sein und dir Energie geben,

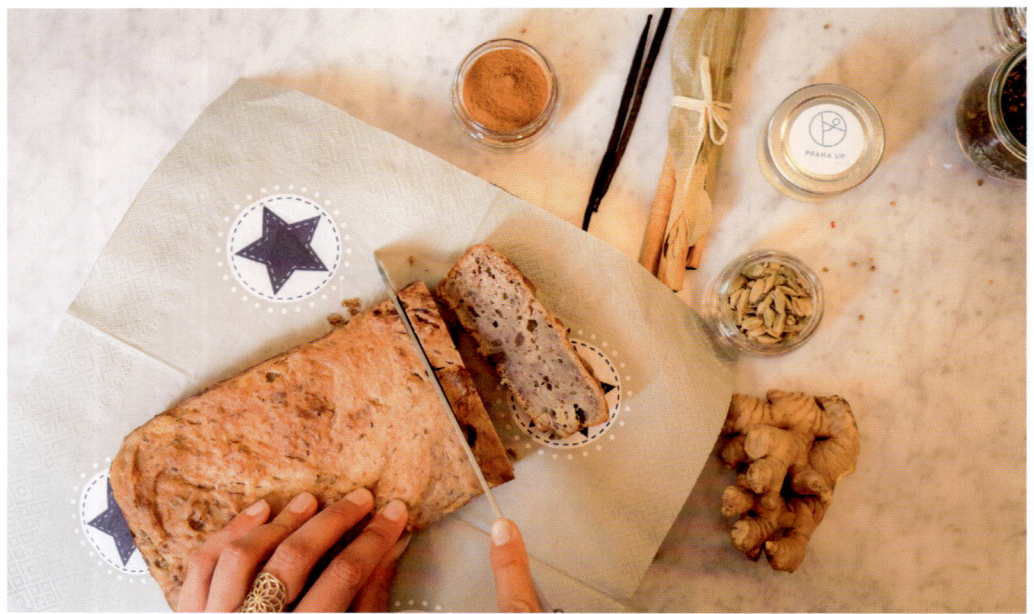

wenn du sie gerade brauchst. Es kommt dabei nur auf die Art der Snacks an und auf das Warum.

Wenn du tatsächlich Energie benötigst, dann greife zu gesunden Snacks und genieße diese dann auch mit allen fünf Sinnen.

Übrigens: Du kannst auch in Snacks gut die sechs Geschmacksrichtungen einbringen, denn diese sind häufig eine einfache Hilfe gegen Heißhunger.

Wenn es bei uns mal stressig wird und wir Energie brauchen, um zum Beispiel weiterzuarbeiten, greifen wir gern zu unseren gesunden Snacks. Wir sind ein großer Fan von selbst gebackenen Energielieferanten (siehe ab Seite 182). Unser Lieblingssnack ist das Kokos-Banana-Bread, das war schon im Flugzeug, auf Partys und mehreren Events dabei. Das Bananenbrot hat viele Geschmacksrichtungen integriert und es gibt dir genug Energie, um weiter durchzustarten.

Falls du ein gutes Agni hast, kannst du auch zwischendurch frisches Obst, Nüsse oder getrocknete Früchte essen. Setze dir hier aber vorher ein Limit, ansonsten kann das ein bodenloses Snacken werden und hat nichts mehr mit gesunder Ernährung zu tun – das kennen wir selbst zu gut.

Wir haben es uns angewöhnt, gesunde Riegel, ein paar Datteln, Cashews oder andere getrocknete Früchte und Nüsse immer dabeizuhaben, wenn wir unterwegs sind. Solche gesunden Snacks können nämlich helfen, sich wieder etwas zu beruhigen, wenn im Außen zu viel Unruhe herrscht. Die herkömmlichen Süßigkeiten, wie Schokoriegel oder Gummibärchen, enthalten oft Stoffe, die das emotionale Zentrum noch mehr anregen. Dann ist es tatsächlich schwieriger, auf die Menge zu achten, als bei einer dunklen Schokolade ohne Zusätze. Weißer Industriezucker wirkt laut Ayurveda nämlich anregend, enthält die

Geschmacksrichtung sauer und kann Symptome wie Hyperaktivität, Angst, Schmerzen und Verstopfungen hervorrufen.

Verarbeitete Süßigkeiten & Heißhunger

Vielleicht fragst du dich, warum verarbeitete Süßigkeiten nicht förderlich bei Heißhunger und emotionalem Essen sind.

In den meisten verarbeiteten Produkten verstecken sich jede Menge Zusatzstoffe, wie zum Beispiel Geschmacksverstärker, Industriezucker und andere chemische Stoffe. Sie wirken anregend und säurehaltig auf unser System, und der Stoffwechsel wird so sehr angefeuert, dass sich das natürliche Sättigungsgefühl nicht mehr einstellen kann und wir weniger spüren und schmecken. In dem Moment, wo wir natürliche Nahrungsmittel zu uns nehmen, weitestgehend auf verarbeitete Produkte verzichten und mehr Aufmerksamkeit und ein feineres Gespür für unsere Nahrung entwickeln, werden die Geschmacksnerven wieder sensibler, und wir haben viel mehr Spaß und Genuss beim Essen.

Süßungsmittel-Alternativen

Im Ayurveda stehen viele Möglichkeiten zur Auswahl, um Speisen zu süßen, wie zum Beispiel Kokosblütenzucker, Ahornsirup oder Agavendicksaft. Honig gilt im Ayurveda als Heilmittel und kann wunderbar verwendet werden. Wir empfehlen dir, lokalen Honig zu kaufen, denn die Bienen nehmen die Schadstoffe in deiner Region auf und entwickeln Antikörper dafür. Diese Antikörper können wiederum dein Immunsystem stärken. Achte darauf, den Honig nicht über 40 Grad zu erhitzen, ansonsten entwickelt er toxische Eigenschaften.

Allgemein gilt auch bei Snacks und Süßigkeiten die 80/20-Regel. Solange du gelassen damit umgehst, ist nichts verboten, denn: *Happy Mind & Happy Body = Happy Life!* Wenn du verzichtest und Hunger hast, wirst du möglicherweise ein bisschen wütend, doch *#hangry* nutzt dir im Zweifel auch nicht weiter.

Vorbereitung ist das halbe Leben

Für den Fall, dass du Sorge hast, all die Tipps und Hacks könnten zu viel Zeit und Aufwand erfordern, verraten wir dir hier ein paar unserer Tricks.

Wasser abends abkochen

Wenn du bereits abends Wasser für den nächsten Tag abkochst, hat das zwei Vorteile für dich. Zunächst ist zehn Minuten abgekochtes Wasser verträglicher für deinen Körper. Darüber hinaus sparst du am Morgen Zeit und kannst auch noch ein neues Ritual in dein Leben einbauen.

Prana Note

Wir setzen abends das Wasser auf, wenn wir ins Bad gehen und uns für die Nacht fertig machen. Das hat sich einfach so etabliert. Nach dem Abkochen füllen wir das Wasser in eine Thermoskanne und lassen es über Nacht stehen, dann hat es morgens gleich die richtige Temperatur zum Trinken. Warum warmes Wasser morgens unser erstes und wichtigstes Ritual ist, erfährst du im Kapitel »Ayurveda« (siehe ab Seite 31).

Behälter für unterwegs

Wenn du unterwegs bist und trotzdem warm essen möchtest, können wir dir einen Thermosbehälter empfehlen. Dieser ist ähnlich wie ein Teebecher oder eine Thermoskanne dafür da, dein Essen warm zu halten. Du kannst dir also alle Mahlzeiten vorbereiten und sie in den Behälter füllen. Je nach Produkt hält er dein Essen bis zu neun Stunden warm.

Deine persönliche Zeiteinteilung

Wenn du Mindful Eating in dein Leben integrieren möchtest, dann ist deine Zeit ein wichtiges Gut für dich. Da kann ein guter Plan helfen und den Druck rausnehmen. Eine Möglichkeit ist, zum Beispiel am Wochenende einzukaufen und dein Essen für die nächsten Tage vorzubereiten. Nimm dir aktiv Zeit für diese Dinge, denn es ist eine Investition in dich selbst.

Wenn du ein Gericht kreierst, dann koche einfach gleich etwas mehr von deiner Basis vor, wie Quinoa, Reis, Couscous und Ähnliches. Variiere anschließend nur die frischen Zutaten wie Gemüse, Kräuter, Saucen oder Chutneys. Das wird dir schon einiges erleichtern. Auch kannst du, wenn du abends kochst, einfach eine Portion mehr zubereiten und diese dann am nächsten Tag zu Mittag essen. Deine Mahlzeit kannst du mit frischen Kräutern wie Petersilie oder Rosmarin toppen, und schon hast du einen perfekten Lunch.

Prana Note

Im Ayurveda sagt man, dass das Essen nach vier Stunden an Prana, also an Energie, verliert. Das ist ein wichtiger Hinweis, dennoch leben wir in einer Welt, in der es manchmal einfach nicht anders geht, als vorzukochen. Wir sind Fans davon, einfach das zu tun, was sich für uns stimmig anfühlt. »It's all about the balance« – das gilt auch hier. Meist ist es besser, selbst gekochtes Essen am nächsten Tag zu essen, als zum Imbiss um die Ecke zu gehen.

Cold meets warm

Wenn du unterwegs bist, gilt, dass du dein Essen auch in Zimmertemperatur zu dir nehmen kannst – für ein paar Stunden braucht es, wenn keine tierischen Produkte enthalten sind, keinen Kühlschrank. Ein weiterer Trick von uns ist, einfach etwas heißes Wasser oder Tee zu dem kalten Gericht hinzuzufügen, dann erwärmt es sich etwas. Als wir neulich früh morgens mit der Bahn nach München gefahren sind, konnten wir zu Hause nicht in Ruhe frühstücken. Wir haben uns also Porridge vorbereitet und mitgenommen. Im Bordrestaurant haben wir (kostenlos) heißes Wasser bekommen und dieses einfach über den Porridge gegossen. Somit hatten wir ein leckeres lauwarmes Essen morgens auf dem Weg nach München. Warum erzählen wir dir das? Wir möchten dir die Einfachheit von Ayurveda im Alltag verdeutlichen.

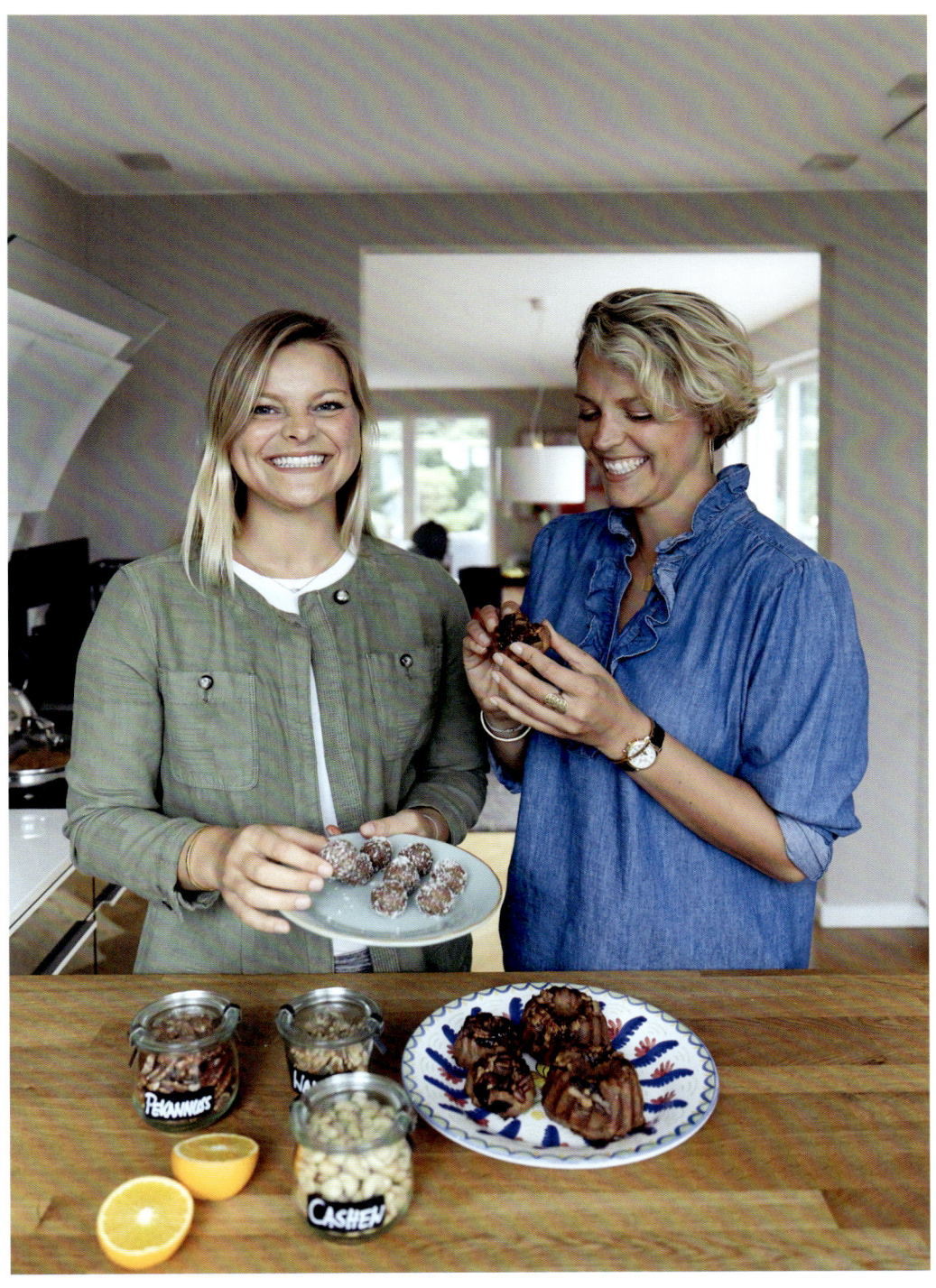

—

MINDFUL COOKING

So wird es uns ja auch vorgelebt – überall gibt es Restriktionen oder fremdbestimmte Regeln. In dem ganzen Chaos der Food-Trends kann man schnell die Orientierung und den Zugang zu sich selbst verlieren.

So integrierst du Intuition und Gelassenheit in deine Küche

Achtsamkeit mit sich selbst besteht vor allem in dem Zugang, den du zu dir hast. Im Kindesalter wissen wir, was uns guttut und worauf wir gerade Lust haben. Das wird uns nur im Lauf der Zeit abtrainiert. Dabei ist der Körper unglaublich intelligent und kann uns genau sagen, was er braucht oder was ihm gerade fehlt.

Fragst du dich auch häufig, was dir guttut und was nicht? Darf ich das jetzt essen oder lieber nicht? Intuition und Gelassenheit dem Essen gegenüber können ein wichtiger Schlüsselpunkt sein, um achtsamer und bewusster zu werden.

Aber wie kannst du das konkret für dich in deine Küche integrieren?

Die fünf Sinne im Ayurveda beim Kochen und Essen

Warum sind die Sinne so wichtig beim Thema Essen? Unsere Sinne sind sozusagen das Kommunikationssystem zwischen Umwelt und Körper – zwischen dem Außen und deinem Inneren. Die Wahrnehmung der Sinne

Unsere Gesellschaft ist weitestgehend darauf ausgerichtet, mentale Arbeit zu leisten, sei es im Beruf oder im Privatleben. Die Herausforderung beim Denken ist die, dass wir uns stetig in Bewertungsmustern befinden. Wir schenken dem Essen entweder keine Beachtung, weil wir mit anderen Dingen oder Gedanken beschäftigt sind, oder wir bewerten das Essen.

schafft Aufmerksamkeit – Aufmerksamkeit für dich und deine Energie. Eine wichtige Energiequelle ist die Nahrungsaufnahme. Und hier haben wir die Chance, die Portion Energie zu maximieren, indem wir schon bei der Zubereitung unseres Essens mit allen fünf Sinnen ganz bei der Sache sind.

Tipps für deine Sinne beim Kochen & Essen

Geschmackssinn

Um deinen Geschmackssinn wertzuschätzen, kannst du anfangen, mit weniger industriellen Produkten zu kochen und mehr Gewürze zu verwenden. Du kannst deine Geschmacksnerven trainieren, indem du die sechs Geschmacksrichtungen in deine Mahlzeiten integrierst und verschiedene Konsistenzen kombinierst. Zum Beispiel kannst du morgens deinem Porridge geröstete Nüsse, knackige Granatapfelkerne oder weiche Minze hinzufügen, damit deine Sinne ausgeglichen stimuliert werden.

Häufig essen wir zu süß oder salzig, vergessen aber die anderen Geschmacksrichtungen. Dann können die Sinne abstumpfen, oder Heißhunger entsteht. Wenn du deinen Geschmackssinn stärken möchtest, empfehlen wir dir, ayurvedische Rituale wie das Schaben der Zunge oder Ölziehen in deine Morgenroutine zu integrieren. Dadurch werden deine Geschmacksorgane täglich gereinigt, deine Geschmacksnerven stimuliert, und du wirst nach kurzer Zeit merken, dass du deutlich mehr schmeckst.

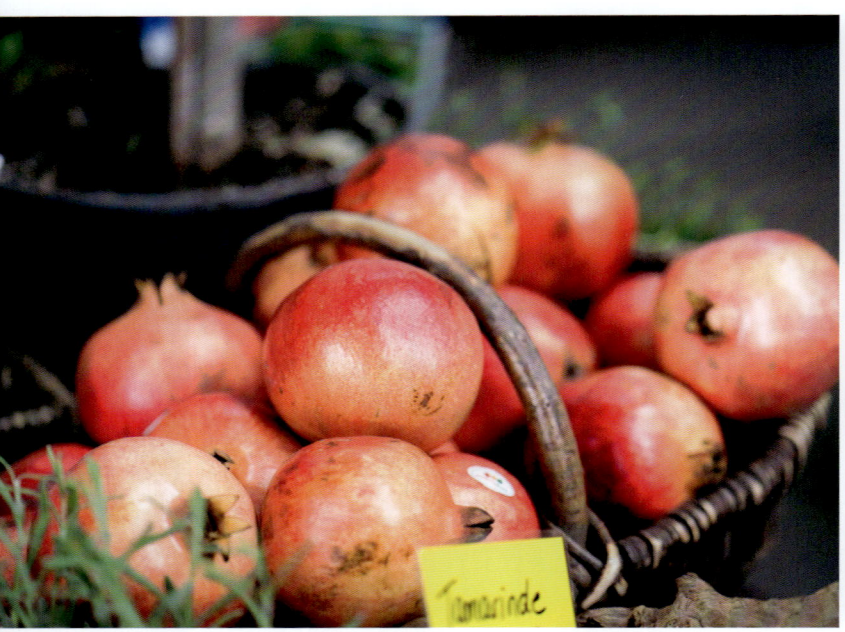
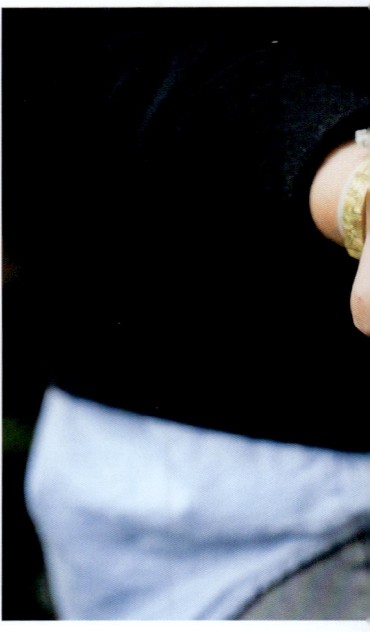

Sehsinn

Achte beim Kochen darauf, verschiedene Farben zu kreieren und zu integrieren. Ein buntes Essen bedeutet auch meist, dass es ausgeglichener und ausgewogener ist, mehrere Eigenschaften abgedeckt sind und du somit deinem Körper die nötigen Nährstoffe verabreichst. Außerdem kannst du durch bunte Farben Fröhlichkeit für dich und deine Essenspartner erzeugen. Wie heißt es so schön? »Das Auge isst mit.« Um bunte Gerichte zu kreieren und die Vielfalt unserer Nahrungsmittel zu feiern, kannst du zum Beispiel mit farbintensiven Gewürzen wie Kurkuma, grünen Kräutern, pinkem Granatapfel und weißen Kokosflocken arbeiten.

Tastsinn

Ein etwas verlernter Sinn ist das Fühlen, Tasten und Spüren der Lebensmittel. Wir haben so viele Geräte entwickelt, die uns die Arbeit abnehmen. In Zeiten der Optimierung, der Zeiteffizienz und Nutzenmaximierung sind diese auch wunderbar hilfreich, doch kann das Anfassen uns zurück zur Natur der Lebensmittel bringen und das verloren gegangene Gespür wiederherstellen. Das kann schon beim Einkaufen anfangen, denn dort können wir die Nahrungsmittel in die Hand nehmen und ein erstes Gespür für ihre Beschaffenheit entwickeln. Haben wir passend dazu auf dem Markt noch ein nettes Gespräch mit dem Verkäufer, umso besser! Je positiver die Stimmung, desto mehr Energie kann dir das Essen geben. Beim Kochen kannst du bei den Gewürzen in den Konsistenzen variieren, indem du grobe Gewürze (wie Fenchel oder Kardamom) mörserst und mit gemahlenen Gewürzen (wie Zimt) kombinierst. Beim Essen selbst können wir versuchen, die verschiedenen Konsistenzen wahrzunehmen und zu erspüren.

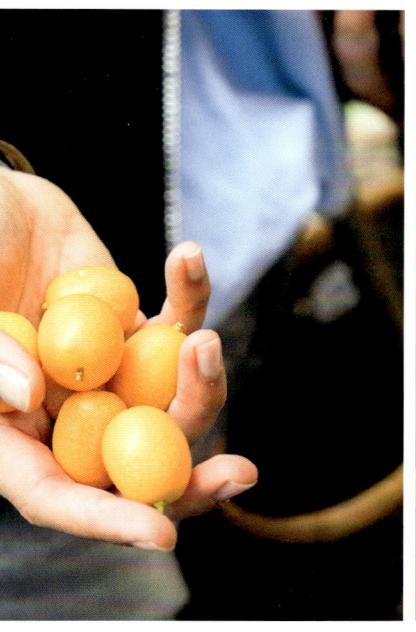

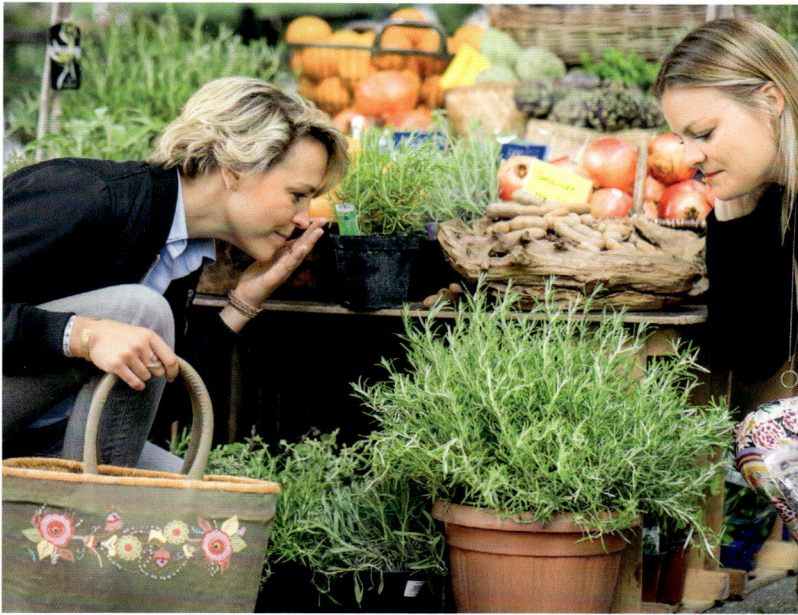

Hören

Du kannst schon beim Kochen verschiedene Geräusche wahrnehmen, wie das Sprudeln des Wassers, das Knistern der Gewürze, wenn sie in Öl angedünstet werden, oder das Zischen beim Ablöschen. Und was das Mindful Eating anbelangt, kannst du beim Essen den Geräuschen lauschen, die entstehen, zum Beispiel dem Knacken der Nuss im Mund beim Beißen.

Riechen

Das Schöne sind immer die Gerüche, die durch das Kochen, Braten oder Backen entstehen. Vor allem, wenn sie angeröstet oder angedünstet werden, verbreiten Gewürze einen wundervollen Geruch. Durch das Aktivieren des Geruchssinns wird der Körper auf die Nahrungsaufnahme vorbereitet. Der Stoffwechsel wird angeregt, und dein Verdauungssystem kann bereits starten.

Achtsames Kochen

Integriere die Facetten des Mindful Eating in deiner Küche und nutze sie auch bei der Zubereitung der Speisen.

Sei kreativ und höre auf deine Intuition

Der Austausch mit Gleichgesinnten ist ein toller Einstieg, um locker in das Thema zu kommen: um darüber zu schwelgen, welche Kombinationen gut funktionieren, schöne Gespräche beim Gemüseschneiden zu führen und das Essen zusammen zu feiern.

Als wir auf einer Reise durch Sri Lanka in den Bergen landeten, fanden wir eine wundervolle Unterkunft mit herzlichen Gastgebern. Abends durften wir mit in die Küche, denn dort wird landesweit überwiegend ayurvedisch gekocht. Gewürze werden in jedem Gericht verwendet, und davon auch nicht zu wenig. Durch die gemeinschaftliche, positive

Stimmung, die wir dort beim Kochen miterleben durften, haben wir einen ganz neuen Bezug zu den Lebensmitteln gefunden. Außerdem sind wir dort das erste Mal so richtig mit Curryblättern in Kontakt gekommen. Seitdem haben wir sie in unsere Küche integriert, nicht nur, weil sie unglaublich gesund sind und positive Wirkungen auf unseren Körper haben, sondern auch, weil wir diese tolle Erfahrung damit verbinden. Frische und getrocknete Curryblätter bekommst du zum Beispiel in Asia-Läden.

Das gemeinsame Kochen (oder auch nur die Erinnerung daran) kann unseren Körper mit positiven Gefühlen fluten. Außerdem sind wir mit unserer Aufmerksamkeit meist genau bei dem, was wir gerade tun: dem Kochen.

Auch allein in deiner Küche kannst du die Kraft der Achtsamkeit beim Kochen für dich entwickeln. Je mehr du dich von strikten Rezepten löst und deiner eigenen Intuition Raum gibst, desto besser. Wir neigen dazu, Regeln, Food-Trends und präzise Rezepte zu befolgen, um es uns einfacher zu machen. Und ja, Kochen nach Rezept und vorgefertigte Ideen sind leicht für das Gehirn zu verarbeiten, aber damit können wir nicht unsere Intuition stärken und auch nicht spüren, was uns wirklich guttut.

Lerne deine Lebensmittel kennen

Rezepte können uns eine Leitlinie und Inspiration geben und für den Anfang einen prima Einstieg darstellen, doch genauso wichtig ist der Prozess des Fühlens, der Abnabelung und der Eigenkreation. Zaubere deine Küche und iss, was dir guttut. Es hilft, einfach mal auf den Markt zu gehen und zu sehen, was einen so anspricht. Klar, dafür braucht man Zeit. Aber es ist kostbare Zeit, die du mit dir verbringst. Und es wird dir Energie geben, versprochen!

Je mehr du die Nahrungsmittel und ihre Eigenschaften kennenlernst und erfährst, wie sie sich beim Kochen und in Kombination mit anderen Lebensmitteln verhalten, desto intuitiver kannst du bald kochen. Mit Kennenlernen meinen wir nicht die Nährwerttabellen der einzelnen Lebensmittel. Sieh dir an, woher das Lebensmittel kommt, welche Geschmacksrichtung es hat und wie du es verwenden kannst. Spür in dich hinein. Das ist die wichtigste Komponente beim Mindful Cooking.

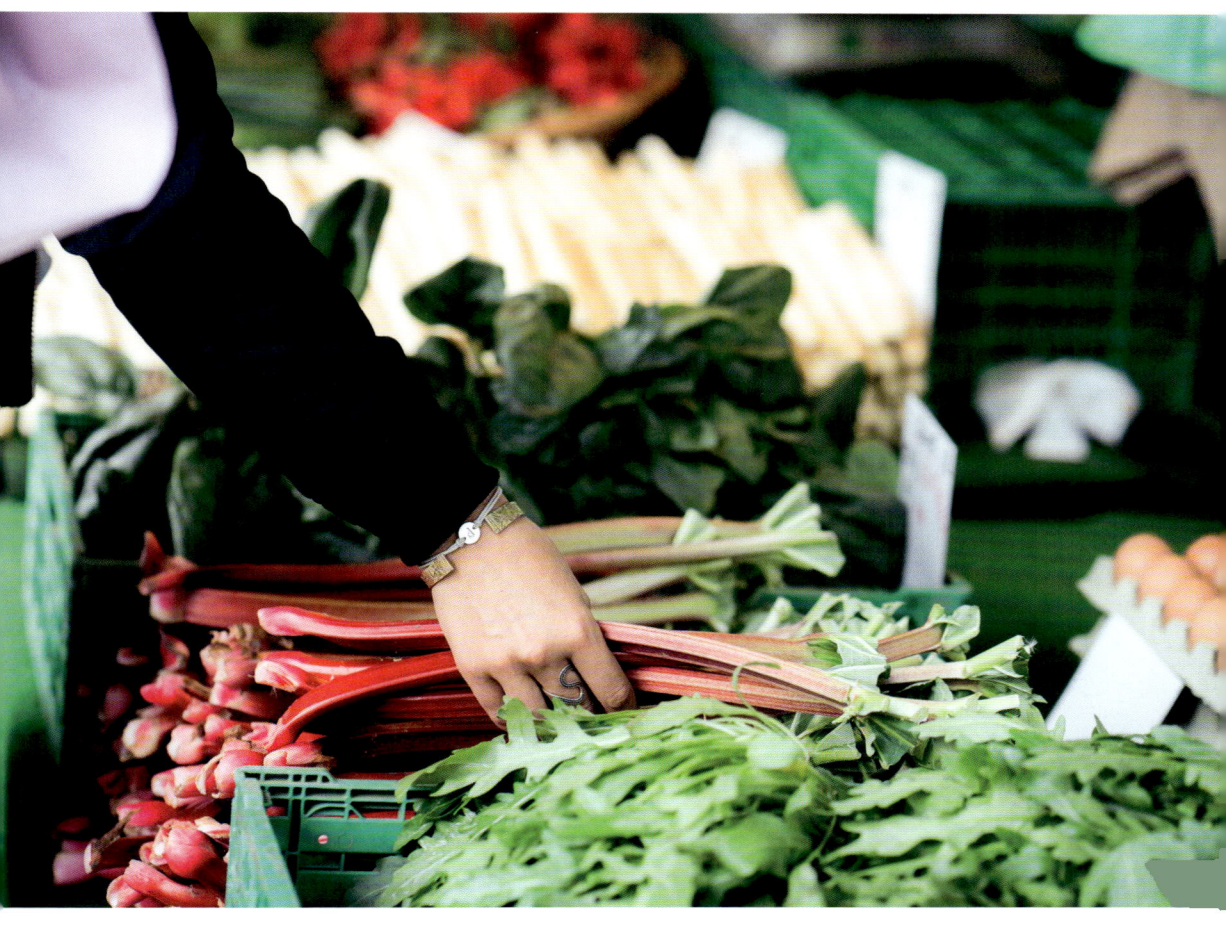

JOY FOOD
—
PRANA UP YOUR KITCHEN

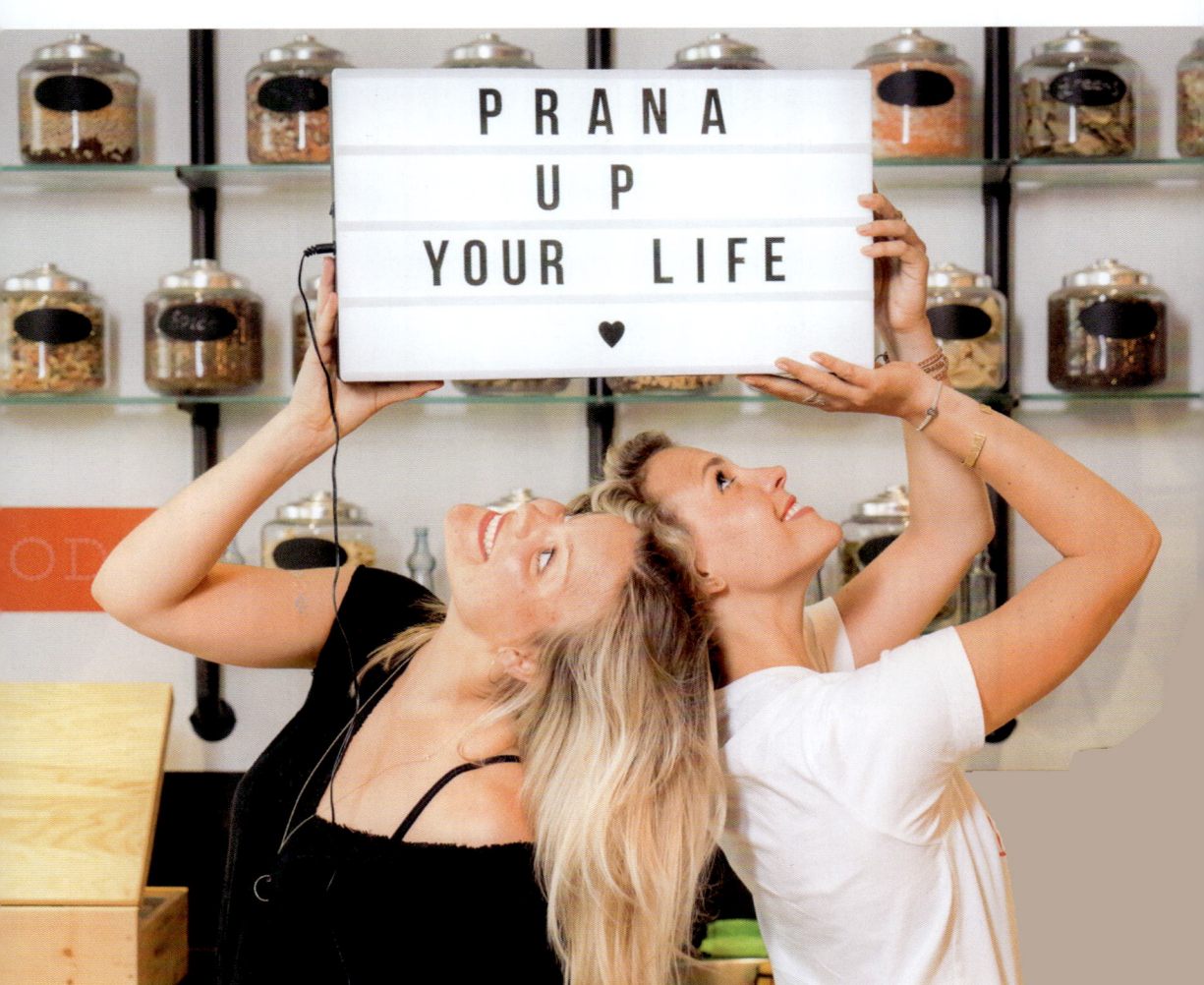

Jetzt kommen wir zur Umsetzung der Inhalte des Buches in deiner Küche. Am besten können wir Dinge verändern und etablieren, wenn wir sie spüren, und gerade durch die Nahrung können wir unseren Körper und die beginnenden Veränderungen sehr gut wahrnehmen. Also, schnapp dir deinen Kochlöffel und los geht es!

Die Rezepte, die wir hier vorstellen, haben uns die letzten Jahre begleitet – sie sind von vielen tollen Menschen und Richtungen inspiriert, haben aber immer den gewissen PRANA-Touch. Für uns ist Essen eine wunderbare Art und Weise, um Energie zu erzeugen und zu spüren. Das möchten wir mit dir teilen. Wir wollen dich mit unseren Rezepten inspirieren, dir aber gleichzeitig ans Herz legen, dass deine Intuition beim Kochen noch wichtiger ist. Denn nur du kannst wissen, was dir wirklich guttut! Wir möchten dich außerdem dazu ermuntern, in deinen Vorratsschrank zu schauen, bevor du lauter Lebensmittel kaufst, von denen du vielleicht noch nie gehört hast. Bestimmt hast du bereits tolle Zutaten, die sich für das eine oder andere Rezept eignen. Gehe in kleinen Schritten voran und probiere vieles aus. Irgendwann kannst du dich vielleicht ganz von den Rezepten lösen und aus dem Bauch heraus kochen. Dieser Weg schenkt viel Freude, genieße ihn und lass dir Zeit!

Wir beiden kochen oft aus dem Gefühl heraus und bemühen uns danach, genaue Angaben aufzuschreiben. Generell arbeiten wir eher mit Verhältnissen. Sei also nicht allzu streng beim Abmessen, sondern würze auch gern nach Gefühl. Wenn du spürst, dass dir etwas fehlt oder zu viel ist – passe es einfach an.

Die Rezepte sind für vier Personen konzipiert, größtenteils glutenfrei, vegan und immer ausgeglichen, damit dein Körper sich gut davon nähren kann. Am besten wirken die Rezepte, wenn man sie kombiniert. Also etwa ein Chutney mit Chapatis oder die Rote-Bete-Queen mit Zitronenreis. Die Kombination mehrerer Gerichte hat ihren Ursprung in der traditionellen ayurvedischen Küche. Blättere also durch die nächsten Seiten und schau, was zusammenpasst. So kannst du für dich und deine Liebsten ein gutes Gleichgewicht finden, und jeder kann sich aussuchen, was er mag. Wenn du zwei Hauptgerichte auswählst, halbierst du einfach die Mengen, dann ist es perfekt für vier. Es geht hier aber nicht darum, ein Menü zu zaubern. Oft reichen ein oder zwei Gerichte für eine ausgeglichene Mahlzeit.

Good to know

Die Angabe »Becher« mag vielleicht nicht auf Anhieb klar sein. Suche dir einfach einen extra PRANA-Becher und nimm ihn künftig als Maßeinheit. Wenn er etwa 200 ml Inhalt hat, bist du bei allen Rezepten auf der sicheren Seite. Es geht – wie gesagt – eher um das Verhältnis der Zutaten zueinander und nicht um exakte Grammangaben. Wir haben übrigens keine Waage und agieren aus dem Gefühl und der Intuition heraus.

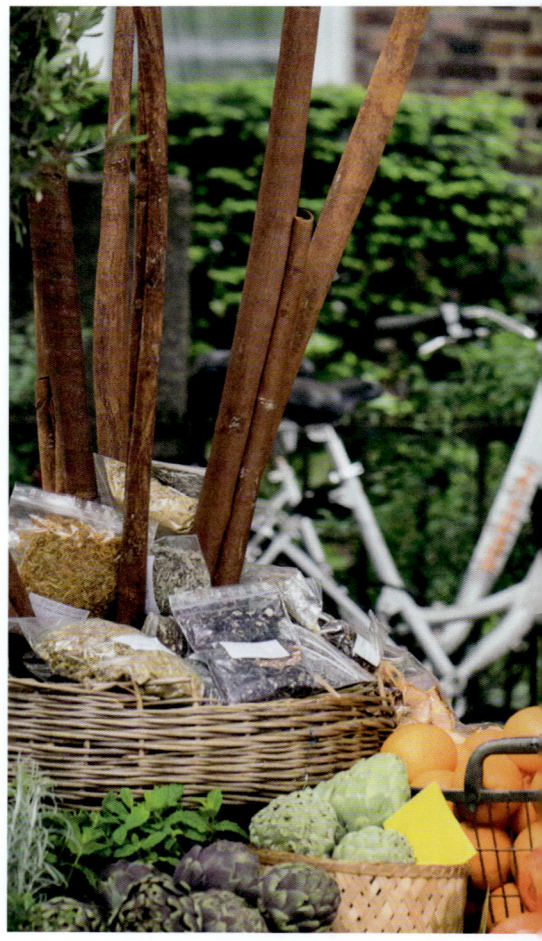

Hast du Lust, noch mehr zu erfahren?

www.pranaupyourlife.de/cookingclub

Wir schicken dir gern wöchentlich neue Inspirationen. In unserem PRANA COOKING CLUB findest du nicht nur diese Rezepte, sondern noch viel, viel mehr. Wir begleiten dich Schritt für Schritt dabei, wie du die Ayurveda-Küche in deinen Alltag bringen kannst. **Auf unserer Website erfährst du mehr!**

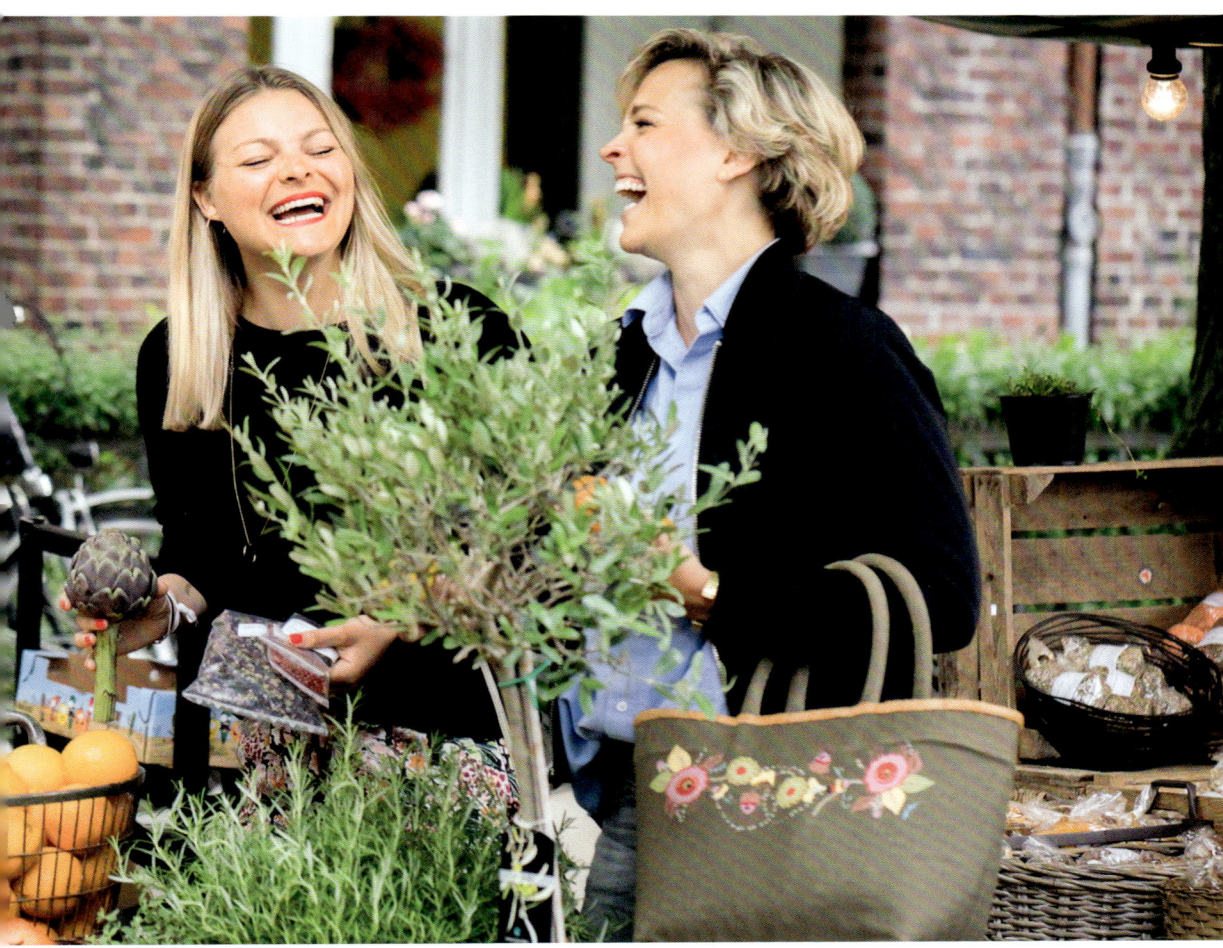

—

AYURVEDISCH KOCHEN
LEICHT GEMACHT

In diesem Kapitel möchten wir dir unsere ayurvedische Küche vorstellen. In den letzten Jahren
haben wir viel recherchiert und ausprobiert und
schließlich unseren Weg gefunden: Unsere eigene
PRANA-Küche. Jetzt nehmen wir dich mit an unseren Herd und zeigen dir, wie wir die ayurvedische
Küche umsetzen.

Unsere Gewürz-Klassiker kennst du schon
aus den vorigen Kapiteln, hier hast du sie
noch einmal auf einen Blick.

• Frischer Ingwer
• Kardamom – Kapseln und gemahlen
• Kurkuma – Wurzel und gemahlen
• Zimt – Stangen und gemahlen
• Chili – ganze Schoten
• Schwarzer Pfeffer – ganze Körner,
  frisch gemahlen
• Fenchelsamen
• Kreuzkümmel – Samen und gemahlen

• Senfsamen
• Koriandersamen
• Sternanis

Und das sind unsere »etwas ayurvedische-
ren« Lieblinge, die wir ebenfalls sehr gerne
in unseren Gerichten verwenden.

• Curryblätter
• Schwarzkümmel (Nigella Seeds)
• Gewürznelken – ganz und gemahlen
• Piment – ganz und gemahlen
• Asafoetida - gemahlen

PRANA-GEWÜRZMISCHUNG FÜR DEN FRÜHLING

Im Frühling kannst du am besten wärmende Gewürze verwenden, um die schweren und feuchten Eigenschaften des Frühlings auszugleichen. Unsere Frühlingsmischung enthält für dich energiebindende Kräuter und entschlackt gleichzeitig deine Leber, damit du dich auf die kommende Wärme vorbereiten kannst.

»Prana up your Spring«-Gewürzmischung

1 EL helle Senfsamen
1 TL Bockshornkleesamen
1 EL Kreuzkümmelsamen
1 EL gemahlener Kurkuma
1 EL gemahlener Ingwer
1 TL schwarzer Pfeffer
½ TL Cayennepfeffer
1 Prise Piment

ergibt ca. 5 EL

Senf-, Bockshornklee- und Kreuzkümmelsamen in einer Pfanne ohne Öl wenige Minuten anrösten, bis die Gewürze duften. Vollständig auskühlen lassen. Nun die gerösteten Gewürze mörsern und die gemahlenen hinzugeben. Zum Schluss die Gewürzmischung in ein luftdichtes Gefäß füllen und lagern.

Diese Gewürzmischung gleicht KAPHA aus.

PRANA-GEWÜRZMISCHUNG FÜR DEN SOMMER

Für den Sommer haben wir eine wunderbare Gewürzmischung für dich, die kühlend auf deinen Organismus wirkt. Aufgrund der vorherrschenden Feuchtigkeit im Sommer solltest du jetzt auf große Mengen Salz verzichten, um Wassereinlagerungen zu vermeiden. Darüber hinaus sind vermehrt heiße und scharfe Eigenschaften im Sommer vorhanden. Die Gewürze Kardamom und Kurkuma neutralisieren diese Eigenschaften und gleichen die Magensäure aus.

»Prana up your Summer«-Gewürzmischung

1 EL ganze Koriandersamen
1 EL Kreuzkümmelsamen
1 EL Fenchelsamen
1 EL gemahlener Kurkuma
½ TL gemahlener Kardamom

ergibt ca. 5 EL

Koriander-, Kreuzkümmel- und Fenchelsamen in einer Pfanne ohne Öl wenige Minuten anrösten, bis die Gewürze duften. Vollständig auskühlen lassen. Nun die gerösteten Gewürze mörsern und die gemahlenen hinzugeben. Zum Schluss die Gewürzmischung in ein luftdichtes Gefäß füllen und lagern.

Diese Gewürzmischung gleicht PITTA aus.

PRANA-GEWÜRZMISCHUNG FÜR DEN HERBST

Eine Prise der Herbstgewürzmischung wirkt ausgleichend und hilft deinem Körper, sich von der heißen auf die kalte Jahreszeit umzustellen. Bevorzuge nun eher warme, feuchte, gut gewürzte Mahlzeiten und aktiviere dadurch dein Agni.

»Prana up your Autumn«-Gewürzmischung

2 EL Kreuzkümmelsamen
1 EL Fenchelsamen
2 TL gemahlener Kardamom
1 Prise Muskat
1 Prise Asafoetida (optional)

ergibt ca. 4 EL

Kreuzkümmel- und Fenchelsamen in einer Pfanne ohne Öl wenige Minuten anrösten, bis die Gewürze duften. Vollständig auskühlen lassen. Nun die gerösteten Gewürze mörsern. Die gemahlenen Gewürze dazugeben und gut vermengen. Zum Schluss die Gewürzmischung in ein luftdichtes Gefäß füllen und lagern.

Diese Gewürzmischung gleicht VATA aus.

PRANA-GEWÜRZMISCHUNG FÜR DEN WINTER

Im Winter wird es salzig, süß und sauer. Unsere Gewürzmischung enthält die richtige Dosis Salz und eine natürliche Süße – perfekt, um deine Wintergerichte aufzupimpen. Der Winter ist die Zeit, in der wir noch häufiger zum Gewürzregal greifen dürfen und die jeweiligen Gewürze großzügiger verwenden können.

»Prana up your Winter«-Gewürzmischung

1 EL ganze Koriandersamen
1 EL Kreuzkümmelsamen
1 EL gemahlener Kurkuma
½ TL Salz
½ TL Kokosblütenzucker
1 TL gemahlener Ingwer
1 TL Paprikapulver
1 TL schwarzer Pfeffer (optional)

ergibt ca. 4 EL

Koriander- und Kreuzkümmelsamen in einer Pfanne ohne Öl wenige Minuten anrösten, bis die Gewürze duften. Vollständig auskühlen lassen. Nun die gerösteten Gewürze mörsern und die gemahlenen danach untermischen. Zum Schluss die Gewürzmischung in ein luftdichtes Gefäß füllen und lagern.

Diese Gewürzmischung gleicht VATA & KAPHA aus.

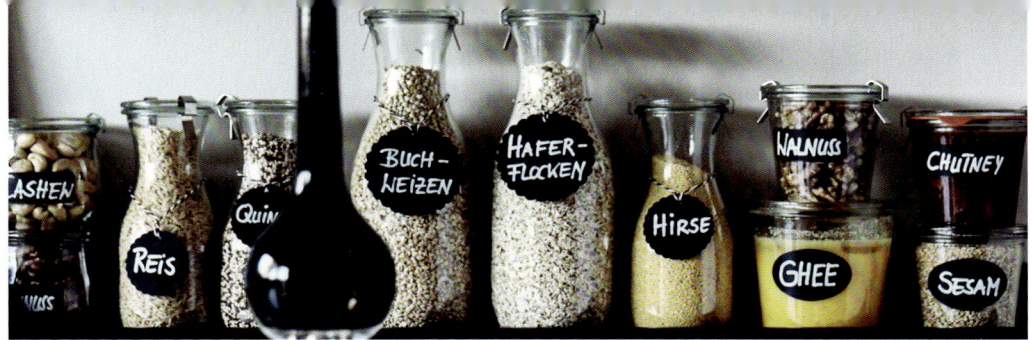

Deine Einkaufsliste je nach Jahreszeit

Frisch vom Markt (nach Saison)

Wie du aus den vorangegangenen Kapiteln weißt, sind wir absolute Fans von Wochenmärkten, die regionale Produkte in guter Qualität anbieten. Wenn du ganztags berufstätig bist, kommt vielleicht eine Öko-Kiste für dich in Betracht. Dieser Lieferservice von regionalen Biobauern wird fast überall im deutschsprachigen Raum angeboten. Und das alles landet besonders gern in unserem Korb:

- Zucchini
- Möhren
- Rote Bete
- Spinat
- Fenchel
- Kürbis
- Süßkartoffel
- Avocado
- Frische Kräuter (Petersilie, Dill, Koriander, Rosmarin, Basilikum, Minze)
- Wildkräutersalat
- *Obst:* Granatapfel, Äpfel, Birnen, Pflaumen, Pfirsiche, Bananen, Quitten, Kaki, Zitrone, Limette

Specials

Diese Zutaten verwenden wir eher selten, sie können aber in so manches Gericht das gewisse Etwas zaubern:

- Zitronengras
- Kakaonibs
- Safran

Auf Vorrat

In unserem Vorratsregal bzw. unserem Kühlschrank finden sich immer diese Produkte:

- Reis
- Quinoa
- Hirse
- Buchweizen
- Reisnudeln
- Couscous
- Haferflocken
- Tamari
- Tahin
- Nussmus
- Apfelessig
- Ahornsirup
- Kokosflocken
- Honig
- Nüsse (Cashew, Mandel, Walnuss)
- Rohkakao
- Getrocknete Früchte (Datteln, Feigen, Pflaumen)
- Saaten & Körner (Sesam, Kürbiskerne, Sonnenblumenkerne)
- Pflanzenmilch (Reis, Kokos, Mandel- und Hafermilch)
- Popcornmais
- Sesamöl
- Kokosöl
- Olivenöl
- Ghee

Auf den folgenden Seiten findest du, als Hilfestellung für deinen Einkauf, die wichtigsten Lebensmittel/Produkte saisonal sortiert.

EINKAUFSLISTE FÜR DEN FRÜHLING

GETREIDE

- Gerste
- Amaranth
- Hirse
- Buchweizen
- Roggen

MILCHPRODUKTE

- Ziegenkäse

FETTE & ÖLE

- Traubenkernöl

HÜLSENFRÜCHTE

- Kichererbsen
- Grüne & Rote Linsen
- Schwarze & Weiße Bohnen

GEWÜRZE

- Bockshornkleesamen
- Getrocknete rote Chilischoten
- Senfsamen
- Sternanis

OBST & GEMÜSE

- Äpfel
- Artischocken
- Frische Beeren
- Birnen
- Blumenkohl
- Brokkoli
- Granatapfel
- Grapefruit
- Kirschen
- Lauch
- Pflaumen
- Rettich
- Radicchio
- Rucola
- Spargel
- Spinat

EXTRAS

- Apfelessig
- Honig, roh
- Reisessig
- Reismilch
- Rosinen

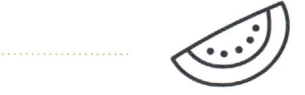

EINKAUFSLISTE
FÜR DEN SOMMER

GEWÜRZE & KRÄUTER

- Fenchel
- Kardamom
- Koriander
- Kurkuma
- Thymian
- Basilikum
- Minze
- Dill

GETREIDE

- Gerste
- Quinoa
- Dinkel

MILCHPRODUKTE

- Ziegen- oder Schafsjoghurt
- Ziegenkäse

OBST & GEMÜSE

- Äpfel
- Beeren
- Melonen
- Pfirsiche
- Pflaumen
- Gurke
- Fenchel & Zucchini
- Kopfsalat
- Mais
- Rote Bete

FETTE & ÖLE

- Avocados
- Kokosöl
- Kokosraspel
- Kokosmilch

HÜLSENFRÜCHTE

- Weiße Bohnen
- Kichererbsen

EXTRAS

- Datteln
- Kichererbsenmehl
- Kokoswasser
- Rosenwasser
- Hanfsamen

EINKAUFSLISTE FÜR DEN HERBST

GETREIDE

- Brauner & Roter Reis
- Hafer
- Couscous
- Amaranth

MILCHPRODUKTE

- Ghee
- Ziegenmilch

FETTE & ÖLE

- Avocados
- Kokosraspeln
- Rohe Nüsse oder Nussmus
- Tahin
- Olivenöl

GEWÜRZE

- Kardamom
- Nelken
- Zimt
- Ingwer
- Kreuzkümmel
- Fenchel

OBST & GEMÜSE

- Äpfel & Birnen
- Bananen
- Cranberrys
- Blattkohl & Grünkohl
- Brokkoli
- Karotten, Pastinaken, Rote Bete & Süßkartoffeln
- Spinat & Mangold
- Verschiedene Kürbissorten

EXTRAS

- Ahornsirup
- Kakaopulver
- Kokosblütenzucker
- Sesamöl (zum Massieren)
- Datteln, Feigen & Rosinen

EINKAUFSLISTE FÜR DEN WINTER

GETREIDE

- Brauner Reis
- Hafer
- Bulgur
- Roter Reis
- Reisnudeln

MILCHPRODUKTE

- Ghee
- Ziegenmilch

FETTE & ÖLE

- Kokosraspel
- Cashewkerne
- Mandelmus
- Sesamöl
- Tahin

HÜLSENFRÜCHTE

- Schwarze Bohnen
- Grüne & Rote Linsen

GEWÜRZE

- Ingwer
- Paprikapulver
- Getrocknete rote Chilischoten

OBST & GEMÜSE

- Äpfel, Birnen & Bananen
- Mangos (reif zum Essen, grün für Chutneys)
- Grapefruit & Orangen
- Papayas
- Blattkohl & Grünkohl
- Meeresalgen (Nori & Wakame)
- Karotten, Pastinaken, Rote Bete, Rüben, Kürbis
- Mangold
- Eingemachte Tomaten
- Artischocken

EXTRAS

- Datteln
- Ahornsirup
- Kakaopulver
- Apfelessig

—

FRÜHSTÜCK
THE JOY OF BEGINNINGS

Enjoy the magic of the morning!

Erinnerst du dich noch an das Gefühl an deinem ersten Schultag, als du voller Stolz mit deiner Schultüte herumgelaufen bist? Bestimmt war sie individuell und voller Liebe befüllt. Du wusstest zwar nicht, was diese Wundertüte enthält, aber die Liebe, die sie übermittelt hat, ließ alles andere zweitrangig erscheinen.

Jeder Tag ist wie eine persönliche Wundertüte. Am Anfang weißt du nicht, was er für dich bereithält. Den Inhalt der Tüte kannst du nicht beeinflussen, aber deine Einstellung dazu kannst du ändern. Mit jeder Minute entdeckst du deinen Tag und packst nach und nach all die Wunder aus, die dich erwarten. Erfahre die Freude am Morgen! Wir erleben die Morgenstunden als eine magische Zeit mit ruhiger und gelassener Energie, eine Zeit, die wir wunderbar für uns nutzen können. Am liebsten tun wir das beim Frühstück.

Diese erste Mahlzeit ist für uns eine der wichtigsten, denn sie lässt den Start in den Tag noch besser werden. Dein Agni braucht morgens nämlich besonders viel Liebe und Aufmerksamkeit, damit es dich gut gestärkt durch den Alltag begleiten kann. Mit dem Frühstück können wir eine gesunde, nahrhafte Basis schaffen. Dann kann es auch mal nebensächlich sein, was wir sonst so zu uns nehmen. Wie herrlich ist das denn? Du legst also beim Frühstück – das am besten warm sein sollte – das Fundament für den Tag.

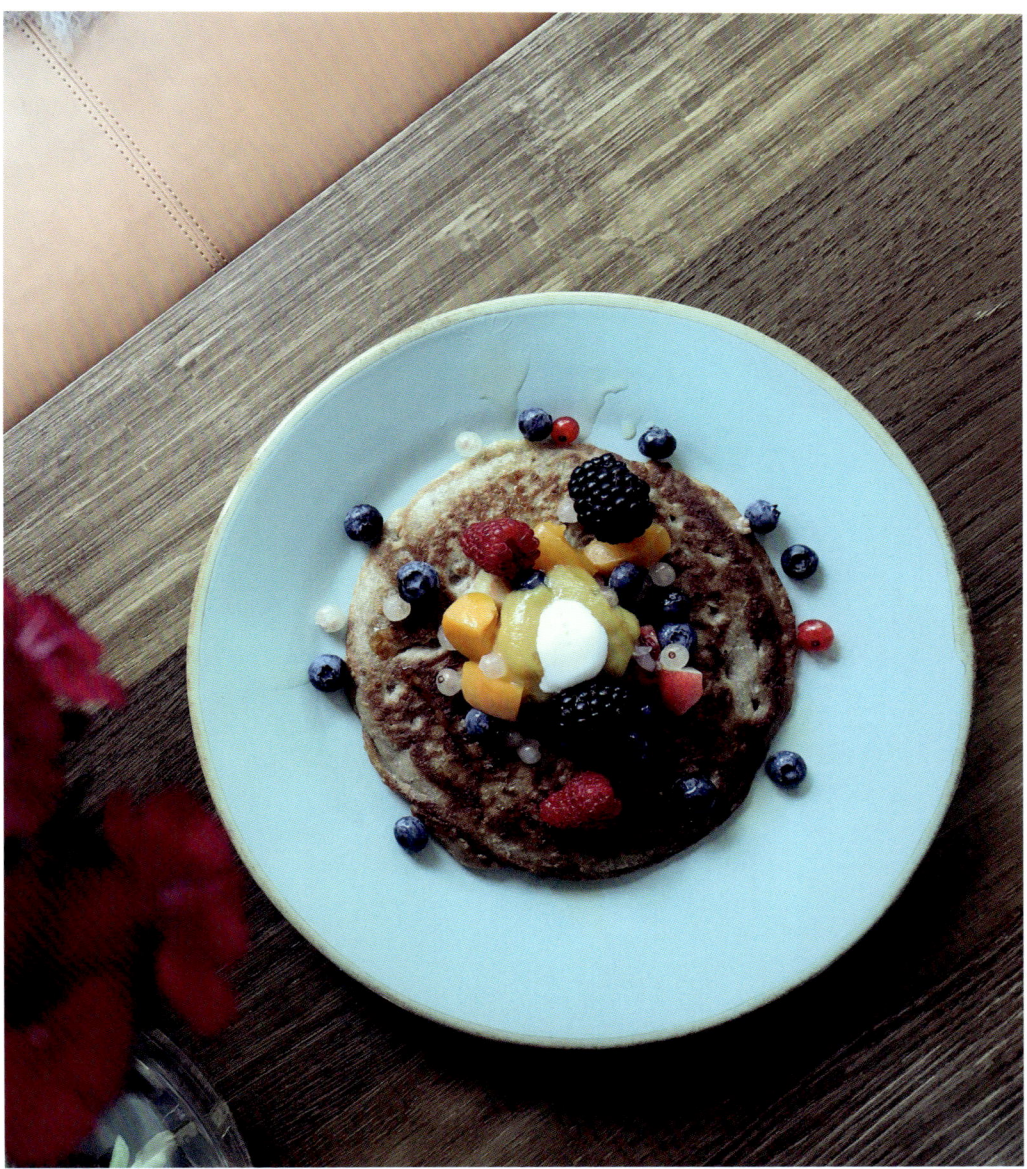

Auf den nächsten Seiten stellen wir dir ein paar Frühstücks-Inspirationen vor, die du frei kombinieren kannst. Es gibt immer eine Basis wie Porridge, Pancakes oder auch Waffeln oder Chapatis. Such dir aus, was dir am meisten zusagt. Dazu kannst du ein Kompott nach Wahl essen. Entweder aus Obst, oder, wenn du mal etwas anderes ausprobieren möchtest, geht's auch mit Gemüse! Als Highlight kannst du noch ein Mus oder einen Dip hinzugeben. Und die Toppings nicht vergessen!

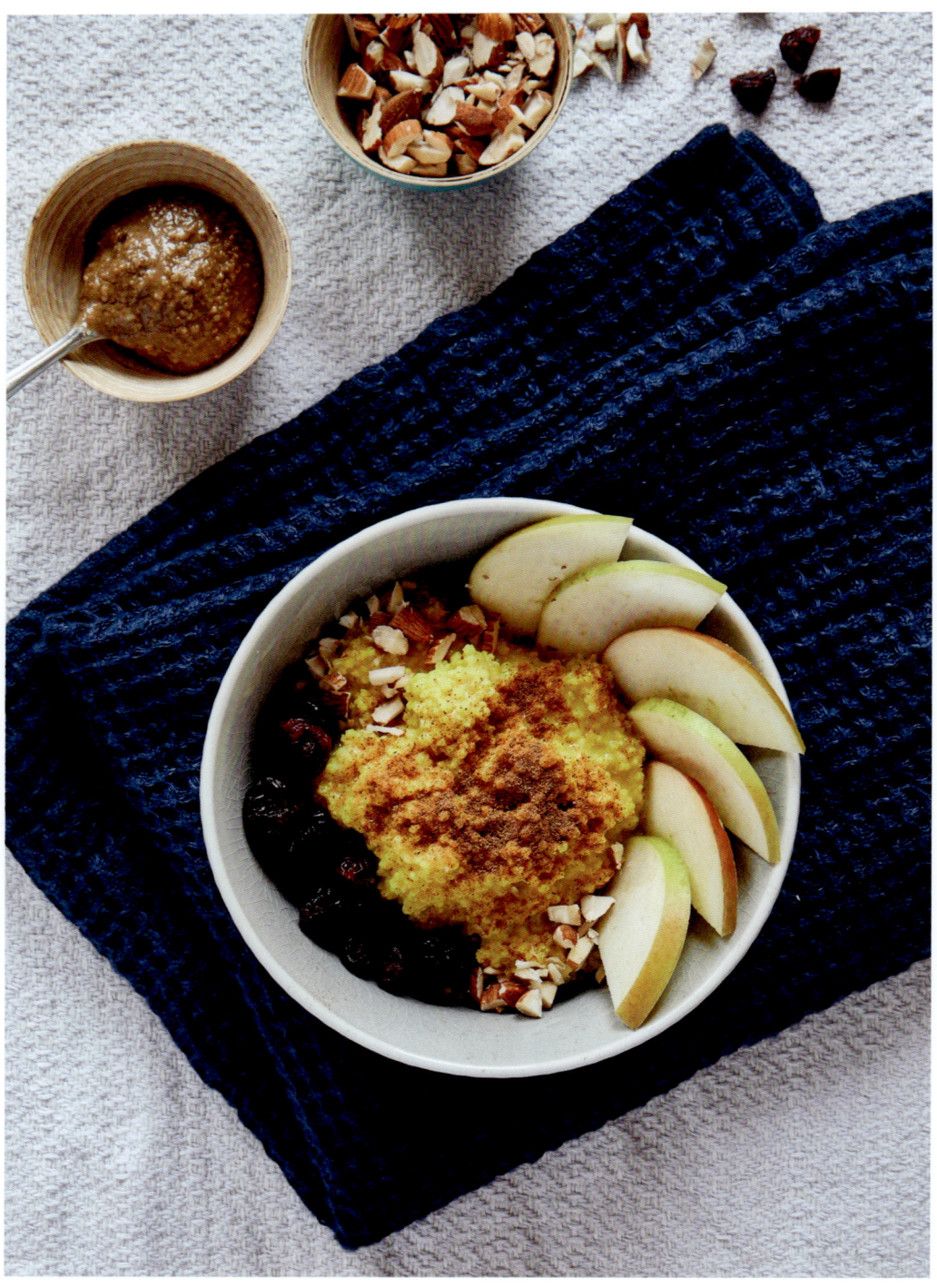

PORRIDGE GRUNDREZEPT

Die Basis kann sein: Buchweizen, Hirse, Quinoa, Reis, Haferflocken, Dinkelgrieß, Reisflocken, Hirseflocken

Unser Porridge besteht aus 5 Grundzutaten

1. Ghee oder Kokosöl
2. klein geschnittener frischer Ingwer (nach Belieben)
3. Gewürze
4. Basis (siehe oben)
5. Wasser und Pflanzenmilch

Zubereitung

» Ghee oder Kokosöl in einem Topf erhitzen, nach Belieben den Ingwer hinzugeben und kurz andünsten.

» Die gemahlenen Gewürze deiner Wahl hinzugeben. Unsere Klassiker: Kurkuma, Kardamom, Zimt.

» Dann die Basiszutat, das (Pseudo)-Getreide, hinzugeben und in den Gewürzen schwenken. So kann die Base die Gewürze richtig aufnehmen und der Röstungsprozess bewirkt, dass das Getreide besser verdaulich ist.

» Dann kannst du mit Wasser und Pflanzenmilch deiner Wahl ablöschen.

» Köcheln oder ziehen lassen, etwas Salz hinzugeben und fertig!

PORRIDGE VARIANTEN

COUSCOUS MIT DATTELN & MINZE

Zutaten für 4 Personen
1 Becher Couscous
2 EL Ghee (oder Kokosöl)
1 Becher Pflanzenmilch
(z. B. Hafer- oder Reismilch)
½ TL Salz
5 getrocknete Datteln
(oder getrocknete Pflaumen oder Feigen)
1 Birne
1 Handvoll Walnüsse
(oder Cashews, Mandeln oder Haselnüsse)
ein paar Blätter frische Minze
nach Belieben etwas Honig
(oder Ahornsirup)

Zubereitung
» Den Couscous in einem Topf mit 1 EL Ghee 2–3 Minuten anrösten. Die Pflanzenmilch mit 1 Becher heißem Wasser mischen und zugießen. Das Salz hinzugeben und die Flüssigkeit kurz aufkochen lassen. Die Hitze reduzieren und den Couscous 15 Minuten quellen lassen.
» Die Datteln in Streifen schneiden.
» Die Birne vierteln, entkernen und in Würfel schneiden. Würfel in 1 EL Ghee oder Kokosöl kurz anbraten. Birnenwürfel und Dattelstreifen locker unter den Couscous heben und auf vier Teller oder Schüsseln verteilen.

» Die Nüsse in einer Pfanne ohne Fett leicht anrösten und auf den Couscous geben.
» Die Minze waschen, grob zerpflücken und über den Couscous streuen.
» Den Couscous nach Belieben mit Honig oder einem veganen Süßungsmittel süßen.

HIRSE-BEAUTY-BOWL

Zutaten für 4 Personen
1 EL Ghee (oder Kokosöl)
2 TL gemahlene Kurkuma
5–10 Safranfäden
2 Becher Hirse
2 Becher Pflanzenmilch
(z. B. Mandelmilch oder Kokosmilch)
Salz & schwarzer Pfeffer

Zubereitung
» Das Ghee in einem Topf erhitzen. Kurkuma und Safran hinzufügen und warm werden lassen.
» Die Hirse zu den Gewürzen geben und kurz anrösten.
» Die Pflanzenmilch und 2 Becher Wasser dazugießen. Alles verrühren und 15–20 Minuten köcheln lassen.
» Zum Schluss noch mit etwas Salz und Pfeffer würzen.

SOMMER-QUINOA-PORRIDGE

Zutaten für 4 Personen
je 1 Handvoll frische Sommerbeeren
(z. B. Himbeeren, Heidelbeeren, Brombeeren)
½ EL Ghee (oder Kokosöl)
4–6 Kardamomkapseln
(oder 1 TL gemahlener Kardamom)
2 Becher Quinoa
3 Becher Pflanzen- oder Nussmilch
(am besten: Kokos-Reis-Milch)
Kokosblütensirup
(oder Ahornsirup/Agavendicksaft)
Salz
Kokosraspel zum Bestreuen

Zubereitung
» Die Beeren waschen.
» Das Ghee in einem Topf erhitzen. Die Kardamomkapseln im Mörser zerstoßen, die Hülle entfernen und die Samen klein mörsern. Gemörserten oder gemahlenen Kardamom im Fett andünsten, bis er beginnt zu duften.
» Die Quinoa hinzugeben und kurz anrösten.
» Die Pflanzenmilch und 1 Becher Wasser hinzugießen und alles 20–25 Minuten köcheln lassen, bis die Quinoa das Wasser aufgenommen hat. Die Quinoa etwas süßen und eine Prise Salz hinzugeben. Alles vermengen.
» Die Kokosraspel in einer Pfanne ohne Fett kurz anrösten. Die Quinoa auf vier Schüsseln verteilen und mit den Beeren sowie den Kokosraspeln garnieren.

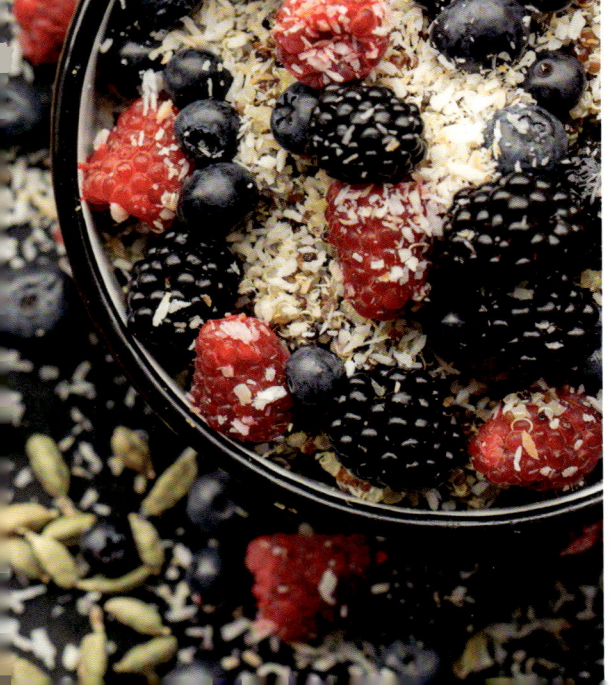

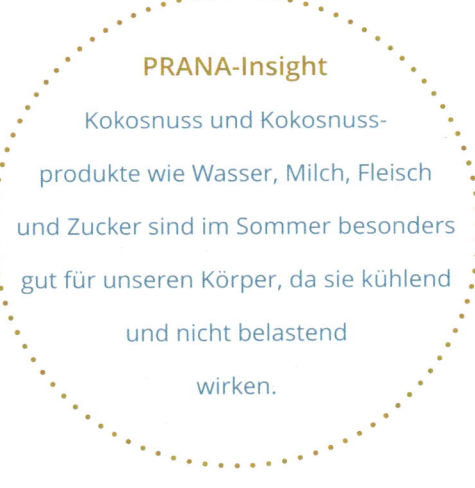

PRANA-Insight

Kokosnuss und Kokosnussprodukte wie Wasser, Milch, Fleisch und Zucker sind im Sommer besonders gut für unseren Körper, da sie kühlend und nicht belastend wirken.

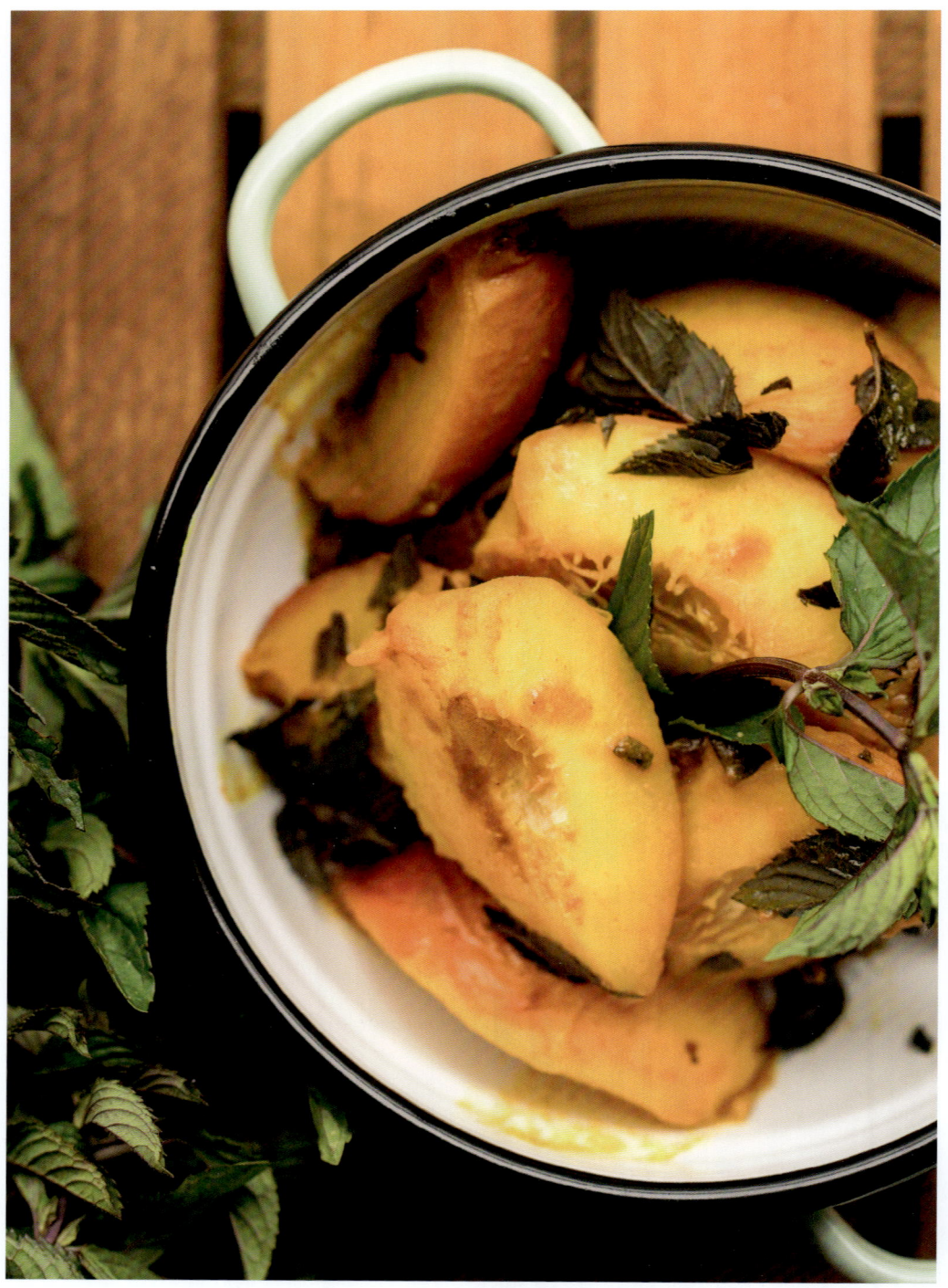

KOMPOTT-GRUNDREZEPT

Du kannst jede Obstsorte deiner Wahl verwenden, natürlich am besten nach Saison und Region.
Wir mögen Apfel, Birne, Pfirsich, Nektarine, Aprikose, Quitte und Kaki.

Für eine zuckerfreie Variante kannst du Gemüse verwenden: Möhrenkompott mit Zimt und Zitronensaft schmeckt hervorragend. Oder du machst ein Kräuterpesto zu deinem Porridge.

Du brauchst folgende Zutaten

1. Ghee oder Kokosöl
2. klein geschnittener frischer Ingwer (nach Belieben)
3. Gewürze
4. klein geschnittenes Obst bzw. Gemüse nach Wahl
5. etwas Wasser

Zubereitung

» Zunächst das Ghee oder Kokosöl in einer Pfanne oder einem Topf erhitzen und nach Belieben den Ingwer hinzugeben.

» Danach folgen die Gewürze und das ausgewählte Obst/Gemüse. Lass den Lebensmitteln Zeit, die Gewürze aufzunehmen, das steigert die Wirkung.

» Mit etwas Wasser ablöschen und sanft köcheln lassen.

KOMPOTT-VARIANTEN

BIRNEN-ZIMT-KOMPOTT

Zutaten für 4 Personen
1 kleines Stück frischer Ingwer
4–6 Birnen
1 EL Ghee (oder Kokosöl)
2 TL gemahlener Zimt
1 Zimtstange
3 Sternanis
Salz

Zubereitung
» Den Ingwer in kleine Stücke schneiden. Die Birnen würfeln.
» Das Ghee in einer Pfanne oder in einem Topf erhitzen und den Ingwer dazugeben.
» Den gemahlenen Zimt, die Zimtstange und den Sternanis nach ca. 1 Minute hinzufügen.
» Die Birnenwürfel hinzugeben und in den Gewürzen anrösten.
» Mit etwas Wasser ablöschen und alles ca. 10 Minuten köcheln lassen.
» Zum Schluss eine Prise Salz hinzugeben und den Sternanis sowie die Zimtstange entfernen.

PFIRSICH-KOMPOTT

Zutaten für 4 Personen
4–6 Pfirsiche
1 EL Ghee (oder Kokosöl)
2 TL gemahlene Kurkuma
ein paar Blättchen Minze
Salz

Zubereitung
» Die Pfirsiche achteln.
» Das Ghee in einer Pfanne erhitzen, die Kurkuma hinzufügen und kurz andünsten bis sich ihr Duft entfaltet.
» Die Pfirsiche dazugeben, kurz andünsten und mit einem Schuss Wasser ablöschen. Alles mit geschlossenem Deckel 5–10 Minuten dünsten. Zum Schluss die Minze hacken und unterheben und eine Prise Salz unterrühren.

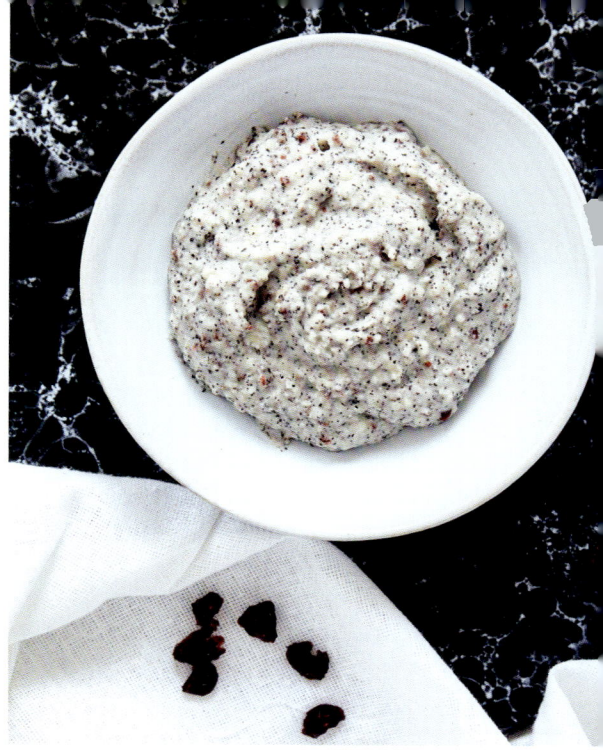

PORRIDGE-TOPPINGS

Hier passt vieles: geröstete Walnüsse, Kokosraspel, Granatapfelkerne, Kakaonibs, Cranberrys, geröstete Pinienkerne, Cashewkerne, Kokoschips, (Nuss-) Mus, Kokosjoghurt, selbstgemachtes Mus, z.B. Schoko-Tahin (siehe Seite 141) oder Cashewmus.

CRANBERRY-MOHN-CASHEWMUS

Falls du mal etwas anderes möchtest – hier ist das perfekte selbstgemachte Mus, das zu Porridge, aber auch zu Pancakes, Chapatis oder auf eine Scheibe Brot passt. Die Kombination ist erfrischend und ganz besonders. Das erste Mal haben wir das Mus vor Jahren gemacht, als wir mit Freunden ein Wochenendhaus gemietet hatten und eine Alternative zu Marmelade und Co. suchten. Nicht nur wir waren begeistert, sondern auch unsere Freunde. Seitdem gehört das Mus zu jedem Brunch dazu.

Zutaten für 1 Sturzglas (290 ml)
100 g Cashewkerne
2 EL Cranberrys
1 EL Blaumohn (gemahlen)
2 EL Honig
⅔ Becher Wasser

Zubereitung
» Die Cashewkerne und die Cranberrys getrennt ca. 2 Stunden in Wasser einweichen. Den Backofen auf 200 °C Ober-/Unterhitze vorheizen und die Cashewkerne 10 Minuten im Ofen rösten.
» Die Cashewkerne in einem Hochleistungsmixer ca. 10 Minuten auf höchster Stufe mixen, bis die Masse sehr cremig wird. Hier solltest du Geduld haben!
» Sobald das Cashewmus fertig ist, den Mohn, den Honig und das Wasser hinzufügen und alles ca. 2 Minuten mixen.
» Zum Schluss die Cranberrys dazugeben und alles nochmal mixen, bis die Cranberry-Stücke die gewünschte Größe haben.

KARDAMOM-ZITRONEN-PANCAKES

Ein gesundes Wochenend-Highlight, das dir viel Energie gibt. Eigentlich sind unsere Pancakes nichts anderes als Porridge in einer anderen Form, und doch bereitet es uns manchmal mehr Genuss, sie in dieser Variante zu essen. In Kombi mit einem Ingwer-Birnen-Kompott, Kokosjoghurt und Granatapfelkernen ein absoluter PRANA-Hit.

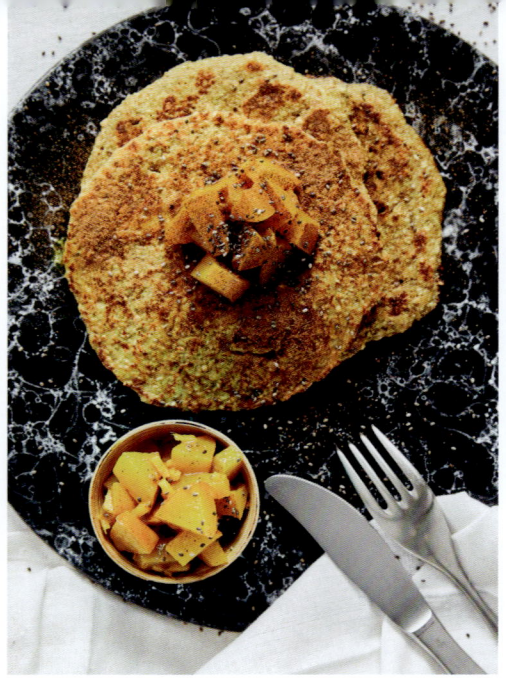

Zutaten für 4 Personen
2 Chia-Eier (siehe Kasten)
2 sehr reife Bananen (kann man auch reif einfrieren und dann kurz auftauen lassen)
1 Becher Buchweizenmehl
1 Becher pflanzliche Milch (z. B. Hafermilch)
2 TL Ahornsirup (oder ein anderes natürliches Süßungsmittel)
1 TL gemahlener Zimt
2 TL gemahlener Kardamom
abgeriebene Schale von 1 Bio-Zitrone
Kokosöl (oder Ghee) zum Anbraten

Zubereitung
» Die Chia-Eier zubereiten und in den Kühlschrank stellen, bis sie eine »chewy« (zähflüssige) Konsistenz haben. Inzwischen die Bananen in einer Schüssel mit einer Gabel zerdrücken und mit allen anderen Zutaten gut vermischen.
» Etwas Kokosöl in einer Pfanne erhitzen und etwa 1 gehäuften Esslöffel Teig pro Pfannkuchen in das heiße Fett setzen. Etwas verstreichen. Sobald der Teig nach ca. 3 Minuten von oben sichtbar dunkler wird, den Pfannkuchen umdrehen und fertig backen. Die fertigen Pfannkuchen im 80 °C heißen Backofen warm halten und die zweite Fuhre backen.

Prana Note
Die fertigen Pancakes kannst du mit allem servieren, was das Herz begehrt: Obst, selbst gemachtes Apfelmus, Ahornsirup, Granatapfelkerne, abgeriebene Zitronenschale.

Das Ei aus Sicht des Ayurveda

Eier werden im Ayurveda nicht für den täglichen Verzehr empfohlen, da sie Hitze im Körper steigern und zu Reizbarkeit führen können. Das hängt natürlich auch davon ab, ob die Umgebung und/oder dein inneres Klima eher heiß oder kühl ist. Traditionell werden Eier mit einer Prise Kurkuma und schwarzem Pfeffer gekocht, damit das schwere Eigelb besser verdaut werden kann. Grundsätzlich solltest du warme, gebackene Eiergerichte einem kalten, hart gekochten Ei vorziehen. Wir zeigen dir hier zwei Alternativen zu Eiern, mit denen du kochen und backen kannst. Jedes Rezept entspricht einem Ei. Apfelmus, Banane oder geriebene Zucchini wirken übrigens ebenfalls bindend. Probiere doch ein paar Alternativen für dich aus.

Chia-Ei

2 EL Chiasamen + 4 EL Wasser verrühren und 5–10 Minuten in den Kühlschrank stellen.

Leinsamen-Ei

2 EL geschroteten Leinsamen + 4 EL Wasser verrühren und 5–10 Minuten in den Kühlschrank stellen.

SCHOKO-TAHIN

Schoko-Tahin haben wir erst vor kurzem auf Kreta entdeckt, es hat uns total begeistert. Doch wir haben schnell gemerkt, dass man diese Kombination super selbst machen und dem Industrieprodukt den Rücken zukehren kann. Und voilà! Herausgekommen ist der beste Schoko-Aufstrich aller Zeiten. Adieu Nuss-Schoko-Mus, ahoi Sesammus! Ein Aufstrich für die Seele und für den Körper. Sesam wirkt zusammenziehend, und diese Komponente ist beim Frühstück oft schwer zu integrieren.

Zutaten für 4 Personen
4 EL Tahin (Sesammus)
2 TL Rohkakao
2 TL Kokosöl oder Olivenöl
½ TL Ahornsirup (nach Belieben)
1 Prise Salz

Zubereitung
Alle Zutaten in einem Mixer vermengen, bis der Aufstrich die gewünschte Konsistenz bekommt.

HAUPTGERICHTE
THE MAIN JOY

Plant your Seed and harvest Joy

Ein Gefühl der Freude kann am besten entstehen, wenn unser Körper sich energetisch anfühlt und wir genährt sind. Das heißt, dass der Körper weder mit Verdauungsproblemen zu kämpfen hat, noch mit emotionalen Cravings wie Heißhunger auf Schokolade oder Chips beschäftigt ist. Wie kannst du das schaffen? Indem du dir eine ausgewogene Mahlzeit gönnst, die alle sechs Geschmacksrichtungen enthält. Dafür ist es am besten, wenn du mehrere kleine Gerichte zubereitest, die alles abdecken. Wir möchten dir hier ein paar Anregungen geben, die uns viel Freude bereiten und uns mit der Lebensenergie versorgen, die wir brauchen. Probiere für dich das ein oder andere Gericht aus, kombiniere so, wie es sich für dich richtig anfühlt, und ersetze die ein oder andere Zutat, wenn dein Vorratsschrank etwas anderes bietet, als im Rezept steht. Sei da ruhig nicht so streng. Genieße deine Nahrung, sie wird es dir zurückgeben und dich nähren.

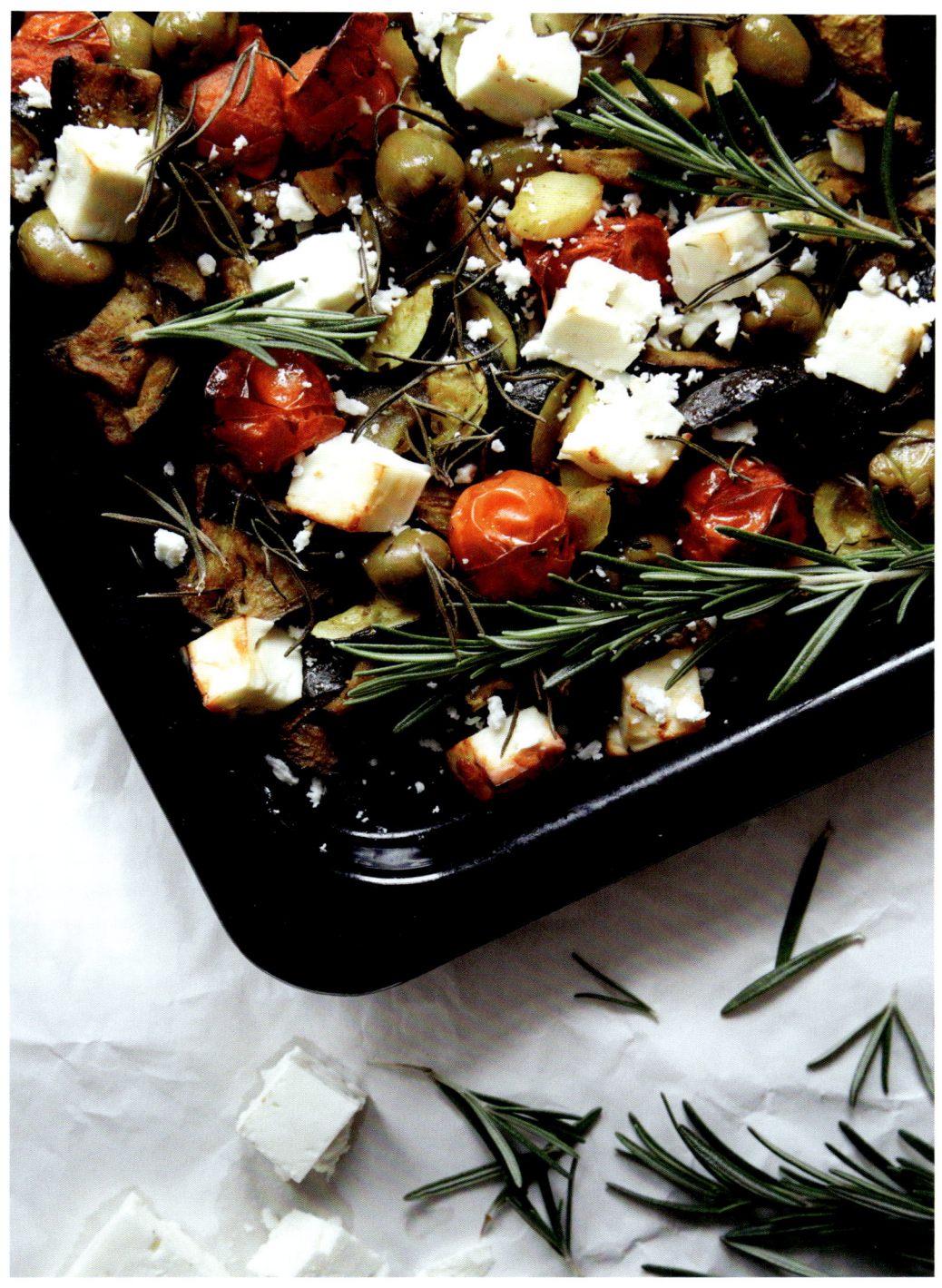

ROTE-BETE-PATTIES

Die Rote-Bete-Patties sind unsere Favoriten, wenn wir Fleischlieb-habern die ayurvedische Küche nahebringen möchten.

Denn: nicht nur der Geschmack ist besonders, sondern auch die Konsistenz überzeugt. Es ist unsere Lieblings-Alternative zum klassischen Burger-Patty. Vor allem kann man die Patties gut mitnehmen und auch am nächsten Tag z. B. einfach im Toaster erhitzen.

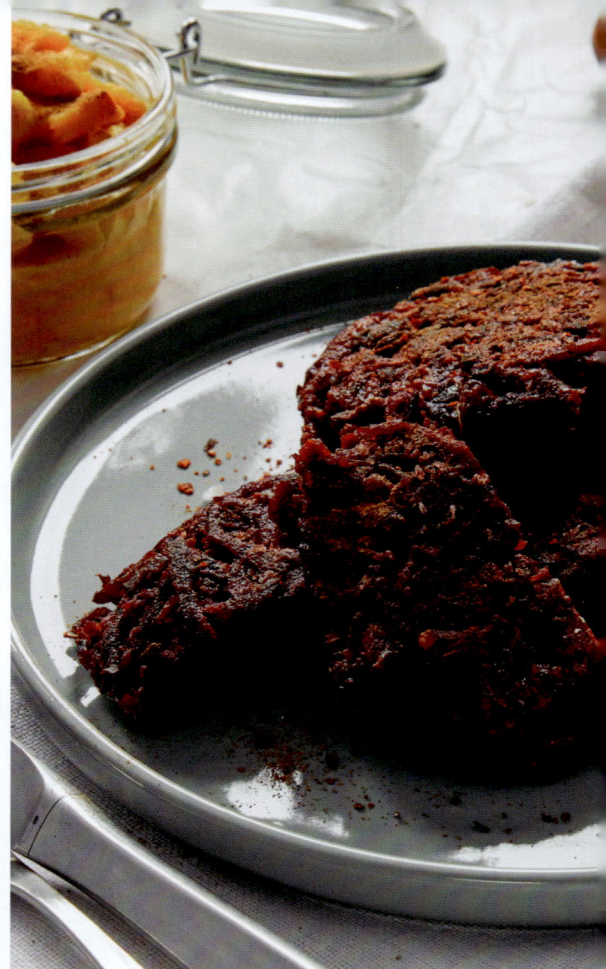

Zutaten für 4 Personen
300 g frische Rote Bete, geschält
80 g geschälte Maronen, grob gehackt
(oder geschrotete Walnüsse)
4 EL Kichererbsenmehl
4 EL Haferflocken
1 Chia-Ei (siehe Seite141)
1 grüne Chilischote, fein gehackt
1 TL gemahlener Zimt
1 TL Salz
Ghee zum Anbraten

Zubereitung
» Die Rote Bete grob in eine Schüssel reiben, dann die anderen Zutaten zugeben und alles zu einer geschmeidigen Masse verrühren.
» Mit angefeuchteten Händen kleine Burger formen und im Ghee in einer Pfanne auf beiden Seiten kross ausbacken.

Prana Note
Der PRANA-Tahin-Dip (siehe Seite 175) oder das Ananas-Chutney (siehe Seite 166) schmecken mit ihren kräftigen Aromen ganz hervorragend zu den Patties.

CASHEW-MÖHREN-QUINOA-BOWL

Das ist eine wahre Beauty Bowl. Durch den feinen Safran wird deine Haut strahlen. Er reduziert dein Pitta und hat die Eigenschaften süß und zusammenziehend.

In Kombination mit den anderen Zutaten schafft dir diese Bowl eine leichte, aber sehr nährende Grundlage. Wir empfehlen dir, den Prana-Tahin-Dip (siehe Seite 175) dazu zu machen. Einfach unsere liebste Kombi!

Zutaten für 4 Personen
100 g Rosinen
200 g Quinoa
Ghee (oder Kokosöl)
gemahlener Kreuzkümmel
gemahlener Zimt
4 Möhren
200 g Cashewkerne
100 g gegarte Kichererbsen
Salz & schwarzer Pfeffer

Zubereitung
» Die Rosinen ca. 10 Minuten in warmem Wasser einweichen.
» Die Quinoa in einem Sieb gründlich waschen und abtropfen lassen.
» Das Ghee in einem Topf erhitzen, etwas Kreuzkümmel und Zimt hinzufügen. Anschließend die Quinoa hineingeben und in den Gewürzen schwenken. 500 ml kochendes Wasser dazugießen und die Quinoa 20 Minuten köcheln lassen.
» Inzwischen die Möhren in dünne Streifen schneiden. Nach 15 Minuten zur Quinoa geben. Alles 5 Minuten weiterköcheln lassen.
» Die Cashewkerne in einer Pfanne ohne Fett anrösten.
» Kichererbsen, Rosinen und Cashewkerne zur Quinoa-Möhren-Mischung geben und alle Zutaten verrühren.
» Die Bowl zum Schluss mit Salz und Pfeffer abschmecken.

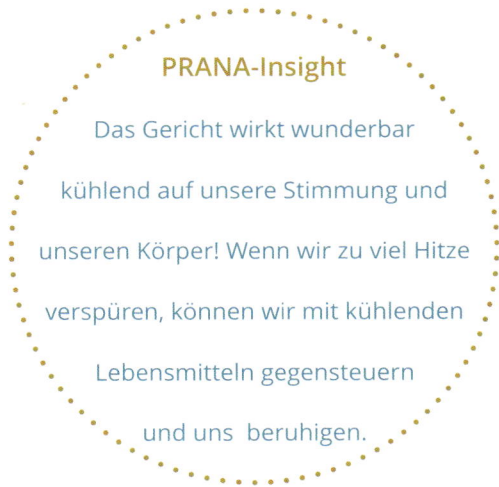

PRANA-Insight

Das Gericht wirkt wunderbar kühlend auf unsere Stimmung und unseren Körper! Wenn wir zu viel Hitze verspüren, können wir mit kühlenden Lebensmitteln gegensteuern und uns beruhigen.

MEDITERRANES OFENGEMÜSE

Wenn du mal keine Lust hast, am Herd zu stehen, ist dieses Rezept die perfekte Ofen-Alternative.

Es ist unglaublich schnell und einfach vorzubereiten – nur während der Backzeit braucht man etwas Geduld. Das Gemüse ist ein toller Begleiter für Grillpartys und wenn du Sehnsucht nach mediterranem Flair hast (Rezeptbild siehe Seite 143).

Zutaten für 4 Personen
2 Auberginen
4 Zucchini
2 Handvoll Oliven
250 g Ziegenfeta
Olivenöl
Griechische Gewürzmischung (Oregano, Salbei, Thymian, Petersilie, Minze)
einige Zweige Rosmarin
Salz & schwarzer Pfeffer
250 g Kirschtomaten
frischer Oregano oder Thymian

Zubereitung
» Auberginen und Zucchini in Würfel schneiden, die Oliven klein schneiden und alles in eine große Schüssel geben. Den Feta klein schneiden und in eine andere Schüssel geben.
» Olivenöl, die griechische Gewürzmischung und den Rosmarin unter das Gemüse rühren und mit den Händen leicht einmassieren. Mit etwas Salz und Pfeffer abschmecken.
» Den Backofen auf 200–220 °C Ober-/Unterhitze vorheizen. Die Mischung in einer Auflaufform verteilen. Den Feta und die Kirschtomaten (im Ganzen) darüber verteilen.
» Das Gemüse im Ofen 45–50 Minuten backen.
» Das Ofengemüse auf Teller verteilen und mit Oregano und/oder Thymian bestreuen.

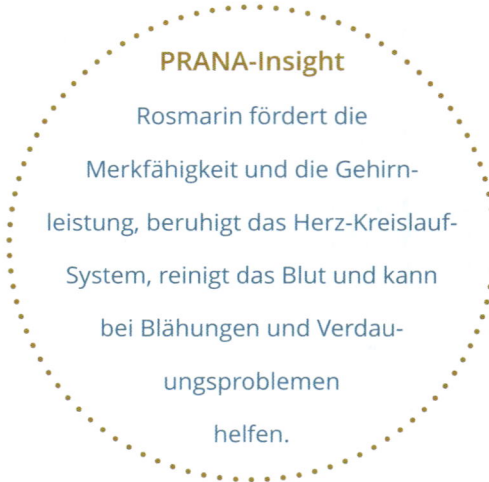

PRANA-Insight

Rosmarin fördert die Merkfähigkeit und die Gehirnleistung, beruhigt das Herz-Kreislauf-System, reinigt das Blut und kann bei Blähungen und Verdauungsproblemen helfen.

PRANA-KÜRBIS-DAL

Natürlich darf bei uns ein klassisches ayurvedisches Rezept nicht fehlen. Daher präsentieren wir hier ein PRANA-Dal mit heimischem Kürbis.

Eine wahre Proteinbombe, die dich mit allen Nährstoffen versorgt, die du brauchst. Wie in allen unseren Rezepten ist auch dieses Dal mit den sechs Geschmacksrichtungen ausgestattet und wirkt somit ausgleichend auf alle drei Doshas.

Zutaten für 4 Personen
1 TL Koriandersamen
1 TL Fenchelsamen
½ Hokkaidokürbis
1 Stück frischer Ingwer
1 EL Ghee (oder Kokosöl
8–10 getrocknete Curryblätter
1 EL Senfsamen
1 EL gemahlener Kreuzkümmel
1 EL gemahlene Kurkuma
1 Becher rote Linsen
400 g Kokosmilch
1 Bund frischer Koriander
1 TL Asafoetida
Salz & schwarzer Pfeffer
Kokosraspel zum Bestreuen

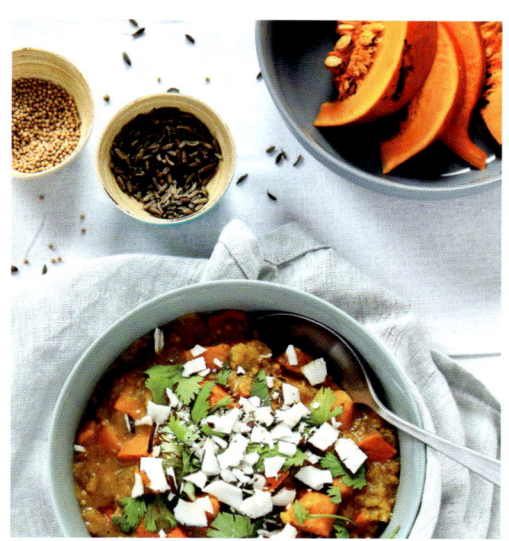

Zubereitung

» Koriander- und Fenchelsamen in einer Pfanne ohne Fett anrösten und im Mörser mahlen.

» Den Kürbis in kleine Würfel schneiden.

» Den Ingwer klein hacken und in ½ TL Ghee in einer großen Pfanne oder einem großen Topf andünsten. Die Curryblätter und Senfsamen hinzugeben. Sobald die Senfsamen anfangen zu ploppen, die gemahlenen Gewürze hinzugeben.

» Kürbis und rote Linsen hinzufügen und kurz in der Gewürzmischung andünsten.

» Die Kokosmilch und 3 Tassen Wasser dazugießen. Alles 30 Minuten köcheln lassen.

» Den frischen Koriander hacken und in einer kleinen Pfanne mit ½ TL Ghee und dem Asafoetida andünsten.

» Zum Schluss die Mischung zum fertigen Dal geben und mit Salz und Pfeffer abschmecken. Die Kokosraspel in der kleinen Pfanne anrösten und das Dal damit bestreuen.

AYURVEDISCHE PASTA

Pasta ist nicht ayurvedisch? Das sehen wir anders. Pasta gehört zu unseren Lieblingszutaten im Alltag, auf die wir nicht verzichten möchten.

Und warum auch? Man kann sie ja ayurvedisch interpretieren! Die Gewürze sind dabei der Clou des Gerichts, denn sie machen die Pasta leichter verdaulich. Du kannst aber auch zu anderen Nudelsorten ohne Weizen greifen. Immer mehr Bioläden bieten tolle Nudeln, z. B. aus Buchweizen oder Süßkartoffel an. Experimentieren ist hier ausdrücklich erlaubt!

Zutaten für 4 Personen

je 1 rote und gelbe Paprikaschote
1 Fenchelknolle
1–2 Zucchini
7–10 Kirschtomaten
1 kleines Stück frischer Ingwer
1 kleines Stück frische Kurkuma
(oder gemahlene Kurkuma)
1 kleine rote Zwiebel
1–2 EL Ghee
¼ TL schwarzer Pfeffer
2–3 Prisen geriebene Muskatnuss
400 g Dinkel- oder Vollkornspaghetti
Stein- oder Meersalz

2 Rosmarinzweige
etwas frischer Thymian (oder getrockneter)
1 Handvoll Basilikum
2 EL Olivenöl
Basilikum zum Bestreuen

Zubereitung

» Zunächst das Gemüse vorbereiten: Paprika, Fenchel und Zucchini in kurze Streifen oder Würfel schneiden. Die Kirschtomaten halbieren. Den Ingwer und die Kurkuma reiben oder sehr fein schneiden. Wir benötigen je 1 Teelöffel davon. Die Zwiebel klein schneiden. Nudelwasser aufsetzen.

» Ganz wichtig im Ayurveda: immer erst die Gewürze in Ghee anbraten (das verstärkt den Geschmack und die Heilkräfte). Das Ghee in einer Pfanne erhitzen und zuerst die festeren Würzzutaten, also Ingwer, Kurkuma und die Zwiebel ca. 3 Minuten andünsten. Anschließend den gemahlenen Pfeffer, die Muskatnuss und – falls verwendet – die gemahlene Kurkuma hinzugeben.

» Die Spaghetti nach Packungsangabe in Salzwasser kochen.

» Fenchel und Paprika in die Pfanne geben. Auf kleiner Flamme schmoren lassen. Nach einigen Minuten die Zucchini und die Rosmarinzweige dazugeben. Noch ein paar Minuten mitbraten. Kurz bevor alles fertig ist, die Kirschtomaten mitschmoren. Nicht länger als 2 Minuten! Zum Schluss die Thymianblättchen vom Zweig rebeln und darüberstreuen.

» Die Spaghetti abgießen, zurück in den Topf geben und im Olivenöl schwenken. Mischung zur Gemüsepfanne geben und alles kurz vermischen. Das Gericht auf großen Tellern anrichten und mit Basilikum bestreuen.

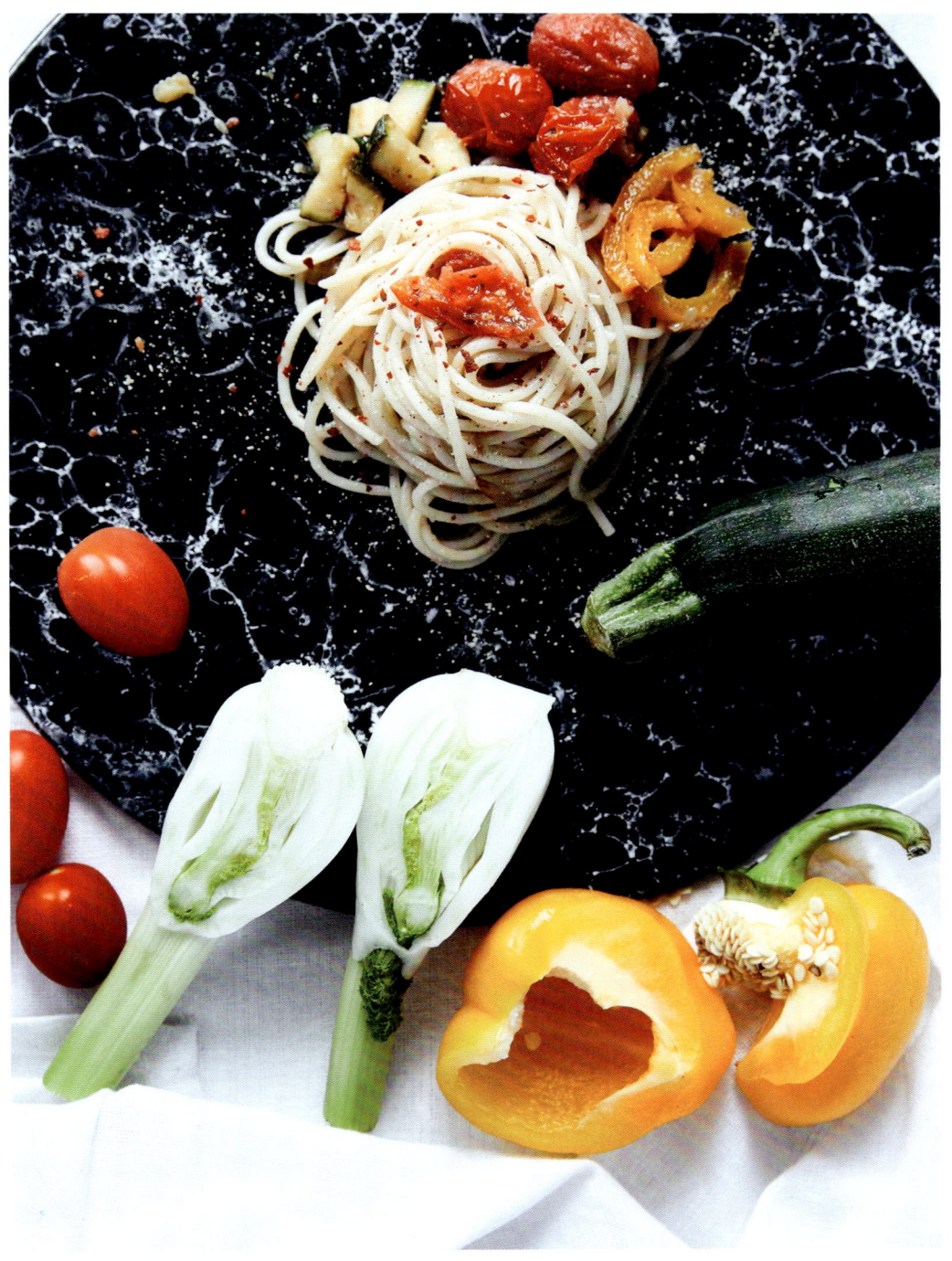

DETOX-KITCHARI

Wir nehmen permanent Nahrung auf – egal, ob mental oder physisch. Darum ist unser Agni auch ständig aktiv.

Damit dein Agni mal eine kleine Pause machen kann, legen wir dir unser Detox-Kitchari ans Herz. Es entlastet den Stoffwechsel und versorgt dich trotzdem mit herrlichen Geschmacksmomenten. Das beste Gericht für eine Detox-Phase oder auch als regelmäßige Agni-Unterstützung: Du kannst einmal in der Woche einen Kitchari-Tag einlegen. Dann isst du dreimal Kitchari. Es gibt übrigens auch tolle süße Variationen mit Birne, Dill und Walnüssen als Topping.

Zutaten für 4 Personen
1 Tasse Reis
1 Tasse Mungbohnen (Dal)
1 kleine Handvoll Quinoa
je 1 Zucchini, Möhre und Fenchel
1 EL Ghee
je ½ TL Koriander-, Fenchel-
und Kreuzkümmelsamen, gemörsert
½ TL gemahlene Kurkuma
evtl. etwas Garam Masala oder Currypulver
1 Prise Asafoetida
(Stein-)Salz
Zitronen- oder Limettensaft

Beim **PRANA COOKING CLUB** oder unserem Coaching Programm **»JOY-FOOD JOURNEY«** kannst du dich von uns beim Kitchari-Detox begleiten lassen.

Zubereitung
» Den Reis und die Mungbohnen waschen und mit der Quinoa mischen. Das Gemüse klein schneiden.
» Das Ghee in einem Topf erhitzen und die gemörserten und gemahlenen Gewürze kurz darin anrösten. Dann die Reis-Bohnen-Quinoa-Mischung dazugeben und kurz mit anrösten. Das Gemüse und ca. 6 Tassen Wasser dazugießen. Alles zum Köcheln bringen.
» Das Asafoetida hinzufügen. Ca. 40 Minuten zugedeckt köcheln lassen. **Ganz wichtig:** Das Kitchari NICHT umrühren! Mit Salz und etwas Zitronen- oder Limettensaft abschmecken.

Prana Note

Du kannst das klassische Kitchari auch variieren. Süßkartoffel und Brokkoli passen sehr gut. Andere Gewürze sind: Ajwain, Bockshornklee oder eine italienische Gewürzmischung. Und als Topping: Nüsse, frische Kräuter oder Chutney.

Dosha-Variationen
Vata: etwas weniger Mungbohnen
Pitta: 1 EL geraspelte Kokosnuss, frischer Koriander
Kapha: 2 Lorbeerblätter, 2 kleine Stücke Zimtrinde oder ½ TL gemahlener Zimt, 2 ganze Nelken, 2 ganze Kardamomkapseln

ROTE-BETE-QUEEN

Ein überraschendes Gericht, in dem die Gewürze die bescheidene Rote Bete zu einer Queen machen.

Der süßliche Zimt holt alles aus diesem erdigen Gemüse heraus. Durch die knusprigen Kokosflocken bekommt die Queen noch eine weitere Besonderheit.
Ein Highlight in unseren Workshops oder im PRANA COOKING CLUB!

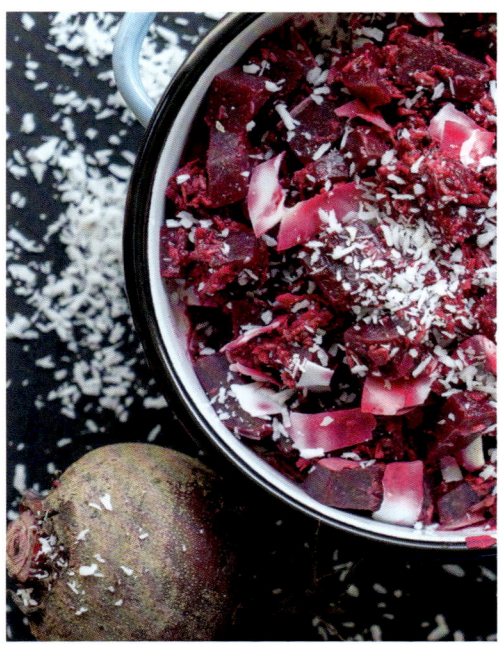

Zutaten für 4 Personen

2 EL Kokosöl
2 TL Senfsamen
800 g Rote Bete, geschält und fein gewürfelt
80 g Kokosraspel
1 TL gemahlener Zimt
2 TL Salz

Zubereitung

» Das Kokosöl in einer Pfanne bei mittlerer Hitze erwärmen. Die Senfsamen hinzugeben und 2–3 Minuten rösten.

» Die Rote Bete und die Kokosraspel hinzugeben und ein paar Sekunden anbraten, dabei umrühren.

» Zimt, Salz und anschließend 250 ml Wasser hinzugeben.

» Umrühren, den Deckel auflegen und alles bei schwacher Hitze 10 Minuten köcheln und reduzieren lassen.

ERFRISCHEN- DER GEWÜRZ- ZITRONEN-REIS

Du hast keine Lust, immer nur ganz simplen Reis zu essen? Dann ist dieser Gewürzreis genau das Richtige für dich.

Er erfrischt nicht nur durch die Optik, sondern durch die Zitrone auch im Geschmack. Der Koriander verleiht dem Reis eine zusammenziehende Wirkung und einen Hauch von Asien. Wir kombinieren den Reis gerne mit gedünstetem Gemüse oder unserer Rote Bete-Queen (siehe Seite 151). Achtung: Kurkuma färbt wirklich alles gelb, auch die Finger oder deine Küchengeräte!

Zutaten für 4 Personen

400 g Basmatireis
2 EL Kokosöl
2 TL Senfsamen
6 EL Cashewkerne
2 TL gemahlene Kurkuma
1 Stück frischer Ingwer (4 cm), gerieben
2–3 getrocknete rote Chilischoten
Saft von 1 großen Zitrone
2 Handvoll Korianderblätter, grob geschnitten
Salz

Zubereitung

» Den Basmatireis in einen Topf mit 800 ml kochendem Wasser geben. Die Temperatur reduzieren und den Deckel auflegen.

» Den Reis 15–20 Minuten köcheln lassen, bis er das Wasser aufgenommen hat. Den Reis beiseitestellen und abkühlen lassen.

» Das Kokosöl bei mittlerer Temperatur in einer Pfanne erhitzen. Die Senfsamen darin rösten, bis sie aufplatzen. Cashewkerne, Kurkuma, geriebenen Ingwer und Chilischoten hinzugeben. Ein paar Minuten anbraten, bis die Nüsse leicht braun werden.

» Den abgekühlten Reis in eine große Schüssel geben. Zitronensaft, Koriander, gewürzte Cashewmischung und etwas Salz dazugeben. Alles mit den Händen vorsichtig vermengen, damit die Reiskörner nicht aufplatzen.

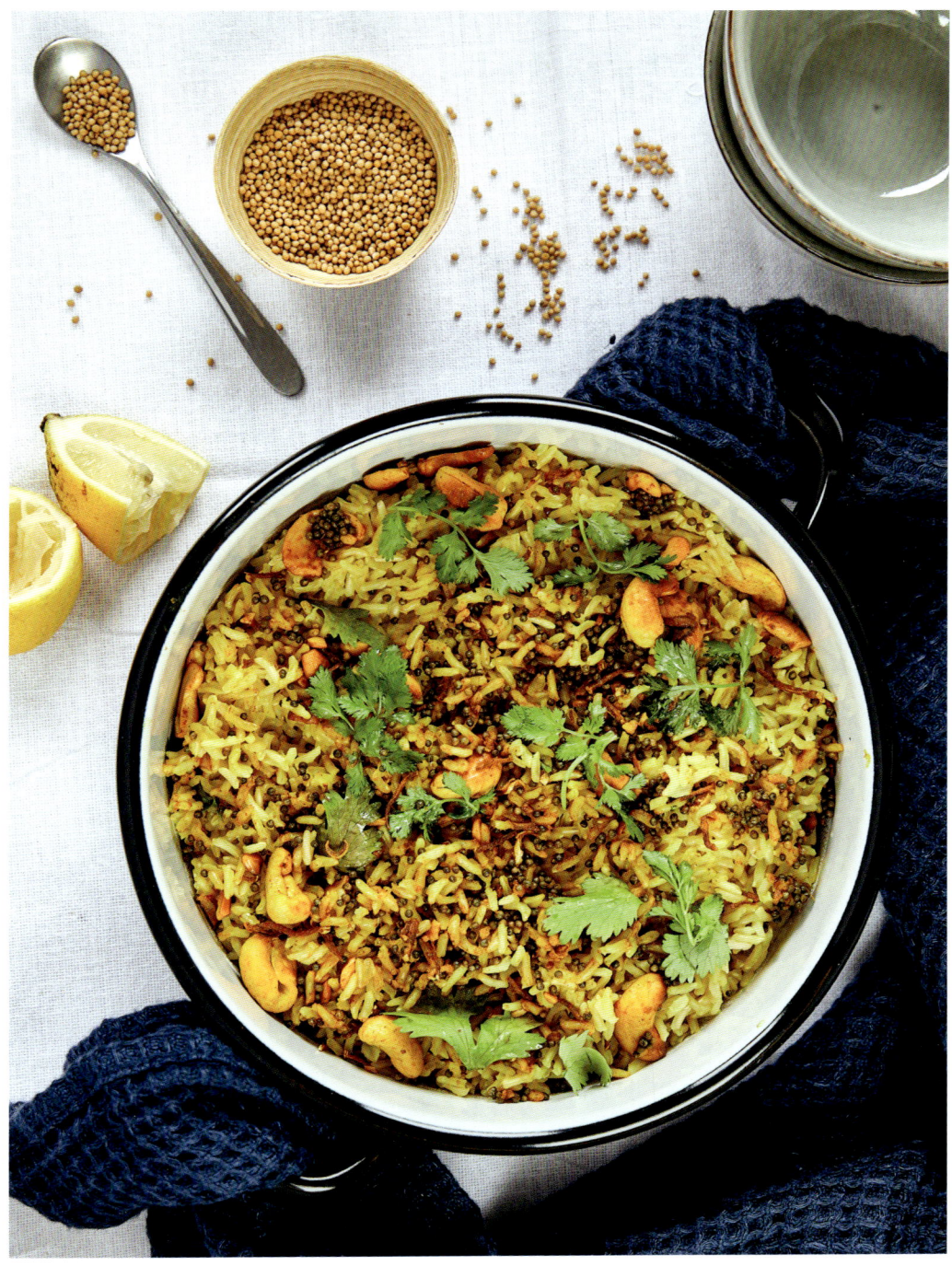

THYMIAN-SÜSSKARTOFFEL-GNOCCHI

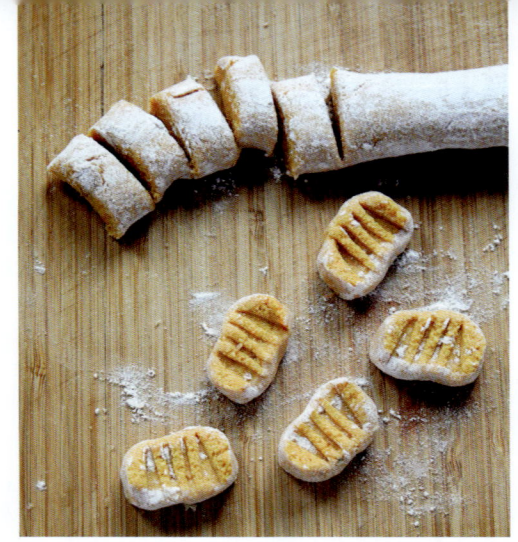

Ein schönes Sonntags-essen, wenn man es sich gemütlich machen möch-te und der Körper nach Comfort Food schreit.

Ein echtes Familiengericht! Es ist herrlich gesellig, die Gnocchi gemeinsam zu formen. Und: wer mag nicht die Kombination aus in Ghee gebratener Süßkartoffel, frischer Zitrone und dem besonderen Geschmack des Thymians? Das Ghee ist ein Highlight, kann aber natürlich durch Kokosöl ersetzt werden.

Zutaten für 4 Personen

700 g Süßkartoffeln
1 Stück frischer Ingwer (ca. 1 cm), gerieben
1 kleine getrocknete Chilischote
1 TL Salz
1 TL gemahlene Kurkuma
160 g Dinkelvollkorngrieß
80 g Dinkelvollkornmehl
½ TL geriebene Muskatnuss
3 EL Ghee
6 Thymianzweige
2 Handvoll Walnüsse
abgeriebene Schale von ½ Bio-Zitrone
1 TL Zitronensaft
grobes Meersalz
schwarzer Pfeffer

Zubereitung

» Den Backofen auf 150 °C Ober-/Unterhitze vorheizen. Die Süßkartoffeln halbieren, auf ein mit Backpapier ausgelegtes Backblech legen und 40–50 Minuten backen, bis sie weich sind. Kurz abkühlen lassen, das Fruchtfleisch aus der Schale lösen und in einen Mixer geben.

» Ingwer und Chili dazugeben. Alles zu einem weichen Püree mixen.

» Das Püree mit Salz, Kurkuma, Dinkelvoll-korngrieß und Mehl in einer Schüssel rasch vermengen und mit Muskatnuss abschme-cken. Falls der Teig sehr klebrig sein sollte, et-was mehr Mehl hinzugeben.

» Den Teig zu zwei Kugeln formen und an-schließend 20–30 Minuten im Kühlschrank ru-hen lassen.

» Anschließend die Teigkugeln mit etwas Mehl bestreuen und jede zu einer langen Rol-le formen. Die Rollen in 2 cm breite Stücke schneiden, diese zu Gnocchi formen und mit einer Gabel ein Rillenmuster hineindrücken.

» Das Ghee in einer Pfanne erhitzen, den Thymian dazugeben und die Gnocchi leicht darin anrösten, bis sie etwas knusprig werden.

» Die Walnüsse grob hacken, mit der Zitro-nenschale und dem Zitronensaft zu den Gnocchi geben und mit Salz und Pfeffer ab-schmecken.

PASTINAKEN-MÖHREN-PASTA

Wer sagt eigentlich, dass Pasta aus Getreide bestehen muss? Der Trend der Zoodles hat sich ja ganz schön ausgebreitet, aber auch aus Möhren und Pastinaken lässt sich geniale Pasta machen.

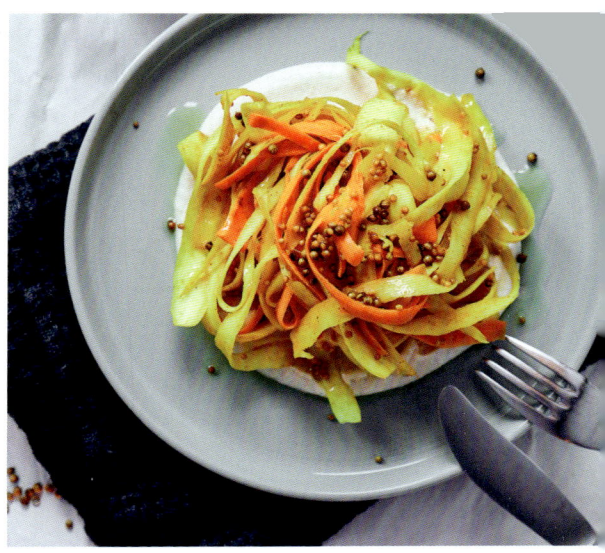

Ein tolles Gericht, wenn es mal schnell gehen soll. Das Gemüse ist fix vorbereitet und gegart. In Kombination mit dem Cashewdip ein Highlight am Abend, da es leicht verdaulich ist und trotzdem sättigt!

Zutaten für 4 Personen
je 4 Pastinaken und Möhren
1 EL Ghee (oder Kokosöl)
je 2 TL Senf- und Koriandersamen
je 2 TL gemahlene Kurkuma und Zimt
1 Handvoll Cashewkerne
etwas Reismilch
1 Handvoll frischer Koriander, klein gezupft
Für den Cashewdip
2 EL Cashewmus
1 TL Tamari
½ Zitrone
1 TL Sesamöl
Salz & schwarzer Pfeffer

Zubereitung
» Pastinaken und Möhren mit einem Spiralschneider oder Sparschäler in feine (Band-)Nudeln schneiden.
» Das Ghee in einer Pfanne erhitzen. Die Samen im Mörser mahlen und mit den gemahlenen Gewürzen zum Ghee geben. Ein paar Minuten andünsten.
» Die Cashewkerne in einer Pfanne ohne Fett rösten.
» Die Gemüsenudeln in das Gewürz-Ghee geben und darin schwenken. Mit etwas Reismilch und Wasser ablöschen.
» Für den Cashewdip alle Zutaten in einem Mixer mixen. Etwas Wasser unterrühren, bis der Dip die gewünschte Konsistenz hat.
» Die Nudeln mit gerösteten Cashews, klein gezupftem Koriander und dem Dip servieren.

CHICORÉE AUS DEM OFEN

Unsere bitteren Lieblinge! Wenn du Chicorée bisher eher gemieden hast, dann kommt hier ein Rezept, das dich bestimmt überzeugt.

Die Kombination mit Ziegenkäse und Honig ist einfach unschlagbar und noch dazu gesund. Honig ist aus ayurvedischer Sicht ein Heilmittel, wenn er richtig zubereitet wurde und nicht erhitzt wird. Bei über 40 Grad entwickelt Honig aber toxische Eigenschaften. Junger, heller Honig hat viele Nährstoffe und wirkt nährend und aufbauend. Älterer und dunkler Honig hingegen wirkt fettreduzierend und kann bei einem Kapha-Ungleichgewicht eingesetzt werden.

Zutaten für 4 Personen
3 Chicorée
4 EL Olivenöl
80 g Walnüsse
200 g Ziegenfeta
(bei veganer Variante einfach weglassen)
Meersalz
Honig (oder Ahornsirup)

Zubereitung

» Die Blätter vom Chicorée ablösen und den Strunk herausschneiden. Die Blätter auf einem mit Backpapier ausgelegten Backblech verteilen und mit Olivenöl bestreichen.

» Den Backofen auf 150 °C Ober-/Unterhitze vorheizen. Den Ziegenfeta in Würfel schneiden. Die Walnüsse hacken, beides mit dem Meersalz auf die Chicoréeblätter streuen.

» Den Chicorée im Ofen ca. 15 Minuten backen. Herausnehmen und vor dem Servieren mit etwas Honig beträufeln.

Prana Note

Nimm deine Mahlzeiten immer in Ruhe ein. Genieße besonders die ersten Bissen ganz achtsam – schmecke, fühle und rieche dein Essen. Erfahre es mit allen Sinnen, um noch mehr PRANA aus deiner Nahrung aufzunehmen.

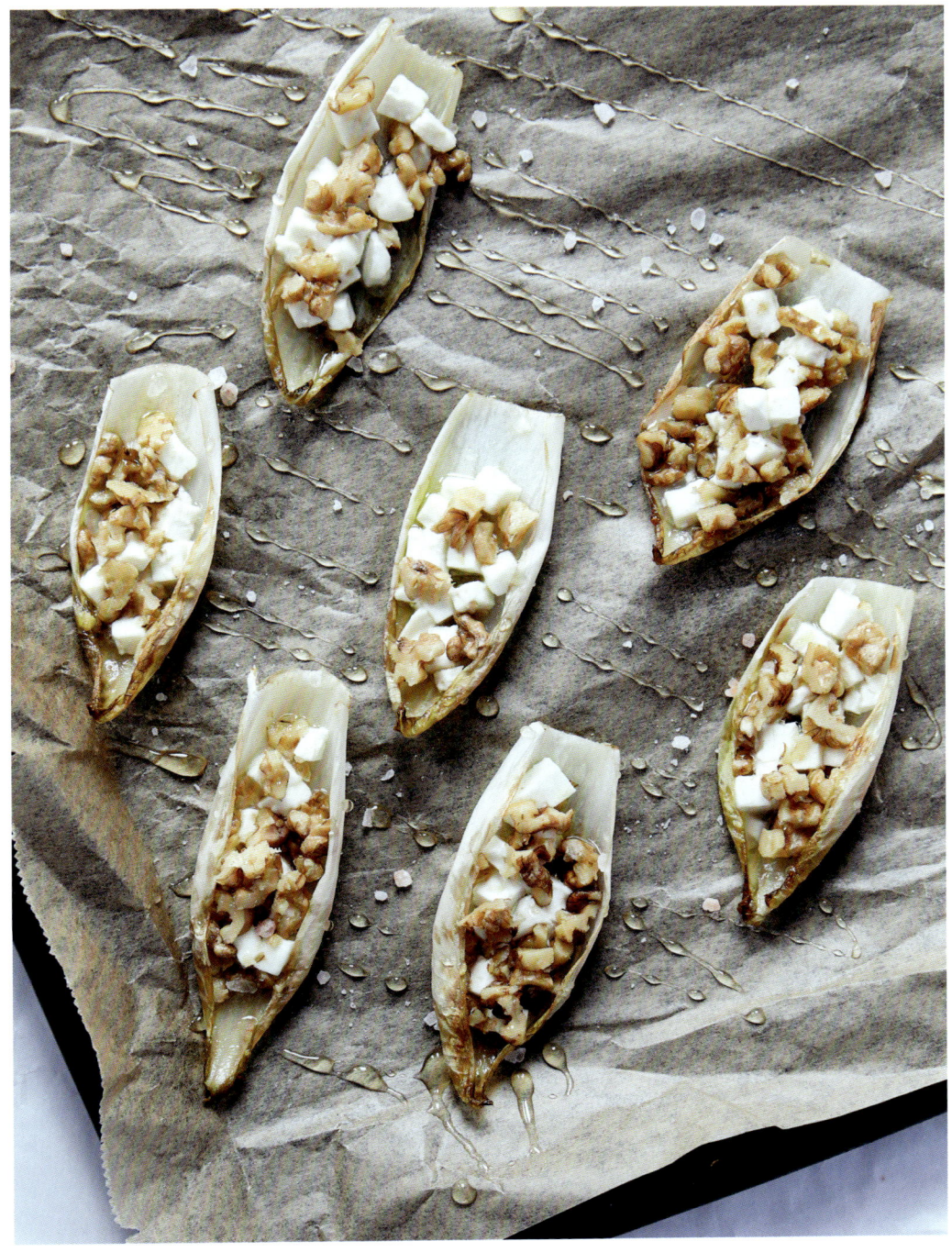

SUPPEN

Suppen sind ein essenzieller Teil der ayurvedischen Küche. Ganz ehrlich … wir zwei sind nicht so große Suppenfans. Ein paar Rezepte haben wir aber gefunden, die uns wahnsinnig gut schmecken; die pimpen wir dann mit ein bisschen PRANA auf.

Meist essen wir zu eher flüssigen Suppen Chapatis (siehe Seite 178), damit wir was zum Beißen haben. Oder wir lassen das Gemüse etwas grober und pürieren nur kurz mit weniger Wasser.

Geh da gerne nach deinem Gefühl und schau, was für dich passt. Suppen sind leicht verdaulich, da der Garprozess schon einige Verdauungsschritte vorwegnimmt. Die Gewürze wirken unterstützend.

KÜRBISSUPPE MIT MÖHREN-INGWER

Der Klassiker im Herbst kann uns bei Wind und Unruhe draußen etwas beruhigen, nähren und mit ganz viel Energie versorgen.

Durch den Ingwer bekommt die Suppe einen leicht scharfen Touch, und die Orange gibt die Frische dazu. Eine wahre Power-Kombination, auf die wir zurückgreifen, wenn uns nach Ruhe und Gelassenheit ist.

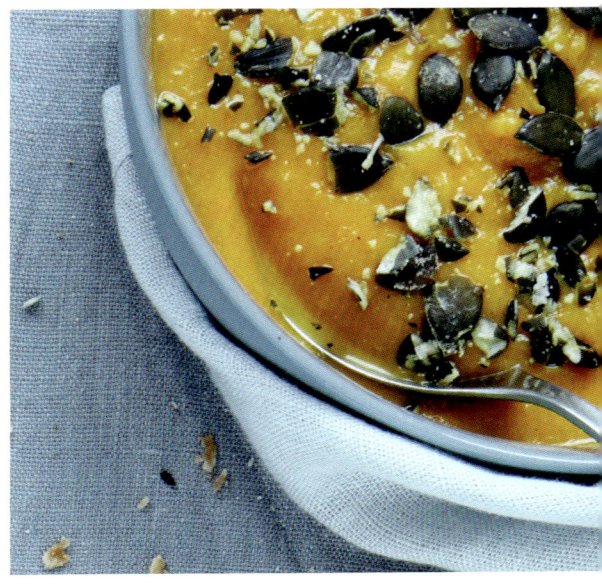

Zutaten für 4 Personen
1 kleines Stück frischer Ingwer
1 Chilischote
1 EL Ghee (oder Kokosöl)
2 TL gemahlene Kurkuma
1 TL Currypulver oder Garam Masala
8–10 Curryblätter (nach Belieben)
1 EL Senfsamen (nach Belieben)
1 kleiner Kürbis
500 g Möhren
Saft von 1 Orange
Salz
evtl. etwas Kokosmilch
je 2 EL Kürbiskerne und Kokosflocken

Zubereitung
» Den Ingwer und die Chilischote klein schneiden. Das Ghee in einem großen Topf schmelzen und beides hinzugeben. Anschließend die Gewürze dazugeben und andünsten. Nach Belieben die Curryblätter und die Senfsamen hinzugeben.

» Inzwischen den Kürbis würfeln und die Möhren in dünne Scheiben schneiden. Beides in den Topf geben. In den Gewürzen schwenken und kurz andünsten. 500 ml Wasser dazugeben und alles 20–30 Minuten köcheln lassen, bis das Gemüse weich ist.

» Den Orangensaft hinzugeben und die Suppe mit Salz abschmecken. Mit einem Stabmixer im Topf nach Gusto grob oder fein pürieren. Wenn gewünscht, etwas Kokosmilch hinzufügen, dann wird die Suppe cremiger.

» Kürbiskerne und Kokosflocken in einer Pfanne ohne Fett rösten. Die Suppe damit garnieren und servieren.

KOHLRABI-SUPPE

Wenn wir Sehnsucht nach Sri Lanka haben, kochen wir uns diese Suppe.

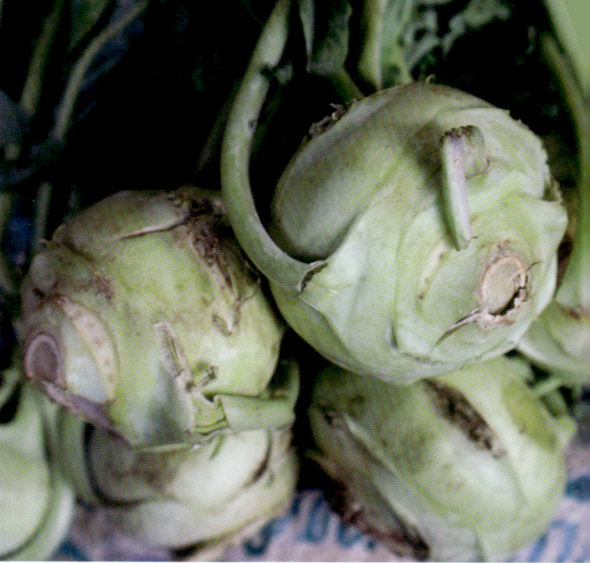

Dort gibt es abends vorweg immer eine Suppe – und eine unserer Lieblingssuppen ist diese herrlich samtige Kohlrabisuppe. Die Curryblätter sind das Highlight. Du bekommst sie in ausgewählten Super-/ Bio-/Wochenmärkten oder online. Curryblätter wirken antibakteriell und schenken dem Gericht ein einzigartiges Aroma. Zunächst waren wir erstaunt, dass es Kohlrabi auch in Sri Lanka gibt, aber in den höher gelegenen Ebenen gedeiht die Knolle ganz hervorragend. Sie ist reich an Vitamin C und versorgt uns mit vielen Mineralstoffen.

Zutaten für 4 Personen
2 mittelgroße Kohlrabi
1 kleine Zwiebel
1 Becher Rote Linsen
5–7 Curryblätter
1 Zimtstange
2 TL gemahlene Kurkuma
2 TL Currypulver
Salz & schwarzer Pfeffer

Zubereitung
» Kohlrabi und Zwiebel in kleine Stücke schneiden.
» In einem Topf 1 l Wasser zum Kochen bringen.
» Die Kohlrabistücke dazugeben. Nach kurzer Zeit Linsen, Zwiebel, Curryblätter und die Zimtstange hinzufügen.
» Die gemahlenen Gewürze ebenfalls hinzugeben und alles 15–20 Minuten köcheln lassen.
» Wenn der Kohlrabi weich ist, die Zimtstange entfernen und die Suppe mit dem Stabmixer im Topf pürieren, bis sie die gewünschte Konsistenz hat.
» Die Suppe mit Salz und Pfeffer abschmecken und servieren.

BIRNEN-PASTINAKEN-SUPPE

Eine tolle Kombination, die den einen oder anderen überraschen dürfte.

Zusammen mit Basilikum kann sich der Geschmack der Pastinake herrlich entfalten. Die Birne gibt dabei den besonderen Touch und etwas Süße. Die Suppe ist schön cremig, aber nicht schwer. Sie schenkt dir Energie und kann dich gleichzeitig erden.

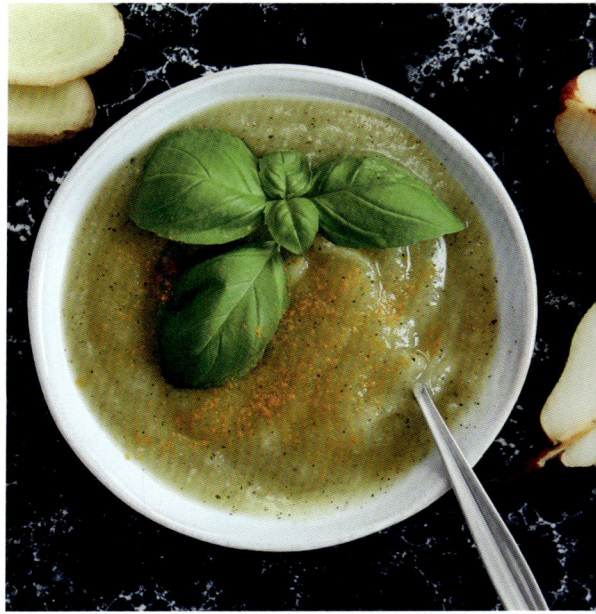

Zutaten für 4 Personen
1 Zwiebel
1 kleines Stück frischer Ingwer
400 g Pastinaken
200 g Birnen
2 EL Ghee (oder Kokosöl)
1 TL gemahlene Kurkuma
2 TL scharfes Currypulver
600 ml Gemüsebrühe
800 g Kokosmilch
2 EL Limettensaft
Blätter von 1 Bund Basilikum
Salz & schwarzer Pfeffer

Zubereitung
» Die Zwiebel und den Ingwer in kleine Stücke schneiden. Die Pastinaken und die Birnen ebenfalls klein schneiden.
» Das Ghee in einer Pfanne erhitzen. Ingwer, Zwiebel und die gemahlenen Gewürze hinzugeben und ein paar Minuten andünsten.
» Pastinaken und Birnen hinzufügen und ebenfalls in den Gewürzen andünsten.
» Die Gemüsebrühe und die Kokosmilch dazugießen und alles ca. 20 Minuten köcheln lassen.
» Limettensaft und Basilikumblätter dazugeben und die Suppe im Topf mit den Stabmixer pürieren.
» Die Suppe mit Salz und Pfeffer abschmecken und servieren.

—

BEILAGEN
THE SIDE JOY

Enjoy the little things in life.

Beilagen können dafür sorgen, dass du eine ausgeglichene Mahlzeit zu dir nimmst. Denn in den meisten unserer Side Joys sind alle sechs Geschmacksrichtungen enthalten. Du kannst – je nach Stimmung – entweder ein fruchtiges Chutney, ein frisches Pesto, einen nährenden Dip oder ein leichtes Dressing zubereiten. Da ist kreative Freiheit angesagt. Oft macht die Beilage ein Essen noch ein bisschen besonderer. So wie unsere Freunde sagen: »Das ist dann ja mal upgepranat«.

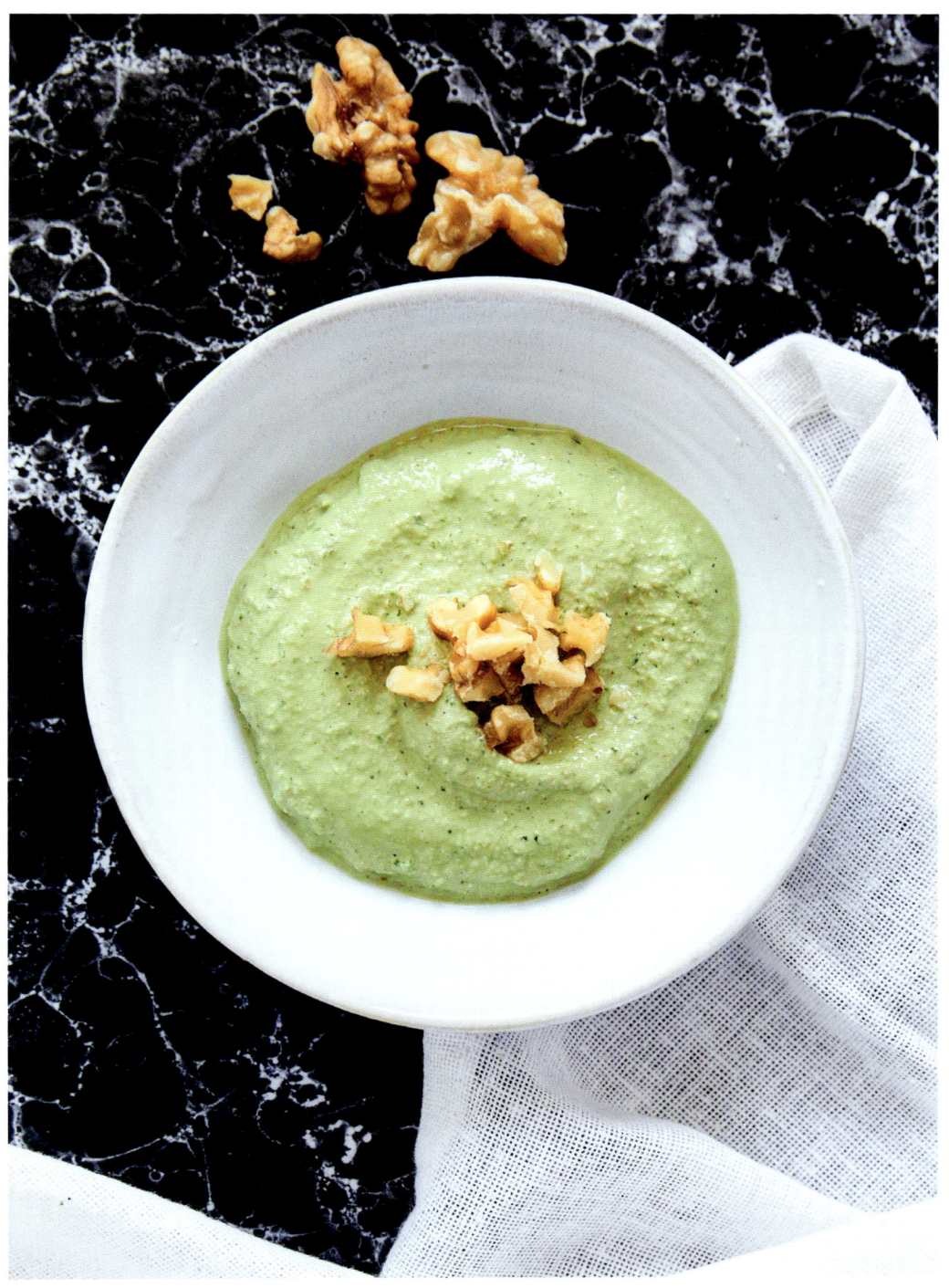

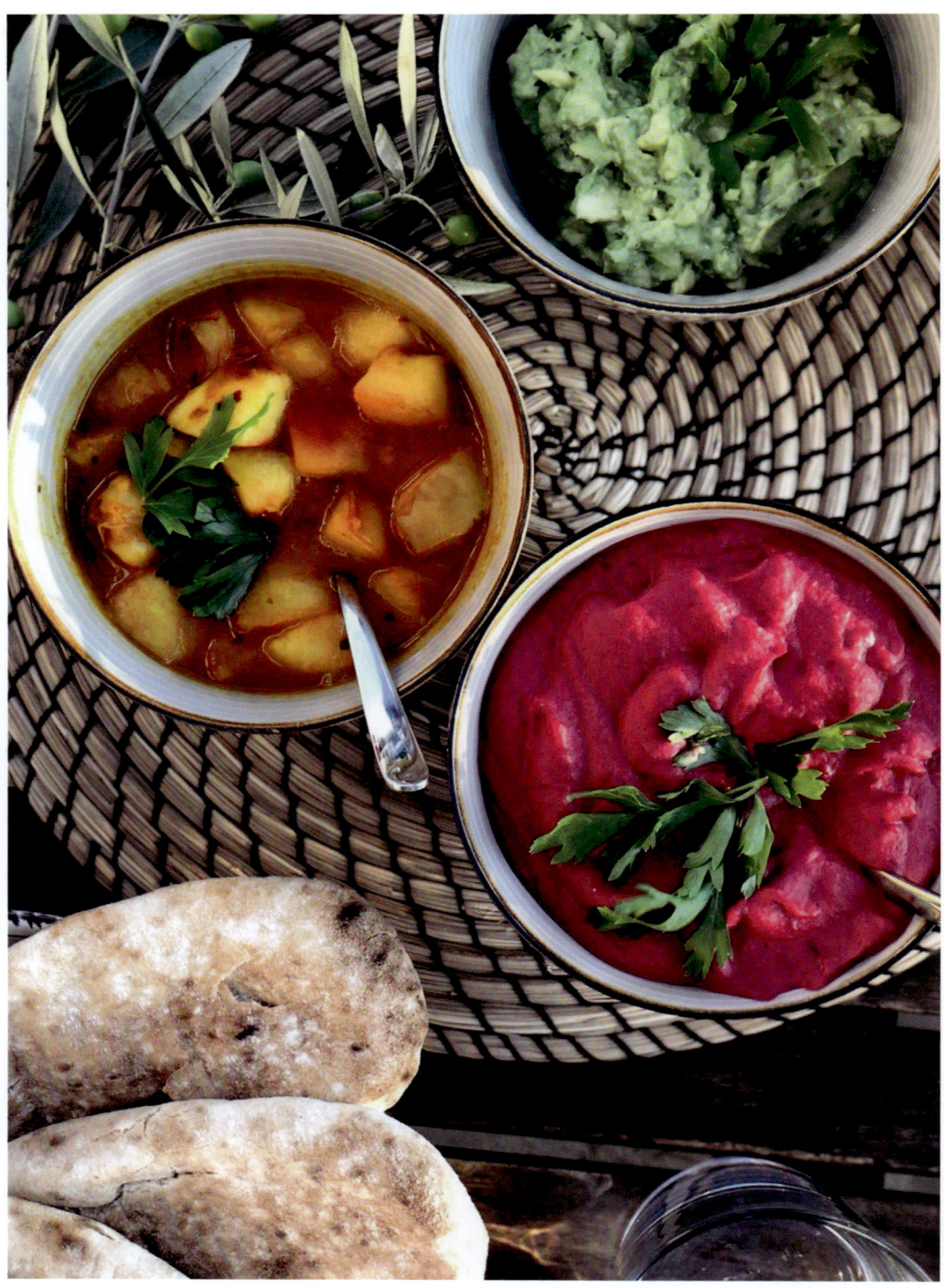

CHUTNEY-GRUNDREZEPT

Selbstgemachte Chutneys können sehr hilfreiche Partner im Alltag sein.

Sie lassen sich super vorbereiten und vereinen alle sechs Geschmacksrichtungen in sich. Sei ruhig kreativ und trau dich, die Rezepte zu variieren.

Unsere Chutneys bestehen immer aus folgenden Grundzutaten

1. Ingwer
2. Chili
3. Ghee oder Kokosöl
4. Gemüse oder Obst (z. B. Apfel)
5. etwas Säure (z. B. Orange)
6. passende Gewürze (z. B. Zimt)
7. etwas Süße (z. B. Ahornsirup)
8. frische Kräuter (z. B. Minze)
9. 1 Prise Salz.

Zubereitung

» Obst/Gemüse putzen und in Würfel schneiden, Chili und Ingwer fein hacken.

» Ghee erhitzen, Gewürze darin anrösten. Vorbereitete Zutaten und Süße zugeben.

» Den Säure gebenden Saft und etwas heißes Wasser angießen. Alles bei schwacher Hitze ca. 20 Minuten köcheln lassen.

» Noch heiß in ein sauberes, heiß ausgespültes Weckglas füllen (sieht hübsch aus und Reste halten sich darin recht gut im Kühlschrank).

CHUTNEY-LIEBLINGS-VARIANTEN

ANANAS-CHUTNEY

Ein Exot unter unseren Rezepten. Die tropische Frucht kommt uns eher selten unter, aber in diesem Chutney ist sie einfach zu gut und außerdem perfekt zu unseren Rote-Bete-Patties (siehe Seite 144). Die fruchtige Säure ist vor allem im Sommer herrlich erfrischend. Durch den Kardamom wirken wir der Säure der Ananas entgegen und sie wird gut verträglich. Eine Win-win-Situation.

Zutaten für 1 Weckglas mit 580 ml

1 Ananas
1 EL Ghee (oder Kokosöl)
½ Chilischote
1 daumengroßes Stück frischer Ingwer, gehackt
je ½ TL gemahlener Zimt und Kardamom
3 EL Rohrzucker
Saft von 1 Limette
Salz
Blätter von 1 Bund Petersilie, gehackt

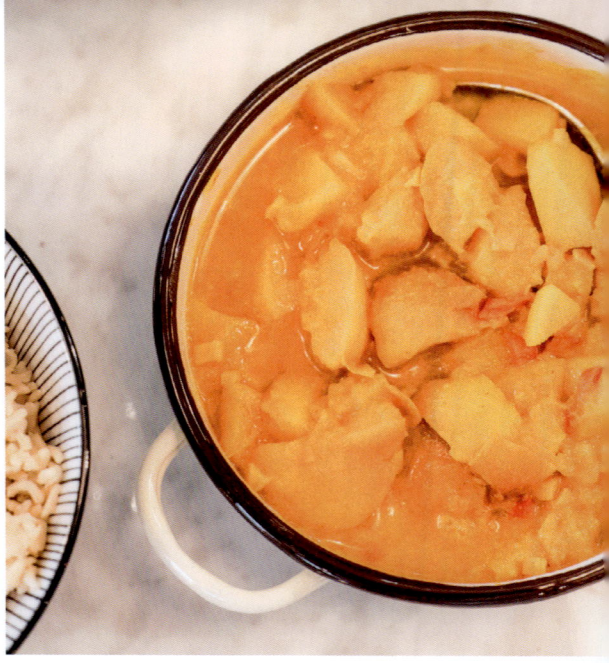

Zubereitung

» Die Ananas schälen und vierteln, den Strunk herausschneiden und die Viertel in kleine Würfel schneiden.
» Das Ghee in einer Pfanne erhitzen. Die Chilischote hacken und mit dem Ingwer im Ghee rösten (Wer es nicht so scharf mag, entfernt vorher die Kerne). Die übrigen Gewürze, den Zucker und die Ananaswürfel hinzufügen.
» Den Limettensaft und etwas heißes Wasser dazugeben. Das Chutney ca. 20 Minuten köcheln lassen. Zum Schluss nach Geschmack salzen und die gehackten Petersilienblätter unterheben.

Prana Note

Ein Weckglas reicht normalerweise als kleiner Dip für 4 Personen pro Mahlzeit. Wenn du das Glas nach dem Einfüllen und Zuschrauben sofort für ca. 5 Minuten auf den Kopf stellst (wie beim Marmelade einkochen), ist es vakuumiert und hält sich ungeöffnet auch außerhalb vom Kühlschrank mehrere Monate.

APFEL-ZIMT-CHUTNEY

Das ist unser Klassiker – nicht nur im Winter! Der sanfte Geschmack des Zimtapfels gibt jedem herzhaften Gericht eine fruchtig-süße Note. Zimt ist in Geschmack und Wirkung wirklich einzigartig. Es besitzt die Eigenschaften scharf und süß zugleich und regt damit die Durchblutung und den Kreislauf an. Für den Apfel ein perfekter Partner, um die Fruchtsäure auszugleichen.

Zutaten für 1 Weckglas mit 580 ml

6 kleine Äpfel
1 Bio-Orange
2 EL Ghee
1 frische Chilischote
1 Stück frischer Ingwer (ca. 4 cm), gehackt
6 Nelken
6 Kardamomkapseln (im Mörser zerstoßen)
oder 2 TL gemahlener Kardamom
2 TL gemahlener Zimt
3 EL Kokosblütenzucker
Salz
Blätter von 1 Bund Koriander, grob gehackt

Zubereitung

» Die Äpfel in kleine Würfel schneiden.

» Die Orange dünn schälen, die Schale in feine Streifen schneiden. Den Saft auspressen und beiseitestellen.

» Das Ghee in einem Topf erhitzen. Die Chilischote fein hacken und mit dem Ingwer im heißen Ghee rösten (wer es nicht so scharf mag, entfernt vorher die Kerne). Die übrigen Gewürze, den Zucker und die Apfelwürfel sowie die Orangenschale hinzufügen.

» Ein bisschen heißes Wasser und den Orangensaft dazugeben und das Chutney ca. 20 Minuten köcheln lassen. Nach Geschmack salzen, die Nelken herausfischen und den gehackten Koriander unterheben.

Prana Note

Die Chutneys sind wunderbare Mitbringsel, wenn du eingeladen bist. Darüber freut sich jeder, und du hast gleichzeitig deinen ayurvedischen Touch zum Essen beigesteuert.

167

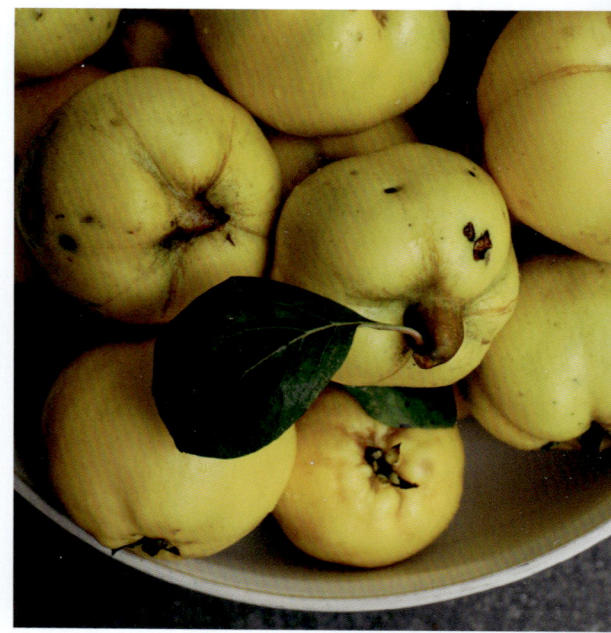

KÜRBIS-QUITTEN-CHUTNEY

Ein typisches Chutney für Herbst oder Winter. Es macht jedes Thanksgiving- oder Weihnachtsmenü ganz besonders. Wir besorgen die Quitten immer frisch auf dem Markt bei uns um die Ecke – die Obsthändler freuen sich immer, wenn sie über ihre Ware reden können. Auch wenn die Quitten nicht ganz einfach zu schneiden sind, sind sie wahre Wunder. Sie fördern die Verdauung, helfen gegen Erkältung und lindern Hautentzündungen.

Zutaten für 1 Weckglas mit 580 ml
500 g Quitten, geschält und entkernt
1 kleiner Hokkaidokürbis
(ca. 500 g), entkernt
1 Stück frischer Ingwer (2 cm)
2 kleine Chilischoten
2 EL Ghee
2 Zimtstangen
2 Sternanis
2 TL gemahlene Kurkuma
1 Becher naturtrüber Apfelsaft
(oder Wasser)
2 EL Apfelessig
3 EL Ahornsirup
(oder Kokosblütenzucker)
1 EL Salz

Zubereitung
» Quitten und Kürbis in kleine Stücke schneiden, Ingwer und Chilischoten fein hacken.
» Das Ghee in einer Pfanne erhitzen, Ingwer, Chili, Zimt und Sternanis hinzugeben. Alle Gewürze 2–3 Minuten anrösten, dann den Kürbis und die Quitten hinzugeben. Mit den Gewürzen vermengen, anrösten und mit Apfelsaft und Apfelessig ablöschen. Den Ahornsirup hinzufügen.
» Das Quitten-Kürbis-Chutney ca. 15 Minuten köcheln, bis die Quitten und der Kürbis weich sind. Die ganzen Gewürze herausfischen.
» Das Salz unterrühren und das Chutney noch einmal abschmecken.

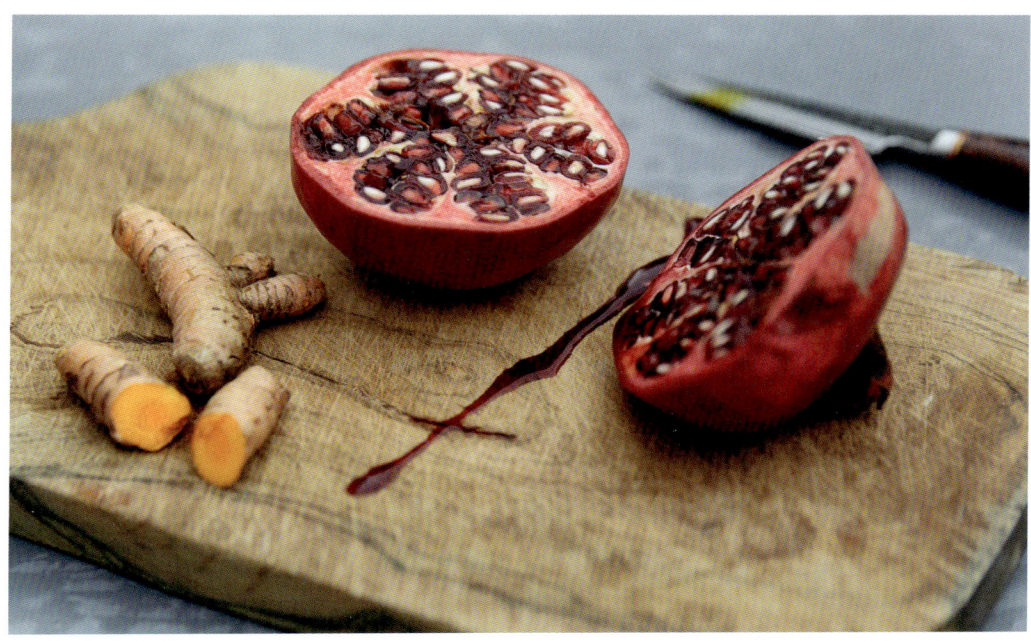

GRANATAPFEL-
CHUTNEY

Zutaten für 1 Weckglas mit 580 ml

1 Handvoll Rosinen
1 Granatapfel
2 kleine Äpfel
1 Zwiebel
1 daumengroßes Stück frischer Ingwer
1 kleine Chilischote
1 EL Ghee (oder Sesamöl)
1 TL Koriandersamen
6–8 Pfefferkörner
1 Zimtstange
½ TL gemahlene Nelken
½ TL gemahlene Kurkuma
Saft von ½ Zitrone
1 Prise Salz
Süßungsmittel (z. B. Kokosblütenzucker,
Ahornsirup oder Agavendicksaft)

Zubereitung

» Die Rosinen in etwas Wasser einlegen.
» Den Granatapfel halbieren und die Kerne herauslösen. Dazu die Hälften mit der Schnitt-fläche nach unten über eine Schüssel in der Spüle halten und mit einem Kochlöffel auf die Hälften klopfen, bis die Kerne herausfallen. Die Äpfel in Stücke schneiden.
» Die Zwiebel, den Ingwer und die Chilischote klein schneiden.
» Das Ghee in einer Pfanne erhitzen. Korian-dersamen, Pfefferkörner sowie Zimtstange da-zugeben und rösten, bis die Gewürze duften.
» Zwiebel, Ingwer, Nelken und Kurkuma da-zugeben und leicht anschwitzen.
» Die Apfelwürfel in den Gewürzsud geben, dann die eingeweichten Rosinen samt Ein-weichwasser hinzufügen und 5 Minuten kö-cheln lassen. Die Granatapfelkerne dazuge-ben und das Chutney mit Zitronensaft, Salz und etwas Süßungsmittel abschmecken.

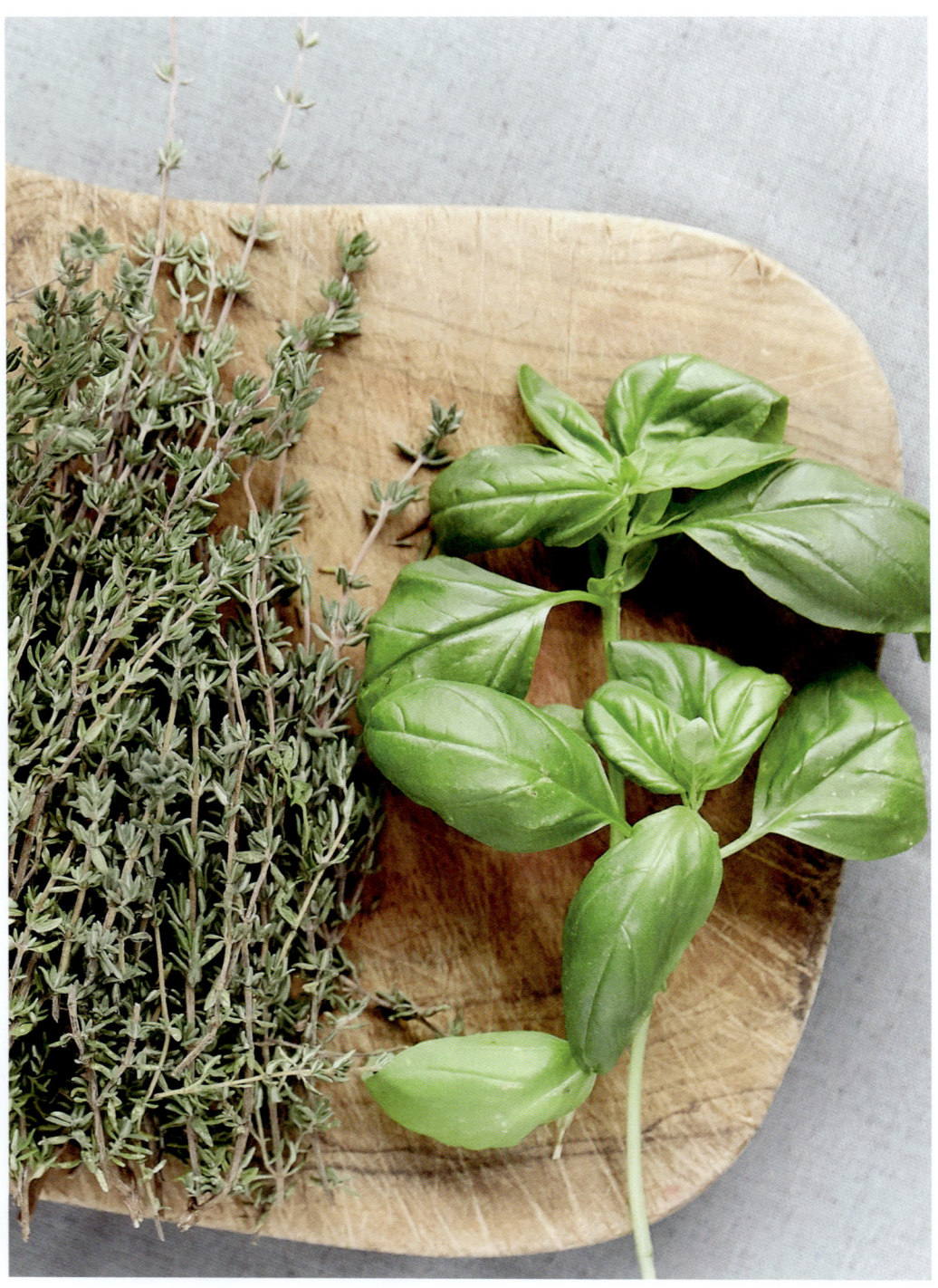

PESTO GRUNDREZEPT

Pesto ist – ähnlich wie Chutney – ein toller Begleiter in unserem Alltag als schnelles Add-On zu jedem Gericht. Pesto wird ja meist mit Pasta in Verbindung gebracht, doch eigentlich kannst du Pesto zu fast allem essen.

Wir nehmen als Basic-Zutaten immer
1. frische (grüne) Kräuter
2. Nüsse oder Kerne
3. Olivenöl
4. etwas Säure
5. Salz und Pfeffer
6. evtl. etwas Süße (z. B. Honig)

Zubereitung
» Alle Zutaten in einen Mixer geben und so lange pürieren, bis eine cremige Mischung entsteht.
» Bei Bedarf etwas Wasser hinzufügen und gut untermixen.

Prana Note
Pesto lässt sich gut vorbereiten, und bedeckt mit Olivenöl hält es ein paar Tage im Kühlschrank, sodass du es mehrmals genießen kannst.

UNSERE PESTO-FAVORITEN

PETERSILIEN-PESTO MIT WALNÜSSEN

Zutaten für ein Weckglas (290 ml)
1–2 Bund Petersilie
½ Becher Walnüsse
7 EL Olivenöl
1 Limette
je 1 TL Salz und schwarzen Pfeffer
1 TL Ahornsirup

Zubereitung
Alle Zutaten in einen Mixer oder eine Küchenmaschine geben und grob zerkleinern.

RUCOLA-CASHEW-PESTO

Zutaten für ein Weckglas (290 ml)
1–2 Bund Rucola
½ Becher Cashewkerne
6 EL Olivenöl
½ Bio-Zitrone
(Saft und abgeriebene Schale)
je 1 TL Salz und schwarzen Pfeffer

Zubereitung
Alle Zutaten in einen Mixer oder eine Küchenmaschine geben und grob zerkleinern.

ZITRONEN-KRÄUTER-PESTO

Zutaten für ein Weckglas (290 ml)
50 g Sonnenblumenkerne
50 g Kürbiskerne
80 ml Olivenöl
2 EL Hanfsamen
1 Handvoll Basilikumblätter
einige Minzeblätter
einige Zitronenmelisseblätter
1 Handvoll zarte Spinatblätter
2 TL Zitronensaft
½ TL Apfelessig
etwas Salz

Zubereitung
Alle Zutaten in einen Mixer geben und so lange pürieren, bis eine cremige Mischung entsteht. Bei Bedarf etwas Wasser hinzufügen.

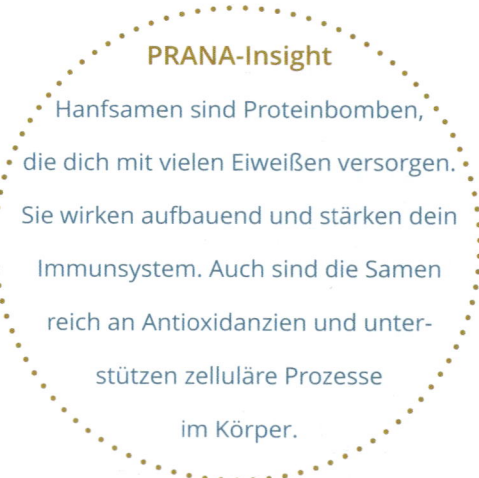

PRANA-Insight

Hanfsamen sind Proteinbomben, die dich mit vielen Eiweißen versorgen. Sie wirken aufbauend und stärken dein Immunsystem. Auch sind die Samen reich an Antioxidanzien und unterstützen zelluläre Prozesse im Körper.

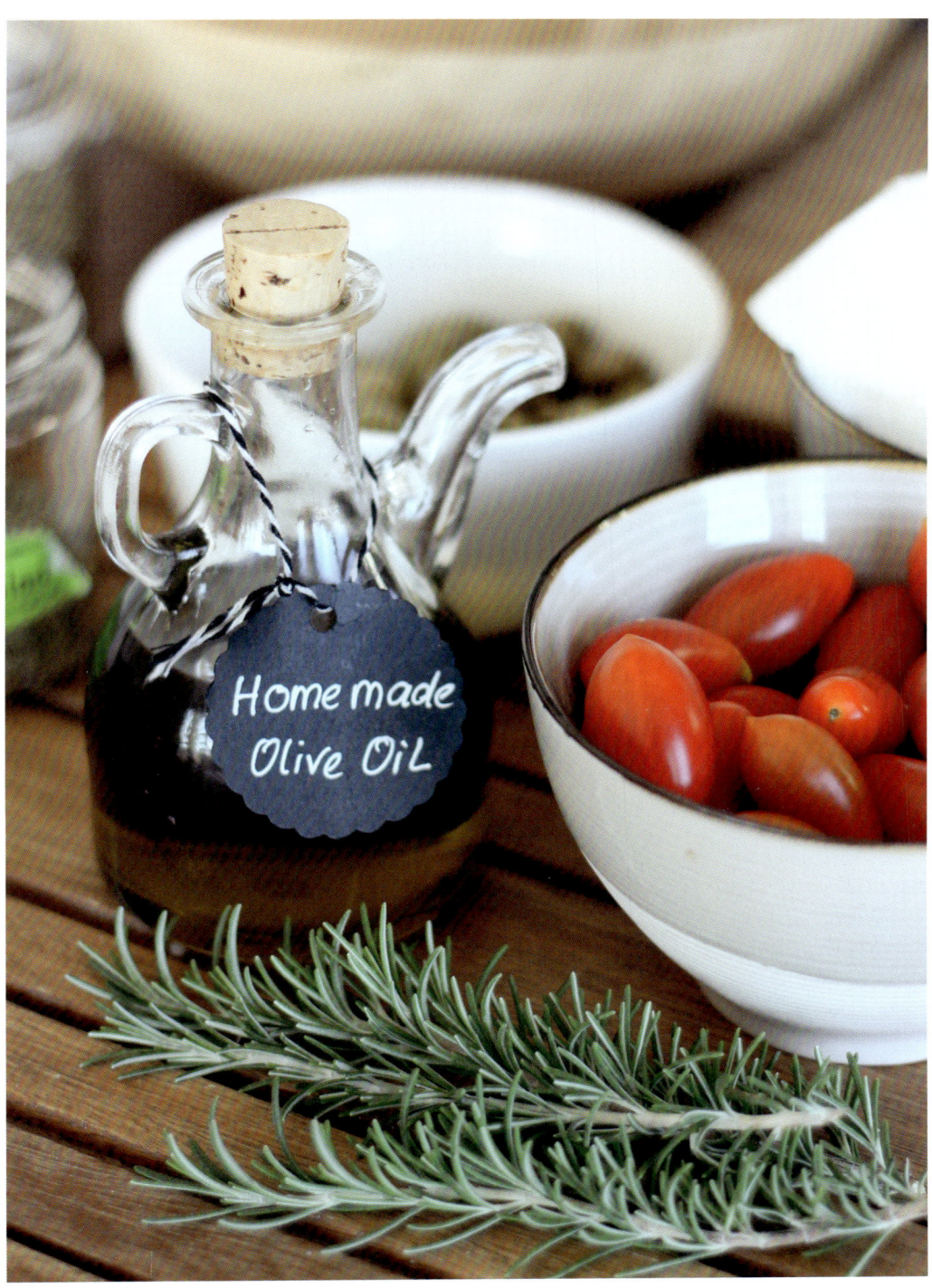

DIPS

Dips können so manches Gericht aufpimpen und besonders machen. Das gilt sowohl für Frühstücksrezepte als auch für Hauptgerichte.

Wir sind in den letzten Jahren immer experimentierfreudiger geworden, hinterfragen stets unsere klassischen Konzepte und finden immer interessantere Kombinationen.

Die Dips, die wir hier vorstellen, sind unsere Lieblingsdips, die eigentlich immer auf dem Tisch stehen – egal zu welchem Essen oder zu welcher Uhrzeit. Dips lassen sich übrigens auch wunderbar in kleinen Schraubgläsern mitnehmen – so entkommst du unterwegs elegant den Fertigsaucen.

PRANA-TAHIN-DIP

Im letzten Jahr ist dieser Dip zu unserem besten Freund geworden – ob zu Gemüsenudeln, zur schlichten Süßkartoffel aus dem Ofen oder zu Reisgerichten. Ein Dip, der jedem Gericht eine besondere Note verleiht und mit seiner zusammenziehenden Wirkung diese oft fehlende Komponente ausgleicht. Du kannst die Konsistenz ganz nach Geschmack variieren und die Mischung für ein Dressing mit mehr Wasser mischen. Achtung – Suchtgefahr!

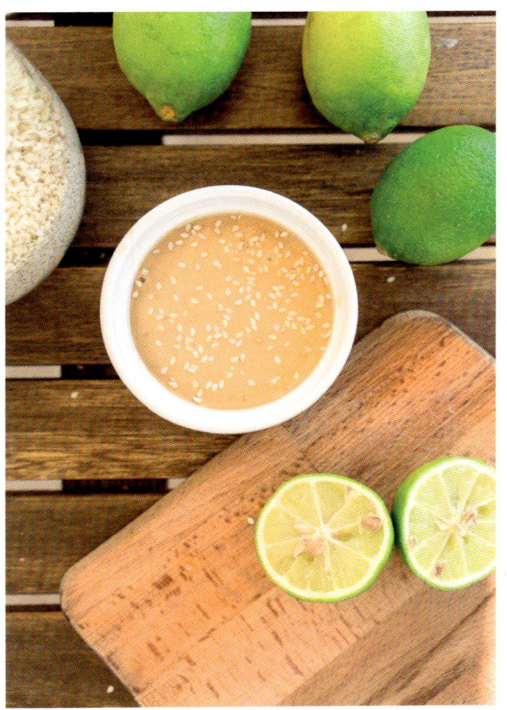

Zutaten für ca. 100 ml
3 EL Tahin
1 EL Olivenöl (oder Sesamöl)
1 EL Tamari
Saft von 1 kleinen Limette
ca. 1 TL Honig (oder Agavendicksaft)
Salz & schwarzer Pfeffer
½ TL gemahlener Kreuzkümmel

Zubereitung
» Das Tahin mit Olivenöl, Tamari und Limettensaft vermengen.
» Bei Bedarf etwas Wasser hinzufügen und gut unterrühren.
» Den Dip mit Honig, Salz und Pfeffer sowie Kreuzkümmel abschmecken.

PRANA-Insight

Tahin, auch bekannt als »Sesammus«, wird ausschließlich aus Sesamsamen hergestellt und hat einen leicht nussigen Geschmack. Es enthält neben Kalzium und Magnesium vor allem ungesättigte Fettsäuren, Ballaststoffe und Vitamine. Tahin ist also nicht nur lecker, sondern auch sehr gesund.

AVODACO-DIP

Der Clou bei diesem Dip ist der Kreuzkümmel, der die cremige und nährende Note der Avocado herrlich herb ergänzt. Mit seiner scharfen und bitteren Eigenschaft ist er unglaublich gut für das Vata Dosha und gleicht es aus. Wenn bei dir oft Unruhe im Außen und Innen herrscht, legen wir dir diesen Dip ans Herz. Passt übrigens super zu den Chapatis (siehe Seite 178)!

Zutaten für ein Weckglas (290 ml)
2 Avocados
Saft von 1 Limette
2 TL gemahlener Kreuzkümmel
einige Korianderblätter, gehackt
1 Schuss Olivenöl
Salz & schwarzer Pfeffer

Zubereitung
» Die Avocados halbieren, die Kerne entfernen, das Fruchtfleisch mit einem Löffel aus der Schale lösen. In eine Schüssel geben und mit einer Gabel fein zerdrücken.
» Alle weiteren Zutaten hinzufügen, mit der Gabel unterrühren und abschmecken.

PRANA-Insight
Avocados schenken uns gute Fette und belasten nicht zu sehr bei Hitze. Koriander ist erfrischend und wirkt kühlend auf unseren Körper, weswegen er besonders im Sommer – als Kräuter oder Gewürz – geeignet ist.

PRANA-Insight
Rote Bete enthält viele Vitamine und Mineralstoffe: Kalium, Kalzium, Eisen, Magnesium etc. So geben die vitalstoffreichen Knollen unserem Immunsystem einen richtigen Kick. Laut Ayurveda sind sie besonders gut im Sommer!

ROTE-BETE-HUMMUS

Die Farbe ist ein echter Augenschmaus! Die Rote Bete verleiht dem klassischen Rezept noch eine besondere und fruchtige Note. Auch hier wird Kreuzkümmel verwendet, um der blähenden Wirkung der Kichererbsen entgegenzuwirken – also nicht sparsam sein mit dem Gewürz.

Zutaten für 4 Personen
1 mittelgroße Rote Bete
2 Becher vorgekochte Kichererbsen
⅓ Becher Wasser
⅓ Becher Olivenöl
2 EL Tahin
1 gehäufter TL Kreuzkümmel
2 Zitronen
Salz & schwarzer Pfeffer

Zubereitung
» Die Rote Bete mit der Schale in reichlich Wasser ca. 20 Minuten köcheln lassen.
» Währenddessen die Kichererbsen in einen Mixer geben, alle anderen Zutaten hinzufügen und zu einer cremigen Mischung pürieren.
» Wenn die Rote Bete gar ist, schälen, klein schneiden und zum Hummus in den Mixer geben. Je nachdem, wie cremig der Hummus sein soll, kürzer oder länger untermixen.

GURKEN-MINZ-RAITA

Summer in a Dip! Wenn du merkst, dass zu viel Hitze in dir oder im Außen ist, kannst du diesen Dip essen. Gurke, Kokosnuss und Minze wirken spürbar kühlend. Der Dip lässt dich wieder ins Gleichgewicht kommen. Außerdem schmeckt er einfach so herrlich frisch und lecker!

Zutaten für 4 Personen
1 große Gurke
1 TL gemahlener Koriander oder Fenchel oder Kreuzkümmel
1 TL Salz
1 TL schwarzer Pfeffer
250 g Kokosjoghurt
Minzeblätter zum Garnieren (nach Belieben)

Zubereitung
» Die Gurke schälen, nach Wunsch für etwas Farbe ein paar Streifen Schale dran lassen. Längs halbieren, die Kerne entfernen.
» Die Gurkenhälften in eine Schüssel raspeln.
» Die gemahlenen Gewürze, Salz, Pfeffer und den Joghurt dazugeben. Alles gut verrühren.
» Nach Belieben mit Minze garnieren.

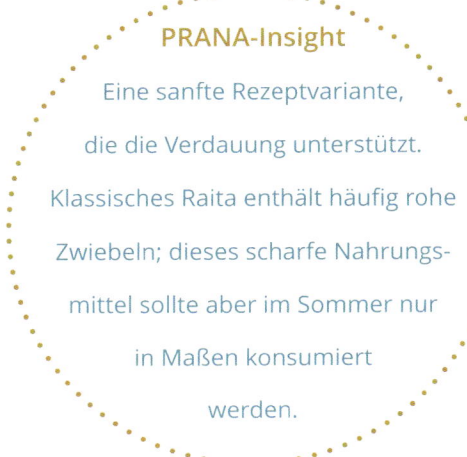

PRANA-Insight

Eine sanfte Rezeptvariante, die die Verdauung unterstützt. Klassisches Raita enthält häufig rohe Zwiebeln; dieses scharfe Nahrungsmittel sollte aber im Sommer nur in Maßen konsumiert werden.

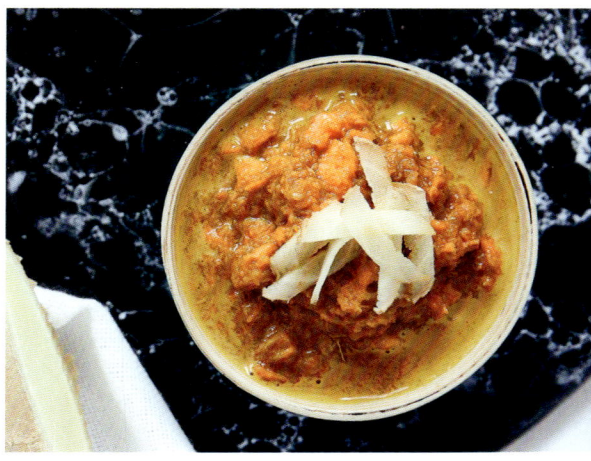

MÖHREN-INGWER-DRESSING

Dieses Dressing haben wir erst vor kurzem für uns entdeckt, und seither ist es immer häufiger zu Gast in unserer Küche. Es eignet sich wunderbar für einen (warmen) Salat, ist herrlich erfrischend und bringt asiatische Vibes zu dir!

Zutaten für 4 Personen
1 Möhre
1 kleines Stück frischer Ingwer
1½ EL Tamari
1 EL Limettensaft
1 EL Apfelessig
4 EL Sesamöl
2 EL Ahornsirup
ca. 6 EL Wasser

Zubereitung
» Die Möhre und den Ingwer klein schneiden und in den Mixer geben.
» Alle anderen Zutaten hinzufügen und pürieren, bis das Dressing die gewünschte Konsistenz hat.

EXTRA: CHAPATIS

Chapatis sind wahre Allrounder. Du kannst sie nach Belieben formen und die Konsistenz variieren, wie es dir am besten gefällt. Dieses Rezept ist das Basis-Rezept, probier gerne mal andere Kräuter und Gewürze. Zum Frühstück eignet sich Kardamom und frische Minze – sie bringen eine gute Portion PRANA für den Tag.

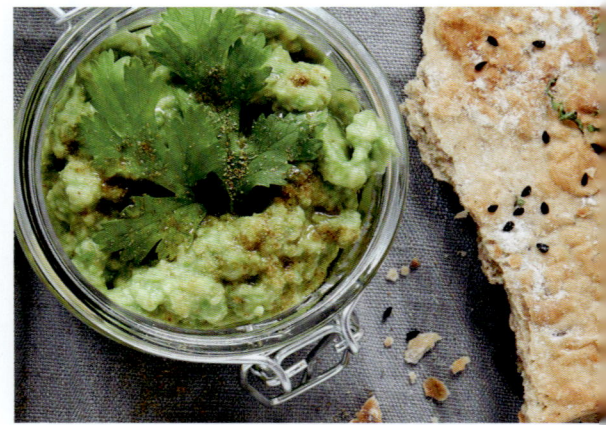

Zutaten für ca. 10 Stück
4 Tassen Dinkelvollkornmehl
1½ TL Salz
Gewürze nach Wunsch (z. B. Fenchel-, Anis- oder Kümmelsamen)
3 EL Ghee (oder Kokosöl oder Olivenöl)
frische Kräuter nach Wunsch
(z. B. Petersilie, Dill oder Koriander)
Schwarzkümmelsamen (Nigella) für einen ayurvedischen Touch nach Wunsch
Ghee zum Bestreichen

Zubereitung
» Mehl, Salz und 1 Tasse lauwarmes Wasser vermischen. Die Gewürze hinzugeben.
» Das Ghee dazugeben und die Masse gut durchkneten, bis ein glatter Teig entsteht. Frische Kräuter nach Wunsch unterheben.
» Den Teig ca. 30 Minuten ruhen lassen.
» Den Teig zu einem Strang formen und diesen in zehn Portionen teilen. Jede Teigportion zu einem Fladen formen und auf etwas Mehl ausrollen.
» Eine beschichtete Pfanne erwärmen und die Chapatis ohne Fett nacheinander ausbacken. Sobald sich das Chapati auf der unteren Seite dunkel färbt (jetzt nach Wunsch die Schwarzkümmelsamen eindrücken), wenden und die gebackene Seite mit Ghee bestreichen. Das Chapati leicht in die Pfanne drücken, nochmals wenden und die zweite Seite ebenfalls mit Ghee bestreichen.
» Fertige Chapati auf einen vorgewärmten Teller legen und bis zum Servieren mit einem Küchentuch abdecken. So bleiben sie warm und zerfallen nicht.

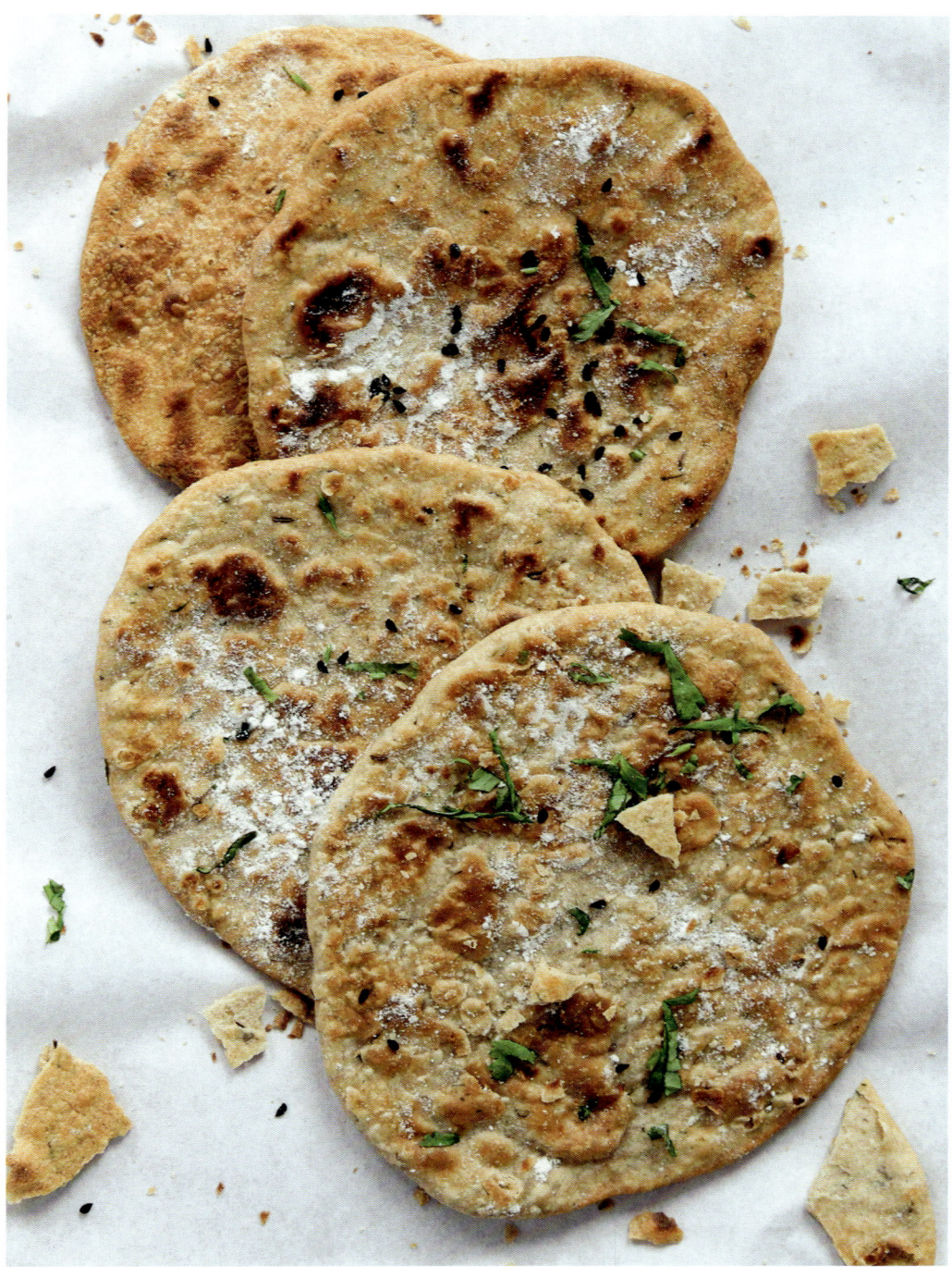

DESSERTS UND SÜSSES
THE SWEET JOY

Happy Mind! Happy Body! Happy Life!

Was wäre das Leben ohne süße Komponente? Nicht so heiter, denn wo es süß ist, entsteht Joy. Freude. Genuss. Klar gibt es bei uns süße Snacks, denn sie nähren vor allem unsere Seele, und die ist genauso wichtig wie unser Körper. Hier geht es vor allem um eins: »It is all about the balance.« Wenn du Süßes für dich zubereiten möchtest, dann mache es aus vollem Herzen und genieße es ohne schlechtes Gewissen! Hier sind ayurvedische Inspirationen für Desserts, Kuchen und Süßes, die dir Energie verleihen. Unsere Rezepte kommen aus dem Herzen und strotzen nur so vor Lebensfreude!

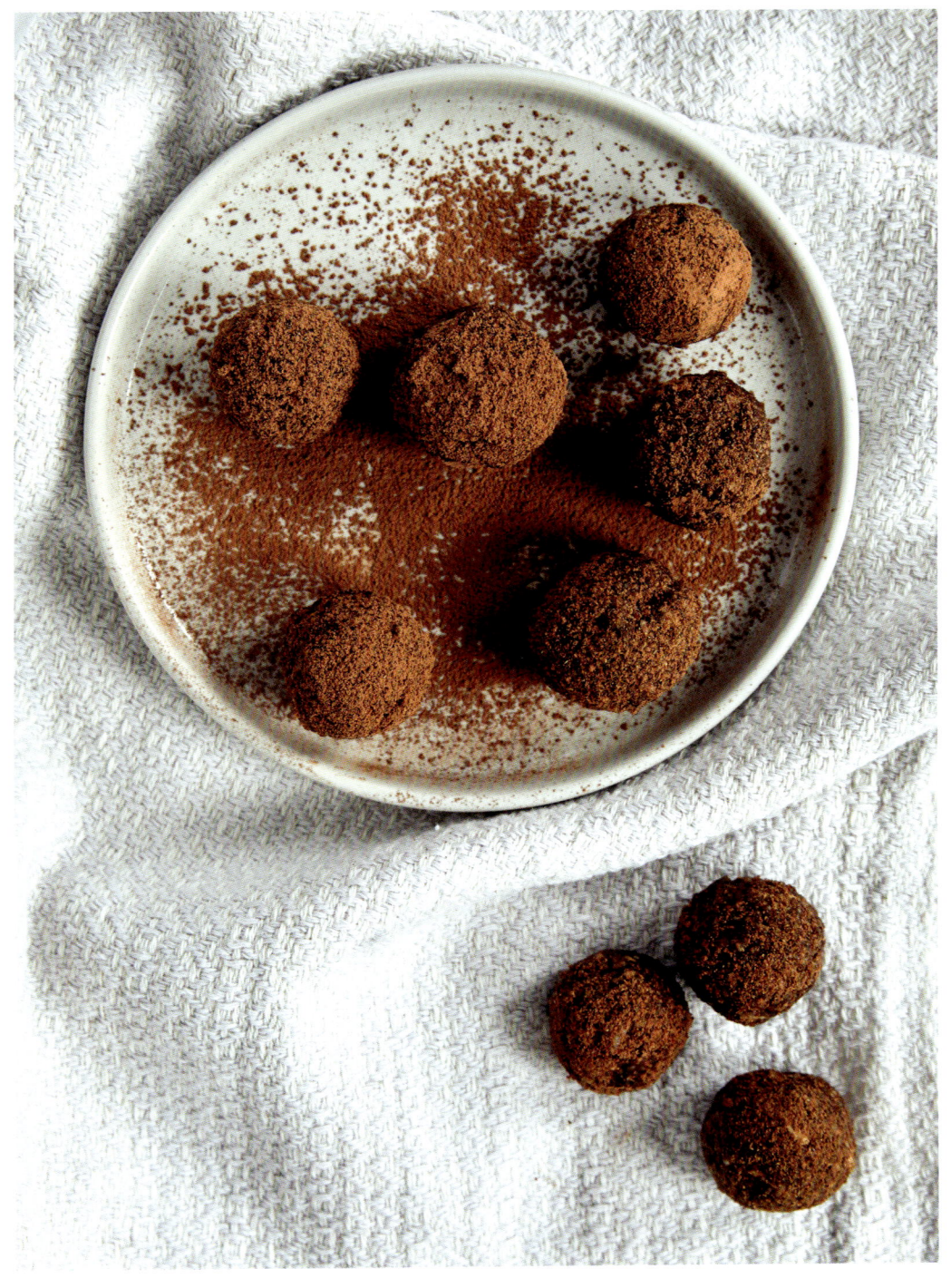

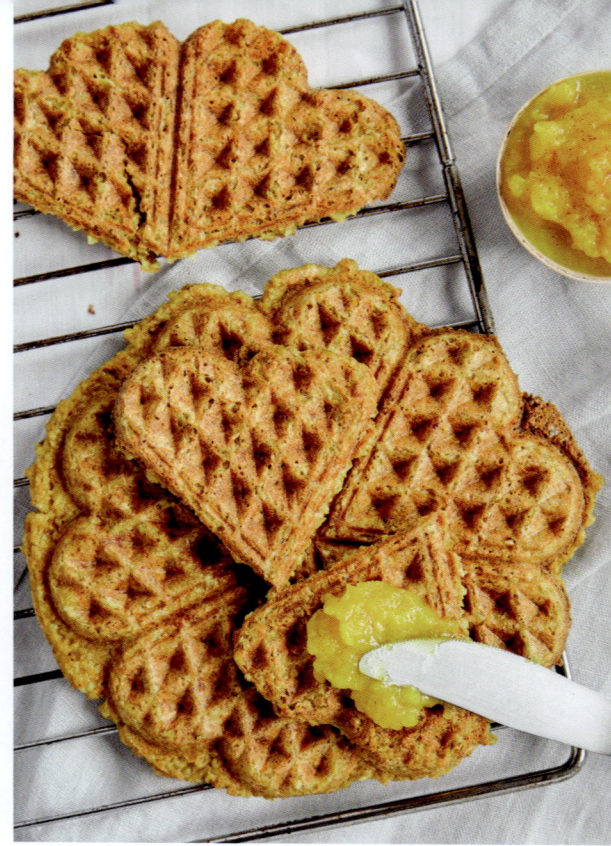

AYURVEDISCHE WAFFELN

Die einfachsten und schnellsten Waffeln, die uns je untergekommen sind.

Dazu sind sie noch unglaublich gesund und machen jede Nachmittags-»Kaffee und Kuchen«-Einladung zu einem Highlight. Kombiniert mit Kompott, Kokosjoghurt oder Schoko-Tahin überzeugst du nicht nur die Kids, sondern die ganze Familie!

Zutaten für 4 Personen
2 Becher Haferflocken (ca. 400 g)
3 EL Rohrohrzucker (oder Ahornsirup)
1 Prise Steinsalz
je ½ TL gemahlene Kurkuma
und gemahlener Zimt
3 EL Ghee
ca. 600 ml Reismilch (oder warmes Wasser)
Ghee (oder Kokosöl) für das Waffeleisen

Zubereitung
» Die Haferflocken mit Zucker, Salz und den Gewürzen sowie dem Ghee in einer Schüssel vermengen. Die Reismilch hinzufügen und alle Zutaten verrühren, bis sie sich gut vermischt haben.
» Den Teig ca. 10 Minuten quellen lassen. Die Konsistenz sollte cremig sein, sodass der Teig zäh vom Löffel läuft.
» Das Waffeleisen erhitzen, mit etwas Ghee einstreichen und die Waffeln nacheinander ausbacken.

Prana Note
Du kannst die Waffeln mit einem Obstkompott deiner Wahl pimpen, beispielsweise – passend zur heißen Jahreszeit – mit einem Pfirsichkompott (siehe Seite 138).

KOKOS-
BANANA-BREAD

Wer schon mal
bei einem unserer
Workshops oder Key-
notes war, weiß, wovon
wir reden: Das ist ein
PRANA-Klassiker, der
immer geht.

Das Rezept ist schnell gemacht, schmeckt
einfach hervorragend und gibt dir jederzeit
eine Portion Energie. Du kannst das Banana
Bread gut mitnehmen, wenn du unterwegs
einen Energieschub brauchst. Das Faszinie-
rende sind die verschiedenen Konsistenzen.
Versuch mal, darauf zu achten, wie du mit
deinen fünf Sinnen alle sechs Geschmacksrichtungen identifizieren kannst.

Zutaten für 1 Brot
2 EL geschrotete Leinsamen
½ Becher Kokosöl
1 Becher Mehl (Dinkelvollkornmehl oder
glutenfrei: Buchweizenmehl)
1 TL Backpulver (aluminiumfrei, glutenfrei)
Salz
3 EL Kokosraspel
3 sehr reife Bananen
3 EL Ahornsirup
1 TL gemahlener Zimt
etwas Ingwerpulver
½ Becher Walnüsse
4 getrocknete Feigen

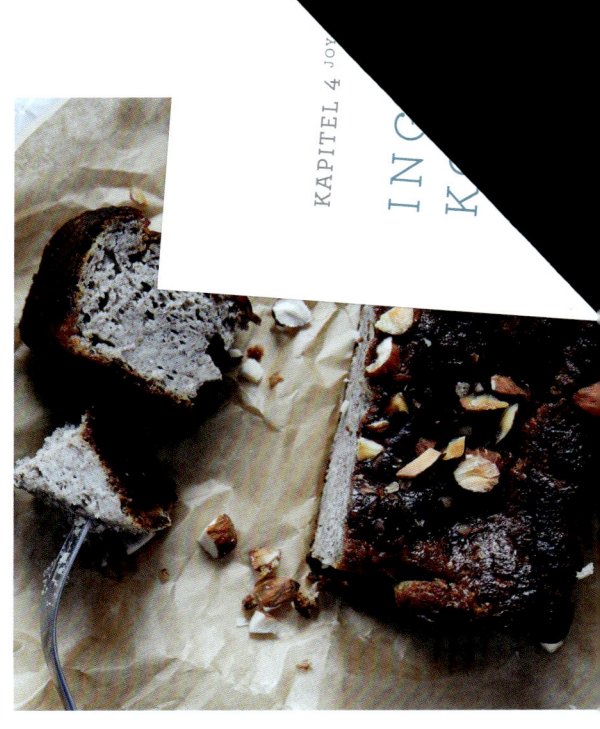

Zubereitung
» Die Leinsamen mit 6 EL warmem Wasser in
einer Schüssel verrühren. 10 Minuten ruhen
lassen. Den Ofen auf 200 °C Ober-/Unterhitze
vorheizen. Eine Brotbackform mit etwas Kokosöl einfetten oder mit Backpapier auslegen.
» Das Mehl mit dem Backpulver und etwas
Salz in einer großen Schüssel vermengen. Die
Kokosraspel dazugeben.
» Die Bananen in einer kleinen Schüssel mit
einer Gabel zerdrücken. Das Kokosöl in einem
kleinen Topf schmelzen, dann mit dem Ahornsirup und den gemahlenen Gewürzen zu den
Bananen geben. Die Leinsamen unterheben.
» Die Bananenmischung zum Mehl geben
und alle Zutaten zu einem Teig verrühren.
» Die Walnüsse klein hacken, die getrockne-
ten Feigen klein schneiden und beides in die
Backform geben. Den Teig auf der Mischung
verteilen und leicht unterheben. Das Banana
Bread 30–35 Minuten goldbraun backen.

GWER-
OKOS-EIS

Ein wahrer Sommer-traum. Das perfekte Dessert an einem lauen Abend.

Die Zutaten in dieser feinen Kombination wirken herrlich erfrischend und lassen einen an einen wunderbaren Urlaub denken.

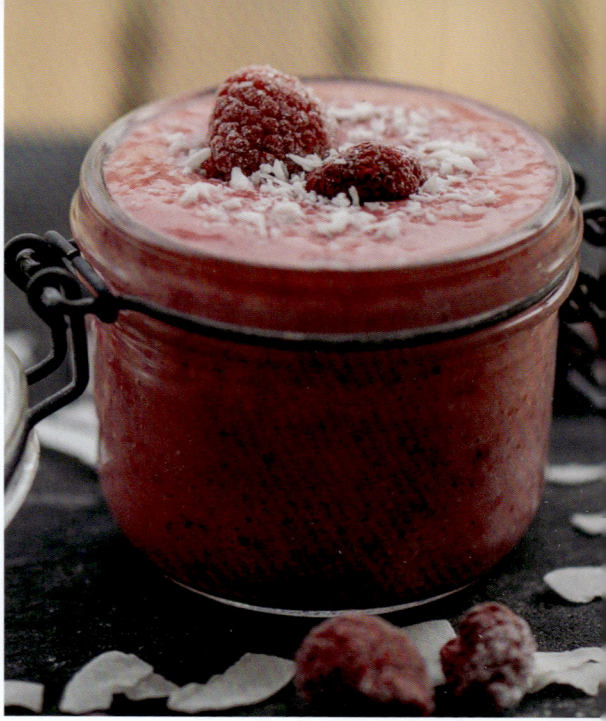

Zutaten für 4 Personen
500 g Kokosmilch
1 Stück frischer Ingwer (ca. 2 cm), grob geschnitten
250 g gefrorene gemischte Beeren (Erdbeeren, Himbeeren, Heidelbeeren)
4 EL Ahornsirup (oder Agavendicksaft oder Kokosblütenzucker)
2 TL reiner Vanilleextrakt
(oder 1 ½ TL Vanillepulver)
4–6 Eiswürfel (nach Belieben)

Zubereitung
» Kokosmilch und Ingwer in den Mixer geben und zu einer feinen Mischung pürieren.
» Beeren, Ahornsirup und Vanilleextrakt dazugeben und kurz glatt pürieren.
» Nach Belieben ein paar Eiswürfel hinzugeben und untermixen, bis die Mischung die Konsistenz von Sorbet oder weicher Eiscreme hat.

ENERGY BALLS

Zutaten für ca. 12 Stück
1 Packung Studentenfutter (250 g)
etwas Saft und abgeriebene Schale von 1 Bio-Orange
je ½ TL gemahlener Zimt, gemahlener Kardamom und Ingwerpulver
1 Prise Salz
Kakaopulver, Sesamsamen und/oder Kokosraspel zum Wälzen

Zubereitung
» Studentenfutter, Orangensaft und -schale, gemahlene Gewürze und Salz in einem Hochleistungsmixer zerkleinern. Die Mischung mit dem Spatel nach unten schieben und den Vorgang eventuell wiederholen. Es dürfen noch kleine Nussstückchen zu sehen sein.
» Mit leicht angefeuchteten Händen aus der Masse kleine Kugeln formen. In Kakaopulver, Sesamsamen und/oder Kokosflocken wälzen.

MAX NAKED APPLE STRUDEL

Dieses Rezept wurde von einem ganz besonderen Menschen in unserem Leben kreiert und es gefällt uns so gut, dass wir es mit dir teilen möchten.

Die Kunst beim Apfelstrudel besteht darin, die verschiedenen Konsistenzen in eine Harmonie zu bringen – das gilt auch für dieses Rezept ohne Teig. Wir wollen dich dazu animieren, mit Liebe ans Werk zu gehen. Es geht ganz einfach und ist in wenigen Schritten gemacht. Deine Liebe ist hier die geheime Zutat.

Zutaten für 4 Personen
Für die Apfel-Nuss-Basis:
1 EL Kokosöl
1 Stück frischer Ingwer (ca. 4 cm), gehackt
2 TL gemahlener Zimt
1 TL gemahlener Kardamom
1 Becher kernige Haferflocken
½ Becher Cashewkerne
½ Becher Walnüsse, grob gehackt
2 EL Ahornsirup
2 EL Rosinen
2 Äpfel, gewürfelt
1 Prise Salz

Für die Cashewcreme
1 Becher Kokos- oder Hafermilch
2 EL Cashewmus
1 TL gemahlener Kardamom
1 Vanilleschote (oder 1 TL Vanilleextrakt)
1 Prise Salz
1 TL Ahornsirup

Zubereitung
» Für die Apfel-Nuss-Basis das Kokosöl in einer Pfanne erhitzen und den Ingwer sowie die Gewürze darin anbraten. Dann Haferflocken, Cashewkerne und Walnüsse dazugeben und rösten. Den Ahornsirup hinzufügen und karamellisieren.
» Die Rosinen und die Apfelwürfel hinzugeben und dünsten, bis sie etwas weich werden. Den Deckel auflegen und die Mischung ca. 10 Minuten dünsten, dann sollte der Apfel richtig weich sein.
» Mit einer Prise Salz würzen.
» Für die Cashewcreme alle Zutaten in einen Topf geben, kurz aufkochen lassen und leicht einkochen, bis eine cremige Sauce entsteht. Den Topf vom Herd nehmen und die Sauce abkühlen lassen, dabei dickt sie noch ein.
» Wenn die Konsistenz zu flüssig ist, etwas Cashewmus hinzugeben. Falls sie zu fest ist, etwas Kokos- oder Hafermilch hinzufügen.
» Die Apfel-Nuss-Basis in eine flache Schüssel geben und die Cashewcreme darübergeben. Diese wunderbar wohlige Kombination mit ganz viel Liebe genießen.

WARME GETRÄNKE
JOYFUL LIQUIDS

Warm up your Body & Soul.

Getränke können uns ebenso nähren und Freude bereiten wie »feste Nahrung«. Gerade wenn wir mit emotionalen Themen konfrontiert sind, kann Kakao wahre Wunder wirken. Natürlich werden auch hier Gewürze und nur die besten Zutaten verwendet, damit die Getränke uns in allen Richtungen nähren. Du kannst sie als Zwischenmahlzeit oder abends vor dem Schlafengehen genießen – dann allerdings auf anregende Gewürze wie Ingwer besser verzichten oder nur ganz wenig nehmen. Das Rezept für die Kurkuma-Milch (Foto rechts) findest du gleich auf der nächsten Seite.

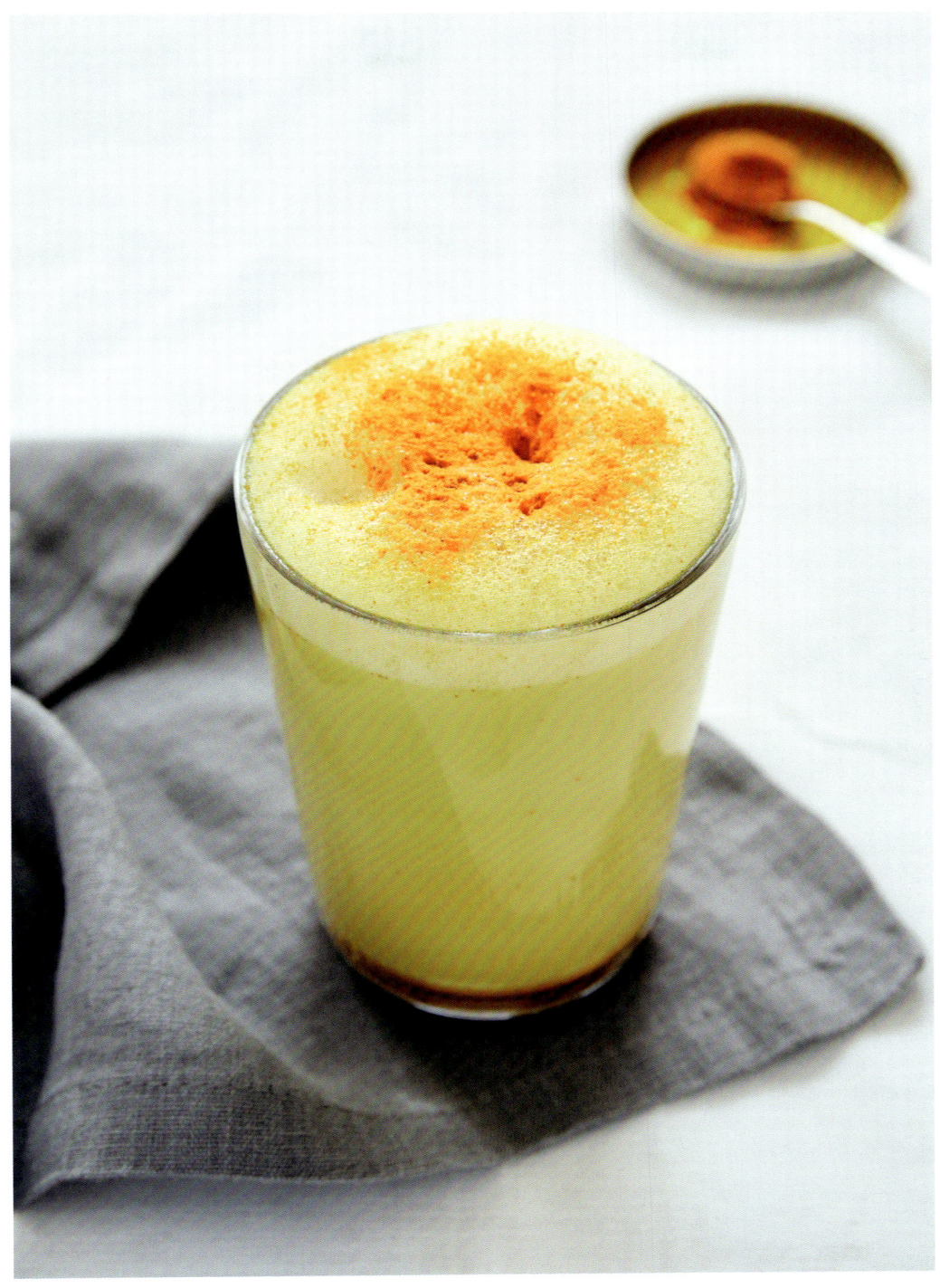

KURKUMA-MILCH

Du brauchst unbedingt etwas Warmes, Nährendes und Süßes, um der inneren Unruhe entgegenzutreten?

Dann ist Kurkumamilch perfekt. Sie wärmt dich von innen, schenkt dir viele Nährstoffe und beruhigt dich innerhalb kürzester Zeit. Du kannst sie vor dem Schlafengehen trinken und deinem Agni damit eine »Gute Nacht« wünschen. Für uns ist die Milch eine feine Sache, wenn wir abends Sport gemacht haben und danach nicht mehr richtig essen wollen, aber etwas im Magen brauchen für einen ruhigeren Schlaf.

Zutaten für 1 Person
250 g Pflanzenmilch
(Mandel-, Hafer- oder Kokos-Reismilch)
1 TL Ghee
½ TL gemahlene Kurkuma
½ TL gemahlener Zimt
1 Msp. gemahlener Kardamom
1 Prise gemahlener Safran
oder 2–3 Safranfäden
1 dünne Scheibe frischer Ingwer

Zubereitung
Zutaten in einen Topf geben und kurz aufkochen. Den Ingwer herausfischen. Die Gewürze und die Milch mit einem Schneebesen gründlich verrühren. Die Milch etwas abkühlen lassen, in einen Becher gießen und warm trinken.

CHAI

Die ayurvedische Variante des Kaffeehypes, die für unglaublich viel Lebensfreude und -energie sorgt.

Im Ayurveda ist die Kombination aus schwarzem Tee mit Gewürzen ein schöner Muntermacher, der aber innerlich nicht aufregt. Dazu haben die vielfältigen Gewürze eine wunderbare Wirkung auf unseren ganzen Organismus.

Zutaten für 1 Person
1 kleine Scheibe frischer Ingwer
1 Zimtstange
2 Sternanis
3 Nelken
1 TL Fenchelsamen
3 Kardamomkapseln
4 schwarze Pfefferkörner
1 Prise geriebene Muskatnuss
½ TL gemahlener Zimt
½ TL gemahlene Vanille
1 Becher Pflanzenmilch
(Hafer-, Reis- oder Mandelmilch)
1 TL Süßungsmittel (z.B. Ahornsirup)
gemahlener Zimt oder geriebene
Muskatnuss zum Garnieren

Zubereitung
» Die ganzen Gewürze (Ingwer, Zimtstange, Sternanis, Nelken, Fenchel, Kardamom und Pfeffer) in einem Topf kurz anrösten. Die übrigen Gewürze (Muskatnuss, Zimt und Vanille) dazugeben.

» Die Pflanzenmilch und das Süßungsmittel hinzufügen und alles ca. 10 Minuten leicht köcheln lassen.

» Die Flüssigkeit durch ein Sieb in einen Becher gießen und den Chai mit einem Handrührgerät oder Rührbesen richtig schön aufschäumen.

» Den Chai mit etwas gemahlenem Zimt oder geriebener Muskatnuss garniert genießen.

KAKAO IN VARIATIONEN

Die reine Kakaobohne kann die Stimmung heben, ist reich an Antioxidanzien und sorgt so für ein schönes Hautbild.

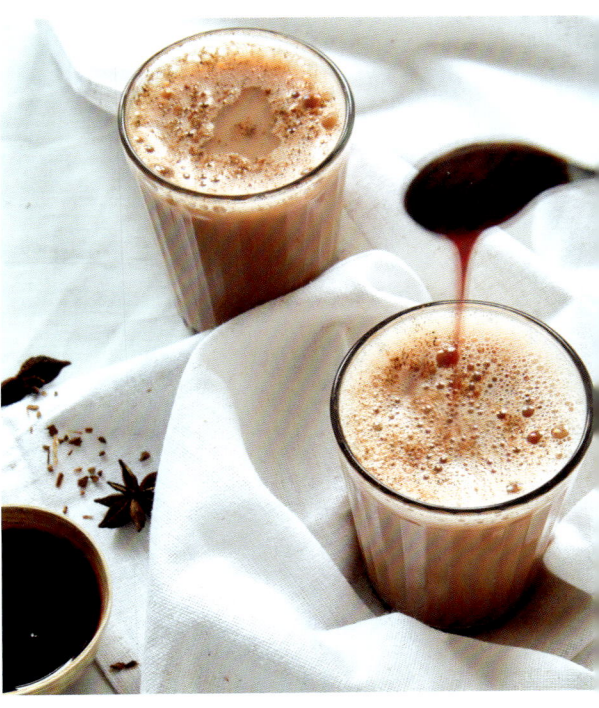

AYURVEDISCHER KAKAO

Zutaten für 1 Person

1 Becher Mandel- oder Sonnenblumenmilch
1½ EL Rohkakao
½ EL Ahornsirup (oder Kokosblütenzucker)
1 TL gemahlener Zimt
½ TL Ashwagandha (nach Belieben)
1 Prise geriebene Muskatnuss

Zubereitung

» Die Milch langsam erwärmen, den Rohkakao und das Süßungsmittel hinzugeben, verquirlen, weiter erwärmen. Vom Herd nehmen. Gemahlenen Zimt und Ashwagandha unterrühren!

» Für cremigen Kakao die Mischung ca. 30 Sekunden mit dem Stabmixer mixen. In einen Becher gießen und mit Muskatnuss garnieren.

NACHMITTAGSTIEF-KAKAO

Zutaten für 1 Person

1 Becher Mandelmilch
1 EL Rohkakao
¼ TL gemahlener Zimt
¼ TL gemahlene Vanille
Ahornsirup (oder Kokosblütensirup)

Zubereitung

Die Mandelmilch mit den Gewürzen in einen Topf geben und verquirlen. Zum Kochen bringen und mit Ahornsirup oder Kokosblütensirup süßen. Genießen!

—

INSPIRATIONS-QUELLEN

» Brefczynski-Lewis, J.A. (2007): »Neural Correlates of Attentional Expertise in Long-Term Meditation Practitioner«. Proceedings of the National Academy of Sciences of the United States of America 104, no.4, 11483-11488. In: Tan, C.M.: *Search Inside Yourself. Das etwas andere Glücks-Coaching*. München, Arkana 2012.

» Crittin, J.P.: *Ayurvedische Psychologie. Wege zum Selbst und das Energieprinzip im Ayurveda*. Oberstdorf, Windpferd 2010

» Frawley, D.: *Yoga und Ayurveda. Die uralte Kunst und Wissenschaft der spirituellen und psychosomatischen Integration*. Oberstdorf, Windpferd 2010.

» Hölzel, B.K., Carmody, J., Vangel, M., Congleton, C., Yerramsetti, S.M., Gard, T. & Lazar, S.W. (2011): »Mindfulness practice leads to increases in regional brain gray matter density«. In: Psychiatry Research: Neuroimaging, 191, 36–43.
Verfügbar unter: http://www.umassmed.edu/uploadedfiles/cfm2/psychiatry_resarch_mindfulness.pdf (09.03.2017).

» Lad, V.: *Selbstheilung mit Ayurveda. Das Standardwerk der indischen Heilkunst*. München, O.W. Barth Verlag 2010.

» Lad, V.: *Das große Ayurveda Heilbuch. Die umfassende Einführung in den Ayurveda*. Oberstdorf, Windpferd 2014.

» Liebermann, M. D., Eisenberger, N.I., Crockett, M.J., Tom, S.M., Pfeifer, J.H. & Way, B.M. (2007): »Putting Feelings Into Words Affect Labeling Disrupts Amygdala Activity in Response to Affective Stimuli«. Verfügbar unter:
http://www.scn.ucla.edu/pdf/AL(2007).pdf (09.03.2017).

» O'Donnell, K.: *Das Ayurveda-Kochbuch für jeden Tag. Köstlich und typgerecht essen nach den Jahreszeiten*. Kandern, Narayana Verlag 2015.

» Van Lierop, N. (2017): *Inner Compass Cards*. Amsterdam

» Walach, H., Buchheld, N., Buttenmöller, V., Kleinknecht, N., Grossmann, P. & Schmidt, S. (2004): »Empirische Erfassung der Achtsamkeit – Die Konstruktion des Freiburger Fragebogens zur Achtsamkeit (FFA) und weitere Validierungsstudien«, S.729-772. In: Heidenreich, T. & Michalak, J.: *Achtsamkeit und Akzeptanz in der Psychotherapie. Ein Handbuch*. Tübingen, dgvt-Verlag 2004.

» Zeidel, F. (2014): »The Neurobiology of Mindfulness Meditation«. Verfügbar unter:
http://www.wakehealth.edu/uploadedFiles/User_Content/Research/Departments/Neurobiology_and_Anatomy/Faculty/Coghill/Zeidan_NeurobiologyMindfulness_InPress.pdf (20.05.2017).

EMPFEHLUNGEN

Innercompass Cards
» Mit dem Code #pranaupyourlifediscount019 kannst du 15 Prozent sparen: www.innercompass.cards

Wir nutzen die ätherischen Öle von Doterra
» Unter diesem Link kannst du 25 Prozent sparen: https://www.mydoterra.com/pranaupyourlife

Diese Podcasts finden wir richtig gut
» Einfach Gesund Leben: Dr. med. Janna Scharfenberg
» Highest Self Podcast: Sahara Rose
» Oprah´s SuperSoul Conversations: Oprah Winfrey
» Da ist Gold drin: Ayurveda & Lifedesign Podcast

REZEPTREGISTER

B = Beilage
D = Dessert & Süßes
F = Frühstück
G = Getränk
H = Hauptgericht

—

DANK

Ein großer Dank gilt allen voran unserer Mutter, die uns immer (!) auf persönlicher sowie beruflicher Ebene inspiriert und unterstützt.

Danke ebenso an dich, Papa, und deinen unermüdlichen Glauben an uns und an Prana.

Riesen-Dank an Robert Heineke für deinen strategischen Input und deine kritische Sichtweise auf alles, was wir in die Welt hinausschicken.

Doch zunächst möchten wir Ronja Merkel für die Idee des Buches und das Vertrauen in uns danken, denn ohne den Leo Verlag und auch die wundervolle Partnerschaft mit Anne Petersen, würde es dieses Buch nicht geben. Für die so kooperative & liebevolle Umsetzung wollen wir mit Freude Angela Hermann-Heene, Angela Kuepper, Katharina Lisson, Kerstin Fiebig, Sarah Gilgien und allen weiteren Mitwirkenden unseren Dank aussprechen! Die Kreation dieses Werkes ist nur mit eurer tollen Arbeit in Kombination mit den unglaublichen Fotos von Cecilia Aretz, Maximilian Frank, Sören Wolff und Oezlem Oezsoy entstanden.

Von Herzen sind wir dankbar für unsere Freunde & Ayurveda-Ärzte auf Sri Lanka, die uns immer wieder inspirieren, wie Ayurveda in das tägliche Leben gebracht werden kann.

Unser Dank geht aber vor allem an alle Prana Lovers – des Podcasts und unserer Facebook Community sowie an unsere Instagram Follower – ihr macht es möglich, dass es dieses Buch gibt und wir soweit kommen durften.

Und natürlich: DANKE an unsere liebsten Freunde des Herzens, die uns immer wieder motivieren, inspirieren und für uns in allen Lebenslagen da sind.